MANUAL DE
FISIOTERAPIA PEDIÁTRICA

MANUAL DE
FISIOTERAPIA PEDIÁTRICA

3.ª edición

TOBY LONG, PT, PhD, FAPTA
Professor
Director, GU Certificate in Early Intervention
Georgetown University
Center for Child and Human Development
Washington, DC

BRITTA BATTAILE, PT, DPT, PCS
Battaile Pediatric Physical Therapy
Bethesda, MD

KATHLEEN TOSCANO, PT, MHS
Montgomery County Infants and Toddlers Program
Montgomery County Public Schools
Olney, MD

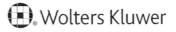

Philadelphia • Baltimore • New York • London
Buenos Aires • Hong Kong • Sydney • Tokyo

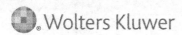

Av. Carrilet, 3, 9.ª planta, Edificio D - Ciutat de la Justícia
08902 L'Hospitalet de Llobregat, Barcelona (España)
Tel.: 93 344 47 18   Fax: 93 344 47 16   e-mail: consultas@wolterskluwer.com

Revisión científica
Marcelo Milano
Médico Especialista en Medicina del Deporte. Lic. en Kinesiología y Fisiatría.
Posgrado en Farmacología, Nutrición y Suplementación en el Deporte.
Docente universitario. Argentina.

Traducción
Pedro Sánchez Rojas
Médico Cirujano por la Universidad Nacional Autónoma de México, México

Dirección editorial: Carlos Mendoza
Editora de desarrollo: Núria Llavina
Gerente de mercadotecnia: Pamela González
Cuidado de la edición: Doctores de Palabras
Adaptación de portada: Alberto Sandoval
Impresión: Mercury Print Productions / Impreso en Estados Unidos

Por los niños y las familias a los que servimos.
A nuestros colegas que nos apoyan e inspiran. A nuestros padres y hermanos,
a nuestros cónyuges: Bill, BG y Attilio, y siempre, a nuestros hijos: Charlie;
Kristina, Domenic, Emily e Isabella; Carly, Julia, Michael y Meredith.
Y un saludo muy especial a Cassie, que proporcionó los mejores descansos
a Britta mientras trabajaba en el libro.

PREFACIO

Los niños son personas especiales que requieren sensibilidad, comprensión, compasión y paciencia por parte de los adultos que les guían para convertirse en ciudadanos felices y productivos. Los niños con discapacidad también necesitan profesionales que realicen con confianza intervenciones terapéuticas en entornos naturales, que colaboren con los familiares y otros profesionales y que documenten la prestación de servicios de forma oportuna para diversos sistemas. Los niños a los que atienden los fisioterapeutas pediátricos suelen tener afecciones complejas que cambian con el tiempo, lo que exige una evolución constante de las estrategias de tratamiento y un reajuste de los resultados y objetivos para satisfacer estas necesidades en constante evolución.

El *Manual de fisioterapia pediátrica*, 3.ª edición, proporciona información esencial sobre la fisioterapia pediátrica. Se trata de un recurso sucinto para los terapeutas que necesitan información clave sobre la intervención, la prestación de servicios o una afección específica. El *Manual* brinda información que ayuda a responder rápidamente a las preguntas clínicas. No sustituirá a los numerosos libros de texto exhaustivos que ofrecen un análisis detallado de las estrategias de intervención, el desarrollo y las alteraciones que están a disposición de los terapeutas, sino que los complementa.

En la 1.ª edición del *Manual*, indicamos que uno de los propósitos de redactarlo era proporcionar información crítica a los terapeutas, de quienes se espera que inicien la intervención con un tiempo limitado para investigar áreas en las que, quizás, puedan tener un conocimiento limitado. Queríamos ayudar a los terapeutas a hacer frente al cambiante entorno de prestación de servicios y a la creciente demanda de disponer de una amplia gama de conocimientos. La 2.ª edición se basa en ese espíritu, con una actualización de la información y un diseño del texto que resulta más fácilmente accesible al lector. Estas necesidades no se han reducido. Esperamos que la 3.ª edición siga ayudando a los terapeutas a encontrar información precisa y esencial de forma eficaz. Aunque se mantiene el espíritu de la 1.ª edición, hemos introducido algunos cambios notables que, en nuestra opinión, mejorarán el acceso a la información y la legibilidad. Hemos conservado el formato de esquema, que proporciona breves ráfagas de información. El *Manual* sigue conteniendo seis grandes capítulos que proporcionan información sobre aspectos clave de la fisioterapia pediátrica. Según proceda, hemos incorporado un lenguaje coherente con el *Guide to Physical Therapy Practice 3.0*, así como con las hojas informativas elaboradas por la Academy of Pediatric Physical Therapy. Dado que la práctica pediátrica contemporánea sigue evolucionando, hemos incorporado el lenguaje y las perspectivas actuales que se utilizan en todos los sistemas de servicios. Nuestro objetivo siempre ha sido limitar la necesidad de leer texto para captar la esencia de los materiales; por eso hemos añadido tablas, recuadros, gráficos y figuras para mejorar el acceso a la información.

Con base en los comentarios de lectores y colegas, hemos introducido algunos cambios significativos en el texto. Hemos incluido más información sobre ortopedia, bienestar y trastorno del espectro autista. Además de la motricidad gruesa, hemos añadido recursos sobre diversos ámbitos del desarrollo. Hemos consolidado la información relativa a las afecciones atendidas por los terapeutas pediátricos, con la esperanza de facilitar al lector la comprensión de la información. Cuando se dispone de protocolos, los hemos incluido; sin embargo, en la mayoría de los casos los fisioterapeutas pediátricos utilizan un abordaje de intervención integral y holístico que conduce a resultados funcionales. También hemos hecho hincapié en la participación activa del niño como objetivo supremo de la intervención. Hemos añadido muchas más ilustraciones al capítulo 5, «Tecnología de asistencia», y hemos agrupado las pruebas y mediciones de diversas maneras para facilitar su selección.

Además, con esta edición, ofreceremos una variedad de recursos en el sitio web complementario thePoint. Como siempre, nuestro objetivo sigue siendo ayudar al lector a acceder a información clínicamente relevante en un formato práctico. Esperamos que esta edición se mantenga fiel a ese objetivo y sea un recurso útil.

Ningún libro lo escriben los autores solos. Sin el apoyo, el aliento y la ayuda anónima de innumerables personas, los libros nunca se terminarían. Queremos dar las gracias a nuestros numerosos colegas, amigos y familiares que nos han apoyado en este empeño. En particular, queremos dar las gracias a Amy Millholen y Kayla Smull y a su equipo de Wolters Kluwer, que estuvieron con nosotros hasta el final aconsejándonos, convenciéndonos y, a veces, coaccionándonos para que termináramos. Y, por último, un agradecimiento muy especial a Carol Schunk, cuya idea de hace muchos años sigue vigente.

Toby Long

Britta Battaile

Kathleen Toscano

CONTENIDO

Prefacio—vii

1. **Crecimiento y desarrollo**—1

2. **Trastornos pediátricos**—27

3. **Mediciones**—91

4. **Intervenciones**—179

5. **Tecnología de asistencia**—211

6. **Cuestiones administrativas**—245

Índice alfabético de materias—271

CRECIMIENTO Y DESARROLLO

Los fisioterapeutas pediátricos atienden a niños cuyos problemas representan variaciones en el flujo esperado de los hitos del desarrollo, así como a sus familias. La comprensión profunda del crecimiento y el desarrollo proporciona la base necesaria para identificar y analizar estas posibles variaciones. Este capítulo describe el crecimiento y el desarrollo típicos de la población pediátrica, desde el período neonatal hasta la primera infancia. Aunque se hace hincapié en los aspectos del sistema motor, también se presenta información básica sobre el lenguaje, la cognición y el desarrollo psicosocial.

El desarrollo motor típico sigue una secuencia predecible. Hay variaciones en esta secuencia, y el ritmo al que cada menor la recorre puede variar. Aunque pueda parecer que el desarrollo de las habilidades se produce en dirección cefalocaudal y de proximal a distal, y que también se desarrollan de lo general a lo particular, esto no explica la variabilidad observada en el desarrollo. La teoría sistémica del control motor indica que existe una interacción entre múltiples variables que contribuyen al ritmo del desarrollo, a la calidad de los patrones motores y a la variabilidad observada durante el desarrollo. La teoría de sistemas indica que los niños aprenden las habilidades motoras funcionales mediante la interacción con el entorno, la composición genética, los atributos físicos, la biomecánica, las expectativas culturales y las normas y prácticas de cuidado.

▊ INFLUENCIAS BIOMECÁNICAS SOBRE EL DESARROLLO

Las fuerzas mecánicas influyen en el crecimiento del menor desde las primeras semanas de desarrollo:

- El tamaño y el tipo de fibras musculares dependen de la genética, la edad, la demanda física, el sexo y de un aparato electroneuromuscular intacto que las impulse.
- Los músculos responden mucho mejor que los huesos a los esfuerzos de tracción.
- Los músculos responden al estiramiento alargándose.
- Las fuerzas de tensión de los músculos sobre los huesos son esenciales para el desarrollo óseo y la alineación de las articulaciones.

El movimiento es esencial para el desarrollo completo de las articulaciones:

- El soporte del peso es esencial para el desarrollo de las articulaciones, especialmente la cadera.
- Si el movimiento prenatal es escaso o nulo, la tensión sobre las articulaciones disminuye, por lo que puede ocurrir una displasia articular que provoque contracturas o luxaciones.
- La disminución de la tensión a partir de la tracción muscular a lo largo de varios años puede afectar la longitud de las piernas, la amplitud de movimiento y la estatura final en los pacientes pediátricos con parálisis de miembros inferiores, además de contribuir al desarrollo de osteoporosis.

El tejido óseo es muy dinámico:

- La ley de Wolff se refiere a la asociación entre la estructura ósea y las exigencias mecánicas a las que se expone:
  - Las tensiones mecánicas moderadamente elevadas y constantes aumentan la densidad ósea.
  - Las fuerzas mecánicas excesivamente altas o bajas provocan, según sea el caso, la reabsorción o la disminución de la densidad ósea.

TABLA 1-1 Evolución del desarrollo del fémur								
	Valores angulares medios (intervalo)							
	Nacimiento	1-3 años	4-5 años	10-12 años	7-13 años	13-20 años	15-17 años	Adultos
Ángulo cuello-diáfisis femorales	145° (131°-148°)	135° (123°-143°)	135° (121°-148°)		135° (121°-148°)		130° (121°-148°)	125° (114°-140°)
Versión femoral	30° (15°-55°)	35° (20°-50°)	25° (19°-38°)	25° (10°-35°)		14° (5° de retroversión a 33° de anteversión)		15° (25° de retroversión a 35° de anteversión)
Ángulo tibiofemoral	16° en varo (34° en varo a 0° en valgo)	10° en valgo	7° en valgo (13° en varo a 19° en valgo)		5° en valgo (0° en varo a 14° en valgo)			

- Los huesos se moldean por las fuerzas de tensión, compresión y torsión, especialmente las musculares:
  - Se sabe que la carga de peso afecta al crecimiento y la alineación de los huesos.
  - La tensión muscular sobre los huesos es necesaria para mantener la densidad ósea.
  - Algunos ejemplos de moldeado óseo son el alargamiento del cráneo y el moldeado del pie.

Las fuerzas parecen tener un efecto mucho mayor en el desarrollo de los miembros inferiores que en el de los superiores:

- Las piernas experimentan una mayor restricción uterina prenatal.
- Los miembros inferiores soportan el peso del cuerpo y mantienen la posición erguida durante el crecimiento, lo que los expone a mucha más tensión y a aumentar con el tiempo la tendencia a la desalineación.
- Las articulaciones de la cadera y el tobillo tienen múltiples ejes de movimiento, por lo que son más susceptibles a los efectos de las fuerzas.
- La influencia de las fuerzas desalineadas en las articulaciones adyacentes es mayor en una cadena cinética cerrada.

Existe una secuencia predecible del desarrollo de las relaciones entre los principales componentes articulares del miembro inferior (tabla 1-1).

VARIACIONES EN LA ALINEACIÓN DE LAS ARTICULACIONES

Tronco (tablas 1-2 y 1-3)

Escoliosis y cifoescoliosis:

- Puede desarrollarse prenatalmente debido a cuerpos vertebrales en forma de cuña o a vértebras fusionadas.
- Frecuentemente, se relaciona con la tracción muscular asimétrica o la falta de apoyo del tronco.

Los trastornos que afectan el control motor pueden contribuir al desarrollo de una alineación atípica del tronco, como la parálisis cerebral, la espina bífida, la atrofia muscular espinal, la poliomielitis, la osteogénesis imperfecta y las distrofias musculares.

TABLA 1-2 Desarrollo de la parrilla costal			
Recién nacido	**3-6 meses**	**6-12 meses**	**Más de 12 meses**
Plano anterior: triangular; costillas inferiores ensanchadas	Plano anterior: más rectangular	Plano anterior: más rectangular	Plano anterior: rectangular
Plano lateral: circular	Debilidad de músculos intercostales	Plano lateral: más elíptico	Pubertad: el tórax se alarga de nuevo
Costillas alineadas horizontalmente; poca movilidad		Las costillas empiezan a tirar y a rotar hacia abajo mientras la parrilla costal se alarga	
Poca estabilidad esternal		Los músculos diafragmáticos y accesorios intervienen en la respiración	
Respiración diafragmática característica			

TABLA 1-3 Variaciones en la alineación del tronco

	Descripción	Intervención	Patología
Pectum carinatum	Esternón elevado Aumento de dimensiones anteroposteriores del tórax	Mejoría con tiempo y crecimiento Ninguna intervención para los casos de gravedad leve a moderada Cirugía estética en casos extremos	Compresión fetal durante la gestación
Pectum excavatum	Esternón deprimido respecto a las costillas adyacentes	Identificar y remediar la causa de la insuficiencia respiratoria Ninguna intervención específica los casos de gravedad leve a moderada Activar la musculatura abdominal para alargar la caja torácica puede ser de utilidad	Compresión gestacional Acortamiento de cuerdas tendinosas del diafragma Insuficiencia respiratoria crónica, especialmente estridor inspiratorio en los lactantes prematuros
Cifosis	Curvatura anterior Acompañada de cabeza adelantada o hiperextendida Las zonas torácica y lumbar son las más frecuentes	Por lo general, se puede prevenir si los cuidadores prestan atención a la alineación postural y si se seleccionan dispositivos de adaptación que promuevan una mejor alineación	Frecuentemente, debido a tono muscular atípico o parálisis; ocasionalmente, debido a enfermedad ósea
Escoliosis	Curvatura lateral; puede ir acompañada de alineación anteroposterior anómala y de rotaciones vertebral y costal Puede ser curva en «C» o en «S» Puede ser funcional (flexible) o estructural (inflexible)	Mucha atención a la alineación, especialmente en posición supina y sedestación estática Ejercicios para fortalecimiento general, elongación y capacidad respiratoria Amplia gama de ortesis, estimulación eléctrica y opciones quirúrgicas Ortesis o estimulación eléctrica indicada para 25°; cirugía, para 40°	Congénita: posicionamiento y confinamiento del feto Neuromuscular: desequilibrio de fuerzas mecánicas debido a una parálisis o a un mal desarrollo del esqueleto Idiopática: factores predisponentes que no son evidentes
Lordosis	Curvatura posterior de zona lumbar con prominencia en nalgas («espalda arqueada») Puede ser flexible o fija	Mucha atención a la alineación y con seguimiento constante Ejercicios abdominales sencillos para los casos leves De haber relación, puede tratarse como parte de un problema de cadera	Puede estar relacionada con trastornos ortopédicos (acondroplasia, espondilolistesis, problemas de cadera, cirugía de espalda, osteoporosis), problemas neuromusculares u obesidad

Miembro inferior

Cadera (tabla 1-4)

Coxa valga: en el plano frontal, aumento del ángulo de inclinación del cuello femoral con respecto al eje femoral.

- Aproximadamente 150° al nacer.
- Disminuye con la carga de peso y la tracción muscular equilibrada a 125°-130° en la edad adulta.
- Las tensiones anómalas influyen negativamente en el desarrollo acetabular y pueden contribuir a una mayor incidencia de luxación de cadera.

Coxa vara: en el plano frontal, disminución del ángulo de inclinación del cuello femoral a menos de 125° con respecto al eje femoral.

- La disminución de la presión sobre el acetábulo y el aumento de la tensión de flexión sobre el cuello femoral predisponen a las fracturas del cuello femoral y al deslizamiento de la epífisis de la cabeza del fémur.

Anteversión femoral: en el plano transversal, rotación anterior (versión o torsión) de la parte superior del fémur con respecto a los cóndilos femorales.

- Supera los 25° en el lactante y el niño preescolar.
- Disminuye a 15° en el adulto gracias al crecimiento, la tracción muscular equilibrada y la carga de peso.

TABLA 1-4 Variaciones en la alineación de la cadera		
	Descripción	**Intervención**
Coxa valga	Plano coronal: fémur orientado lateralmente respecto a la pelvis	Las ortesis tobillo-pie pueden reducir al mínimo el efecto sobre las rodillas
	Asociada a *genu* varo y abducción excesiva de cadera	Se requiere cirugía cuando hay luxación de cadera
	El ángulo de inclinación entre el cuello y el eje anatómico femorales no disminuye	
Coxa vara	Plano coronal: fémur orientado medialmente respecto a la pelvis	Optimizar alineación con aumento en calzado o una ortesis de tobillo, según patrón de carga e influencia en la rodilla
	Pierna más corta del lado afectado con abducción restringida	
	El ángulo de inclinación entre cuello y eje anatómico femorales es menor de 125°	
	Posiblemente relacionada con desequilibrio en tracción muscular	
Anteversión femoral	Orientación anterior excesiva del cuello femoral respecto al eje longitudinal de la pierna	Anticipar el desarrollo de anteversión excesiva en la parálisis cerebral espástica
	Aumento de rotación interna de cadera y tendencia a que los pies apunten hacia adentro	Intentar equilibrar tracción muscular sobre cadera y fémur en desarrollo mediante alineación, reducción del tono y activación muscular
	A menudo se presenta con rotación o torsión medial de tibia en caso de parálisis cerebral espástica	
	Rotación superior a 25°	En ocasiones se requiere intervención quirúrgica
Retroversión femoral	Orientación posterior excesiva de cuello femoral respecto a eje longitudinal de la pierna	Por lo general, no requiere intervención
	Aumento de rotación externa de cadera y tendencia a que los pies apunten hacia afuera	
	Puede ser un indicador diagnóstico del deslizamiento de la epífisis de la cabeza femoral en los adolescentes	
Torsión femoral	La torsión excesiva puede deberse a tracción muscular insuficiente o excesiva que influye en el crecimiento óseo	Intentar anticipar y equilibrar fuerzas musculares que moldean el hueso
	A menudo asociada a la anteversión femoral	A menudo se requiere intervención quirúrgica si es grave
	Torsión de diáfisis femoral	
	Puede ser típica durante el desarrollo temprano del lactante	
Displasia y luxación	La cadera puede estar subluxada en diversos grados hasta llegar a la luxación completa	Congénita: uso de varios pañales, posición para dormir, arnés de Pavlik y cojín de Frejka; medidas conservadoras antes de empezar a caminar; la cirugía a veces es necesaria después de 1 año
	La diferencia en longitud de las piernas puede ser indicio de subluxación	
	Las maniobras de Barlow y Ortolani confirman la subluxación	Muscular: postura, carga de peso y activación muscular; corrección quirúrgica de una sola cadera luxada para evitar la escoliosis
	Asociación frecuente con asimetría crónica de cabeza y tronco, rigidez exagerada de miembros inferiores y espasticidad en aductores de cadera	
	Congénita: fuerzas mecánicas externas sobre la articulación, especialmente la posición de nalgas al final de la gestación; acetábulo inclinado y poco profundo; laxitud de tejido conjuntivo en las niñas; síndrome de acinesia fetal	Patrón de movimiento: anticipar el resultado en presencia de factores asociados; postura, reducción del tono, activación muscular y actividades tempranas con carga de peso
	Muscular: parálisis flácida, mínimo soporte del tejido conjuntivo de la articulación	
	Desequilibrio en patrón de movimiento y tono, acetábulo poco profundo y tracción muscular deformante en el fémur	

- Con frecuencia, la anteversión infantil se mantiene en el niño en crecimiento con parálisis cerebral espástica, lo que contribuye a la marcha con los pies hacia adentro y a la posible subluxación o dislocación de la cadera.
- En ausencia de espasticidad, a menudo se asocia a la torsión tibial lateral compensatoria.
- En presencia de espasticidad, suele relacionarse con la torsión tibial medial, la pronación del tobillo y la dificultad para lograr una rotación externa funcional de la cadera.

Retroversión femoral: en el plano transversal, la rotación posterior de la parte superior del fémur hasta < 15° de anteversión respecto a los cóndilos femorales.

- Rara vez es un inconveniente para la persona promedio, aunque ocasionalmente se acompaña de una torsión tibial medial compensatoria.

Rodilla

Genu valgo, varo: en el plano frontal, aumento de la angulación lateral (varo) o medial (valgo) de la rodilla.

- Puede deberse a la debilidad o espasticidad de los isquiotibiales, cuádriceps, aductores o abductores de la cadera.
- Las causas más frecuentes son las artropatías o la rotura de los ligamentos, más que los desequilibrios musculares.

Rotación tibial: en la articulación de la rodilla, la tibia rota medial o lateralmente respecto al fémur.

- Muy frecuente en los neonatos.
- A menudo se debe a la laxitud ligamentosa, pero puede ser por tracción muscular desequilibrada, en especial la rotación medial asociada a espasticidad de isquiotibiales mediales o pronación del tobillo, y anteversión de la cadera.

Torsión tibial: rotación medial o dentro del eje tibial que conduce al desarrollo en espiral del hueso.

- Torsión medial típicamente asociada al desequilibrio de los músculos de la rodilla-tobillo y del tobillo-pie, especialmente en niños con parálisis cerebral espástica (tabla 1-5).

TABLA 1-5 Variaciones en la alineación de la rodilla		
	Descripción	**Intervención**
Genu valgo	Tibia posicionada lateralmente respecto al fémur	La ortesis de tobillo puede mejorar la alineación del pie y la rodilla
	Alta asociación con *coxa vara*	
	Inestabilidad medial de la rodilla	Evaluar la alineación durante el crecimiento
	Colapso de porción medial del pie	
	Desequilibrio muscular	
	Enfermedad articular degenerativa	
Genu varo (también llamada *tibia vara* o *enfermedad de Blount*)	Arqueamiento lateral de la tibia	Puede ser progresivo a pesar de la intervención
	Asociado a obesidad y marcha precoz	
	Inestabilidad lateral de la rodilla	Ortesis al principio; después, cirugía
	Alteración del crecimiento medial de la epífisis proximal de la tibia	
Torsión tibial (exagerada)	Rotación excesiva de la tibia con respecto al fémur, torsión de diáfisis tibial, casi siempre medial	Congénita: suele desaparecer entre los 3 y 5 años de edad
	Frecuentemente asociada a pie equinovaro	Muscular: reducir al mínimo el desequilibrio con ejercicios y aparatos ortopédicos, como ortesis con mangueras desrotadoras
	Congénita: fuerzas de rotación ejercidas sobre la articulación de la rodilla y la parte inferior de la pierna durante la compresión gestacional	
	Muscular: desequilibrio de músculos que unen la articulación de la rodilla, especialmente isquiotibiales	Patrón de movimiento: anticipar la aparición del patrón de rotación interna; ejercicios de activación muscular, carga de peso y postura para promover la rotación externa antes de alcanzar el hito de la marcha
	Patrón de movimiento: patrón asociado a rotación interna de articulaciones de cadera y rodilla	
	Asociada a anteversión femoral	
Genu recurvatum	Desplazamiento posterior excesivo de la tibia respecto al fémur, en especial durante bipedestación y marcha	Congénita: postura
	Congénito: posición y confinamiento del feto, especialmente de nalgas	Muscular: entrenamiento de fuerza, postura, ortesis
	Muscular: laxitud articular en la rodilla o desequilibrio en la fuerza o activación muscular	

TABLA 1-6 Variaciones en la alineación del tobillo y el pie

	Descripción	Intervención
Metatarso aducto	Compresión de antepié cuando las piernas se flexionan sobre el cuerpo durante el final de la gestación	Responde a los estiramientos manuales y a la postura adecuada Puede necesitar vendaje neuromuscular o ser enyesado
Calcaneovalgo	Pie hiperdorsiflexo, a menudo con valgo Asociado a luxación de cadera Posición de nalgas prolongada La posición uterina fuerza al pie a una dorsiflexión extrema contra la parte inferior de la pierna	Suele resolverse espontáneamente; puede ser necesario un vendaje neuromuscular
Pie cavo	Arcos longitudinales mediales y laterales anormalmente altos, acompañados de dedos flexionados y en calcaneovaro Desequilibrio muscular a menudo asociado a espina bífida, atrofia muscular peronea y poliomielitis	Se mantiene la movilidad articular mediante ejercicio, en especial longitud de flexores de los dedos de los pies Se mantiene la estabilidad mediante soporte ortopédico
Pie equinovaro (pie zambo)	Aducción de todo el pie A menudo asociado a flexión plantar Confinamiento fetal o síndrome de acinesia fetal	Casi siempre requiere cirugía Buen resultado si es trastorno aislado, menos favorable si se asocia a trastornos adicionales
Pie equino	Elevación crónica del hueso calcáneo debido, por lo general, al acortamiento del tendón calcáneo Asociado a acortamiento de isquiotibiales, desequilibrio de la tracción muscular, discrepancia en la longitud de las piernas, posicional en parálisis flácida, ausencia de carga de peso para mantener la longitud del tendón	Se identifican los factores, en particular el papel de la espasticidad de los isquiotibiales y del tríceps sural; utilizar maniobras de paso atrás y de sedestación-bipedestación para elongar y activar los isquiotibiales y el tríceps sural; ortesis, en especial la ortesis articulada moldeada de tobillo-pie
Pie plano	Se considera típico hasta los 2 años de edad Ausencia de arco con carga de peso Flexible: se vence el arco; asociado a laxitud ligamentosa, obesidad Rígido: asociado a coalición tarsal, astrágalo vertical congénito (pies de balancín), enfermedad neurológica como espina bífida, artrogriposis, luxación congénita de cadera	Flexible: generalmente no es necesaria la intervención; no se ha probado la eficacia de las ortesis Rígido: cirugía en serie y enyesado, a menudo múltiples veces

Tobillo y pie (tabla 1-6)

Amplias variaciones en el desequilibrio muscular del tobillo y el pie.

DESARROLLO MOTOR

FETAL: DE LAS 8 SEMANAS DE GESTACIÓN AL NACIMIENTO (TABLA 1-7)

Los patrones motores surgen espontáneamente y no son reflejos.

La maduración anatómica de los brazos y las piernas avanza en sentido cefalocaudal.

No se han observado diferencias relacionadas con el sexo en los movimientos fetales.

TABLA 1-7 Desarrollo motor del feto			
	10-15 semanas	17-18 semanas	20 semanas
Miembro superior	Movimientos aislados: manos a la cara, succión de pulgar, movimientos de cabeza	Puede cerrar los puños y juntarlos	Arcos de movimiento amplios del brazo
Miembro inferior/ locomoción	Rotación del cuerpo alrededor del cordón umbilical Escalar la pared uterina	La extensión vigorosa contra la pared uterina empuja al feto y lo reposiciona	Período de mayor motilidad; movimientos de arrastre y reptación
Comportamientos atípicos	Acinesia fetal	Movimientos simétricos, estereotípicos, sin disociación	Movimientos propulsivos ausentes o limitados

NEONATAL: DEL NACIMIENTO AL MES DE EDAD (TABLA 1-8)

TABLA 1-8 Movimiento del recién nacido de término	
Posición	Movimiento
Decúbito prono	La cabeza se eleva para reposicionarla y despejar la cara
	Sesgo de flexión en el tronco y las extremidades
Decúbito supino	La cabeza gira completamente en cualquier dirección, pero puede mantenerse hacia la línea media con alguna estimulación
Sedestación	La cabeza, con apoyo, puede balancearse en sedestación cifótica
	La cabeza suele estar flexionada hacia delante
Miembro superior	Manos con el puño cerrado la mayor parte del tiempo
	Brazos pegados al cuerpo
	Prensión fuerte tras estímulo
	Movimientos gruesos y aislados de los dedos
Locomoción	Puede moverse a un lado del moisés o la cuna en decúbito prono
Comportamientos atípicos	Ausencia de movimientos aislados de los dedos
	La cabeza siempre está hacia un lado
	Incapacidad para despejar la cara en decúbito prono
	Arqueamiento de la espalda (hiperextensión)

LACTANTE MENOR: 1 A 12 MESES DE EDAD (TABLA 1-9)

El desarrollo sigue una secuencia predecible.

La secuencia puede variar en cada menor.

Se debe reconocer el desarrollo atípico a los 2, 4 y 6 meses de edad (fig. 1-1A-C).

TABLA 1-9 Desarrollo motor: 1-12 meses

	1 mes	2-3 meses	4-5 meses	6-7 meses	8-9 meses	10-11 meses	12 meses
Decúbito prono	Eleva la cabeza ligeramente Gira la cabeza hacia ambos lados	Codos alineados con hombros; apoyo en antebrazos Desplazamiento lateral del peso	Desplaza su peso para liberar el brazo y alcanzar con su mano	Eleva el tronco extendiendo los codos Arrastre sobre el vientre Balanceo sobre manos y rodillas Transición a sedestación Empuja hacia atrás	Transiciones de sedestación a cuatro puntos o a decúbito prono	Se impulsa para ponerse de pie desde la posición de rodillas media con apoyo	Puede ponerse de pie desde el apoyo en cuatro puntos
Decúbito supino	Pataleo recíproco alternado con pataleo simétrico	Pataleo	Lleva los pies a la boca y eleva la cadera en «puente» Intenta rodar hacia un lado con la pierna o el brazo por delante	Lleva los pies a la barbilla o la boca Rueda a posición prona Intenta levantarse para sentarse	Se pone de pie cuando se le sujeta de las manos Se levanta para sentarse	Transiciones a sedestación y a cuatro puntos	Se desplaza rápidamente desde la sedestación o los cuatro puntos a la bipedestación
Sedestación	Flexión del tronco hacia adelante Cabeza alineada con el tronco durante intervalos cortos	Cabeza hacia línea media Desfase mínimo o moderado de cabeza al ayudarle a sentarse Sedestación incipiente con apoyo	Sedestación con apoyo en anillo estático Desplazamiento lateral del peso para sostener el cuerpo con un brazo y tomar un juguete con el otro	Manipulación de juguetes Desplaza peso con apoyo lateral y anterior del brazo Rotación del tronco	Manipula juguetes Reacciones presentes de defensa anteriores y laterales	Gira o pivota Transiciones con facilidad a decúbito prono o supino	Amplia variedad de posiciones de sedestación, incluida la lateral
Miembro superior	Mirada sobre objetos; intenta alcanzarlos según la posición del cuerpo Abre y cierra manos, pero se mantienen cerradas con pulgar metido Manos a la línea media en decúbito supino	Alcanza y manotea Juega con dedos en la boca o con otros dedos Manos abiertas la mayor parte del tiempo con pulgar fuera de la palma	En supino, los brazos se extienden completamente hacia arriba sobre la línea media para alcanzar objetos Manos abiertas la mayor parte del tiempo Prensión palmar de objetos Sujeta juguetes con ambas manos o uno en cada mano Puede dejar caer el juguete Alcance dirigido visualmente para tomar un juguete	Lleva objetos a la línea media Reclinado, sujeta el biberón con ambas manos Prensión palmar radial Peina una zona para recoger objetos Transfiere objetos de una mano a otra Golpea juguetes contra alguna superficie	Suelta controladamente Prensión radio-digital Prensión en pinza inferior Golpea dos objetos entre sí Aplaude	Prensión en pinza Hurga con el dedo índice	Rueda una pelota Usa una cuchara Se alimenta usando la pinza fina Apila un solo bloque Deja caer un objeto dentro de un contenedor

Locomoción	Puede alcanzar un arco de 25°-30° mediante rotación de pivote a prono Rueda de lado a lado	Rotación de pivoteo en decúbito prono	Se desplaza hacia delante utilizando los brazos con o sin abdomen elevado	Gatea o se arrastra en cuatro puntos Se pone de pie con apoyo	Pasos laterales y deambulación con apoyo externo Camina tomado de una mano	Marcha independiente con brazos elevados en defensa y con base de sustentación amplia Baja su centro de gravedad desde la bipedestación Empieza la posición de cuclillas
Atípico	Dificultad para flexionar las piernas bajo el cuerpo Extremidades con arcos de movimiento limitados Ausencia de movimientos recíprocos de las piernas Opistótonos	Incapacidad para enderezar la cabeza al sentarse Arqueamiento de la espalda	Dificultad para desplazar el peso en decúbito prono Incapacidad para extender los brazos completamente hacia la línea media en decúbito supino Sedestación cifótica incluso con apoyo Piernas extendidas al sentarse No se puede sentar cuando se le coloca en posición	Incapacidad para alcanzar posición media de la cabeza en decúbito supino o sedestación Incapacidad para jugar sentado sin perder el equilibrio Ausencia de movimientos en decúbito prono Incapacidad para inclinar la pelvis hacia atrás para acercar los muslos a las manos	Gateo tipo comando o saltos de conejo Se sienta en «W» como única posición de sedestación Imposibilidad de entrar o salir de sedestación	Incapacidad para cambiar posiciones de sedestación Se pone de pie utilizando solo los brazos Incapacidad para mantenerse de pie o para desplazar el peso en bipedestación asistida Bipedestación asistida con flexión excesiva de la cadera Rigidez, laxitud o inestabilidad del tronco y extremidades Una coordinación deficiente puede impedir la locomoción de manos y rodillas para alcanzar la bipedestación

Comparación de evaluaciones en lactantes de 2 meses

Típico | Atípico

Supino

Típico
- Mantiene la cabeza en la línea media por períodos breves
- Localiza visualmente objetos y realiza seguimientos de izquierda a derecha
- Comienza a mostrar movimientos antigravedad de los miembros superiores e inferiores
- Aún no es capaz de alcanzar y sujetar juguetes

Atípico
- Puede mostrar movimiento asimétrico con predominio de cabeza hacia un lado; o fuerte reflejo tónico asimétrico del cuello
- Dificultad para el seguimiento visual, puede que solo siga hacia un lado o solo hasta la línea media
- Disminución de la capacidad para generar movimientos antigravedad de los miembros superiores e inferiores
- Períodos más largos de inactividad

Lateral

Típico
- Capaz de levantar la cabeza y la parte superior del tronco durante el giro facilitado con enderezamiento lateral de la cabeza
- Comienza a equilibrar la actividad de los músculos flexores y extensores del tronco
- Capacidad para alternar del uso predominante de flexores al uso de extensores, según lo exija la posición

Atípico
- Puede ser incapaz de girar la cabeza hacia la derecha durante el balanceo facilitado
- Puede parecer competente al acostarse de lado; por lo tanto, es importante observar al lactante en las ocho posiciones

Prono

Típico
- Elevación de la cabeza a 45° y extensión por medio de la columna torácica superior
- Las caderas y las rodillas pasan de la postura flexionada del recién nacido a una posición extendida y abducida, lo que le permite levantar la cabeza y el tronco
- Por lo general, los codos no están directamente debajo de los hombros hasta los 3 meses

Atípico
- La postura se parece más a la de un recién nacido; el lactante no muestra extensión de cadera; las caderas y las rodillas permanecen en una postura abducida y flexionada
- No sostiene la cabeza de forma independiente; puede mover la cabeza solo con ayuda

Tracción

Típico
- El desfase de la cabeza es típico hasta llegar a unos 15° de la posición vertical
- Utiliza la elevación del hombro y la flexión del codo para ayudar
- Capaz de involucrar los músculos del cuello para mantener el control de la cabeza en la línea media
- Buena extensión a lo largo de la columna cervical y torácica superior

Atípico
- Puede presentar un desfase de la cabeza durante toda la maniobra de tracción
- Control deficiente de la cabeza cuando está sentado
- Poca actividad muscular en los miembros superiores o la columna cervical
- En posición vertical, redondeo de la columna torácica y lumbar

Sedestación

Típico
- La cabeza está alineada con las orejas directamente sobre los hombros
- Sostiene y mantiene la postura con ayuda
- El giro de la cabeza puede o no estar presente a los 2 meses, pero debe verse a los 3 meses

Atípico
- Necesita más apoyo para mantener la sedestación
- Incapacidad para sostener y mantener la cabeza erguida en posición vertical
- Poca o ninguna actividad del brazo contra la gravedad

Suspensión horizontal

Típico
- Capaz de activar la extensión adecuada del cuello y el tronco para mantener la postura
- Puede mantener breves períodos de control de la cabeza, pero es posible que no pueda sostenerla en la línea media

Atípico
- Dificultad o incapacidad para activar el cuello o los extensores torácicos superiores para levantar la cabeza
- Puede tratar de usar movimientos de los brazos y piernas para mantener la postura

Extensión de defensa

Típico
- Consciente de estar inclinado hacia adelante; aumenta la extensión de la cabeza y el cuello
- Hasta los 6 meses, no será completamente capaz de llevar los brazos hacia adelante para mostrar respuesta completa de protección

Atípico
- Incapaz de generar actividad de cabeza y tronco contra la gravedad

Bipedestación

Típico
- Capaz de sostener el peso en los miembros inferiores con apoyo en el tronco
- Típicamente muestra episodios intermitentes de extensión y flexión
- Buena alineación vertical desde la cabeza hasta el tronco y los pies

Atípico
- Puede soportar poco o ningún peso en los pies
- Poca o ninguna actividad muscular intermitente para alcanzar o mantener la bipedestación

A

FIGURA 1-1 A-C. Identificación del desarrollo atípico a los 2, 4 y 6 meses de edad. Impreso con autorización de la Pathways Foundation.

Comparación de evaluaciones en lactantes de 4 meses

	Típico	Atípico

Supino

Típico:
- Alineación respecto a la línea media y simetría en cabeza, ojos, brazos y piernas
- Fija la mirada y se estira contra la gravedad
- Muestra movimientos frecuentes contra la gravedad de las extremidades que se disocian de un tronco más estable

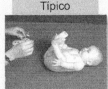
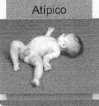

Atípico:
- Muestra asimetría de la cabeza y las extremidades: cabeza inclinada y el cuerpo curvo
- No muestra equilibrio entre extensión y flexión
- Mueve las extremidades al azar, pero sin los movimientos esperados contra la gravedad
- No se involucra visualmente y no sigue objetos

Lateral

Típico:
- Utiliza la parte superior del brazo y los miembros inferiores disociados para ayudar en el giro facilitado
- Mantiene la postura lateral con equilibrio de los músculos flexores y extensores del tronco
- Anticipando rodar de forma independiente, levanta la cabeza y la parte superior del tronco de la superficie

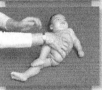

Atípico:
- Presenta lentitud en la parte superior del brazo durante el giro facilitado
- No mantiene la postura de decúbito lateral; tiene un control inadecuado de la posición
- No puede levantar la cabeza ni la parte superior del tronco de la superficie de apoyo

Prono

Típico:
- Lleva hombros y parte superior de brazos hacia el frente con los codos delante de los hombros
- Progresión hacia extensión y aducción de los miembros inferiores
- Mueve los brazos hacia adelante para alcanzar objetos; gira la cabeza para seguir objetos
- Actividad extensora en la columna lumbar

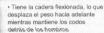

Atípico:
- Tiene la cadera flexionada, lo que desplaza el peso hacia adelante mientras mantiene los codos detrás de los hombros
- Usa solo la extensión del cuello en lugar de sostener el peso con los antebrazos; no mantiene la elevación de la cabeza
- No tiene la capacidad para cambiar el peso a los miembros inferiores

Tracción

Típico:
- Mantiene la cabeza en la línea media: sin desfase y con una buena flexión del mentón
- Levanta las piernas y activa los músculos del tronco para ayudar la maniobra
- Tira hacia adelante con ambos brazos y flexiona los abdominales para ayudar a la tracción hasta la sedestación

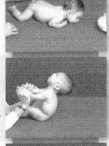

Atípico:
- Muestra retraso en la cabeza respecto al tronco y no puede mantenerla levantada una vez que está en posición vertical
- No tira con los brazos; sin participación de los miembros superiores
- Parece no anticipar el movimiento de sedestación

Sedestación

Típico:
- Muestra buen control de la cabeza en la línea media y flexión del mentón con la cabeza
- Requiere soporte solo en las caderas y la pelvis; tiene extensión a la columna torácica media
- Comienza a moverse en planos anteroposteriores y regresa de la flexión hacia adelante en las caderas a sentarse erguido

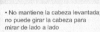

Atípico:
- No mantiene la cabeza levantada; no puede girar la cabeza para mirar de lado a lado
- La sujeción externa debe ser por debajo de las axilas para que se apoye
- Utiliza la posición de las extremidades para compensar la disminución de la fuerza proximal

Suspensión horizontal

Típico:
- Capaz de mantener el cuello y el tronco extendidos con la cabeza erguida a 45°, estable y en la línea media
- Muestra la extensión del tronco hacia la columna lumbar y la aducción escapular
- Mueve libremente brazos y piernas

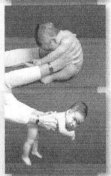

Atípico:
- Capaz de mantener la cabeza erguida brevemente, pero no puede mantenerla en la línea media
- No puede mantener la extensión del tronco y no presenta extensión de la cadera
- No puede mantener la extensión del tronco mientras mueve los brazos y las piernas

Extensión de defensa

Típico:
- Presenta extensión mantenida de cuello, tronco y caderas durante la inclinación hacia adelante
- No puede llevar los brazos completamente hacia adelante a la superficie porque se usan para sostener la extensión

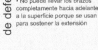
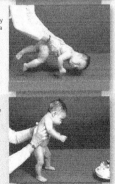

Atípico:
- Incapaz de mantener una extensión fuerte de cuello, tronco y cadera durante la inclinación hacia adelante
- Asimetría excesiva y brazos flexionados para sostener la extensión y para evitar golpearse la cabeza

Bipedestación

Típico:
- Mantiene las caderas justo detrás de los hombros
- Tiene extensión activa hacia la parte baja de la columna torácica y lumbar, pero no una extensión completa de cadera
- Puede mantener una postura de pie; requiere un apoyo mínimo en la parte inferior del tronco para ayudar en el equilibrio

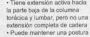
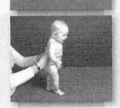

Atípico:
- Requiere soporte en el área torácica superior para mantenerse de pie
- Extensión intermitente para producir levantamiento de cabeza
- Los hombros permanecen muy por delante de las caderas
- Carece de un control adecuado de la cadera y el tronco para soportar el peso de forma sostenida

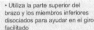

B

FIGURA 1-1 *(continúa)*

Comparación de evaluaciones en lactantes de 6 meses

	Típico	**Atípico**
Supino	• Capaz de levantar y sostener simétricamente las extremidades superiores e inferiores contra la gravedad • Muestra mayor control de los músculos del tronco contra la gravedad y una mayor libertad de movimiento de las extremidades • Muestra una rápida respuesta visual-motora para mirar, alcanzar, prensar y transferir objetos 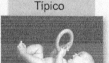	• Muestra una mejor capacidad para mantener la cabeza y el tronco en la línea media, pero aún sin un movimiento antigravedad adecuado • Tiene los miembros superiores e inferiores excesivamente abducidos y rotados externamente y con movimiento principalmente en la superficie • Parece interesado visualmente en los objetos, pero es incapaz de alcanzarlos y sujetarlos
Lateral	• Rueda independiente y fácilmente en cualquier dirección desde la posición supina, pasando por la posición lateral, hasta la pronación • Muestra enderezamiento activo de la cabeza al levantar el cuerpo empujando un antebrazo contra la superficie mientras estira la otra mano 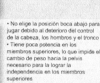	• Requiere ayuda del examinador para rodar de supino a decúbito lateral • La extensión desequilibrada del cuello, los hombros y la espalda impide el uso del brazo para ayudar en la maniobra de rodamiento
Prono	• Soporta el peso sobre los brazos y antebrazos extendidos con extensión hacia la columna lumbar y las extremidades inferiores • Muestra un control emergente de los miembros superiores durante el cambio de peso para alcanzar, sujetar y jugar • Sujeta un juguete hacia el borde del pulgar de la palma 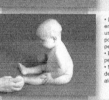	• No elige la posición boca abajo para jugar debido al deterioro del control de la cabeza, los hombros y el tronco • Tiene poca potencia en los miembros superiores, lo que impide el cambio de peso hacia la pelvis necesario para lograr la independencia en los miembros superiores • Coloca los codos detrás de los hombros, evitando que la cabeza y el tronco se levanten
Tracción	• Responde rápidamente a la vez que ayuda en la maniobra flexionando activamente el cuello y levantando la cabeza • También utiliza los miembros superiores y los abdominales para ayudar • Muestra buena simetría en la cabeza, el cuello y los miembros superiores	• Ayuda mínimamente a sentarse en la maniobra de tracción • Muestra un retraso completo de la cabeza respecto al tronco hasta la posición vertical • No ayuda con los miembros superiores en la tracción
Sedestación	• Muestra un control estable de la cabeza y el tronco con extensión activa a través de la columna torácica • Alcanza con un brazo a la vez; utiliza una amplia base de apoyo en los miembros inferiores	• Lucha para mantener la cabeza erguida y en la línea media; no puede usar la visión activamente o explorar porque requiere mucho esfuerzo para permanecer erguido • Debe estar apoyado en lo alto del pecho para tener mayor estabilidad • Muestra disminución de la extensión del tronco y en la libertad para alcanzar
Suspensión horizontal	• Muestra una extensión completa y sostenida del cuello y la parte superior de la columna torácica y hacia abajo, pasando por las caderas y las piernas	• Levanta la cabeza en la línea media y se extiende brevemente a través de la columna torácica superior • No presenta extensión de la columna ni de las caderas
Extensión de defensa	• Fácil y rápidamente, lleva los brazos hacia adelante en una respuesta protectora completa cuando se inclina hacia la superficie • Se apoya inmediatamente en un miembro superior cuando alcanza un juguete 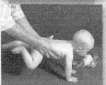	• No lleva los miembros superiores hacia adelante a la superficie a manera de respuesta de protección • Muestra una fuerza antigravedad inadecuada en el cuello y el tronco para liberar los brazos y avanzar 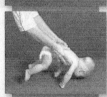
Bipedestación	• Muestra soporte inmediato de peso sostenido en los miembros inferiores extendidos; gira la cabeza libremente para mirar alrededor • Mantiene las caderas ligeramente flexionadas y un poco detrás de los hombros • Utiliza los miembros superiores para ayudar a estabilizar el tronco 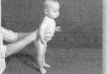	• No inicia ni sostiene el soporte activo de peso cuando se coloca de pie con apoyo externo • Carece del control antigravedad necesario de la cabeza y el tronco • No puede alinear la cabeza, el tronco, las caderas, las rodillas y los pies en la posición vertical 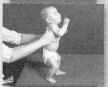

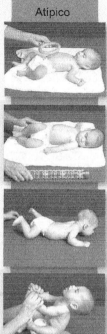

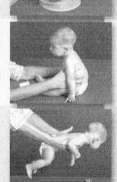

C

FIGURA 1-1 (*continuación*)

LACTANTE MAYOR: DE 13 MESES A 3 AÑOS (TABLA 1-10)

Período de creciente independencia.

Perfeccionamiento de las habilidades en bipedestación.

TABLA 1-10 Desarrollo motor: 13-36 meses			
	13-15 meses	**15-18 meses**	**18-24 meses**	**24-36 meses**
Motricidad gruesa	Bipedestación sostenida sin apoyo externo Se agacha o se pone en cuclillas para recoger un objeto del suelo y vuelve a ponerse de pie Se mantiene de pie sobre el suelo sin apoyo	Lleva o tira de un objeto mientras camina Sube y baja escalones; puede intentarlo sujetándose de un barandal Camina hacia un balón colocado para patearse	Se para momentáneamente sobre un pie Se para sobre una barrera de baja altura	Patea un balón pequeño hacia delante Lanza una pelota por encima del hombro Salta desde un escalón bajo Salta desde un escalón con un pie por delante Salta del suelo con ambos pies Imita caminar de puntillas Monta un triciclo
Perceptivo-motor	Sostiene dos cubos en la misma mano Construye torres de dos o tres cubos Arroja objetos al suelo desde una mesa o una silla para bebés Lanza un balón con el codo extendido	Pasa varias páginas de un libro a la vez Hace garabatos Construye una torre con tres o cuatro bloques Toma piezas de un tablero perforado e intenta insertarlas en los agujeros	Construye torres de cinco o seis cubos Introduce una pastilla en una botella Separa cuentas Imita actividades motoras	Construye torres de seis o siete cubos Pasa páginas de una en una Gira cerraduras Imita trazos rectos, horizontales y circulares con un rotulador Comienza la prensión de trípode
Locomoción	Marcha independiente Sube a sillas de adultos Camina hacia atrás unos pasos Se inclina y recupera con facilidad Lleva objeto mientras camina Sube escalones con apoyo externo o gateando	Base de sustentación casi del ancho de la pelvis Corre sin buena coordinación ni reciprocidad de los brazos Camina hacia los lados unos cuantos pasos	Sube escalones de uno en uno llevado de la mano Aumento de velocidad y fluidez al correr Intenta saltar del último escalón	Sube y baja escalones por su cuenta de uno en uno Intenta caminar con el apoyo de un adulto Corre bien coordinado con reciprocidad de brazos Camina en línea hacia atrás
Atípico	Se desplaza por el entorno con arrastre de nalgas, saltos de conejo o rodando	Carece de marcha independiente y erguida	Base de sustentación más ancha o más estrecha que la pelvis Caídas frecuentes al caminar o correr	No camina o cae mientras camina Pies hacia adentro o rotación externa excesiva Tobillos excesivamente pronados o supinados Base de sustentación mucho más ancha o estrecha que la pelvis Evita las manualidades

PREESCOLAR: 3 A 5 AÑOS DE EDAD (TABLA 1-11)

Los movimientos se vuelven más precisos.

Las habilidades se integran a las rutinas y a las actividades lúdicas.

La independencia aumenta llevando a cabo las actividades de la vida diaria.

TABLA 1-11 Desarrollo motor: de 36 meses a 5 años

	36 meses	42 meses	4 años	54 meses	5 años
Motricidad gruesa	Salta de un escalón aterrizando con los dos pies Impulsa fácilmente un carrito con los pies sobre el suelo; puede pedalear Salta sobre objetos de 2.5-5 cm Coloca los brazos en anticipación para atrapar balón	Sube, pedalea y baja de varios tipos de vehículos de tres ruedas Se mantiene de pie durante más de 3 s Salta con un pie Patea un balón Salta hacia delante varias veces seguidas	La rotación del cuerpo sigue la proyección del balón Varios saltos seguidos sobre un pie Se pone de pie y camina de puntillas Monta una bicicleta con rueditas	Atrapa el balón preparando los brazos para recibirlo; los codos pueden estar a los lados Lanza la pelota a otra persona a una distancia de 2.5-3 m Salta 5-7.5 cm del suelo	Comienza a hacer saltos amplios aterrizando sobre ambos pies Salta sobre un objeto de 15-20 cm del suelo Lanza la pelota para dar en el blanco a 3 m Usa patines Monta en bicicleta
Perceptivo-motor	Imita un trazo cruzado con un marcador Intenta cortar con tijeras Imita la construcción de un puente con cubos Comienza la preferencia por una mano	Organiza e inserta cuentas considerando su tamaño Construye un puente con bloques Quita el tapón de las botellas para revisar el contenido	Pinza de trípode dinámica Da un golpe cruzado Intenta trazar una línea Preferencia por una mano establecida	Dobla una hoja de papel por la mitad Corta un cuadrado grande de una hoja de papel Comienza a formar letras	Pinza de trípode dinámica Dibuja formas, letras o números sencillos Coloca y retira fácilmente las piezas de un tablero perforado Enrolla estambre en una madeja
Locomoción	Sube escalones recíprocamente Corre con velocidad y fluidez	Corre hacia un balón para patearlo	Corre fluidamente con movimientos contralaterales de los brazos	Camina sobre bordes elevados sin caerse	Deja caer la pelota y la patea en el aire Salta la cuerda
Atípico	No camina o se cae mientras camina Tiene los pies hacia adentro o en rotación externa excesiva Base de sustentación mucho más ancha o estrecha que la pelvis Evita las manualidades	Tiempos de respuesta insuficientes para atrapar una pelota o un objeto suave Incapaz de mantener la estabilidad en una sola pierna para dar patadas, saltar o mantenerse de pie sobre una pierna	No intenta realizar habilidades que requieran un equilibrio de moderado a máximo, como trepar o saltar desde las alturas Dificultad para atrapar y patear balones Preferencia ambigua por una mano	Dificultad para habilidades que requieren una posición asimétrica del cuerpo o movimientos disociados de los miembros, como lanzar con un brazo y saltar sobre una pierna	Dificultad para montar o pedalear cualquier juguete de montar A menudo no puede imitar un acto motor aun después de ver a otros completarlo Base de sustentación más ancha que la pelvis No puede atrapar un balón Prensión palmar en lugar de pinza de trípode

DESARROLLO DE LA DEAMBULACIÓN

LOCOMOCIÓN PRENATAL

- Modifica la posición del feto dentro del útero.
- Fundamental para el desarrollo de las articulaciones.
- Empujar de forma enérgica contra la pared uterina con extensión completa de la cadera contribuye a la posición del feto en preparación para el parto.

LOCOMOCIÓN NEONATAL

- En posición vertical: marcha neonatal recíproca provocada por un estímulo de presión en los pies.
- Reacción de apoyo positivo.

CAPACIDADES LOCOMOTORAS DURANTE EL PRIMER AÑO DE VIDA (TABLA 1-12)

Existen progresiones locomotoras variadas en los lactantes y los niños:

- Algunos menores no gatean ni se arrastran antes de alcanzar la deambulación típica, aunque arrastrarse se considera una habilidad fundacional para alcanzar la bilateralidad y la reciprocidad.
- El arrastre de nalgas y el gateo de tipo comando son estrategias utilizadas por los niños sin deficiencias.
- Los distintos atributos físicos de la población pediátrica en edad de crecimiento pueden afectar los patrones locomotores preferidos.
- Las expectativas culturales y las prácticas asistenciales pueden ejercer un efecto en el desarrollo de la deambulación independiente.

CAMBIOS EN LA MARCHA DURANTE LA PRIMERA INFANCIA

Véase la tabla 1-13.

TRANSICIONES OBSERVADAS EN EL PATRÓN DE LA MARCHA

La base de sustentación disminuye gradualmente hasta coincidir con el ancho de la pelvis y puede ocurrir hasta 3 años después del inicio de la marcha independiente.

Aumento de la velocidad de la marcha por aumento de la cadencia durante la transición de marcha asistida a independiente.

Mayor velocidad de la marcha influida por una mayor longitud de zancada tras lograr la marcha sin ayuda.

La longitud de la zancada se correlaciona con la edad, la longitud de las piernas y la estatura.

La transición desde la posición con los brazos levantados en guardia hasta su balanceo recíproco se produce 4 a 5 meses después del inicio de la marcha independiente.

La transición del contacto inicial con el pie recto y una flexión excesiva de la cadera al choque de talón se produce aproximadamente 5 a 6 meses después del inicio de la marcha independiente (alrededor de los 18 meses de edad).

TABLA 1-12 Locomoción: del nacimiento a los 12 meses	
Edad (meses)	**Habilidad**
0-3	En decúbito prono, el lactante se moverá (a veces recíprocamente a la esquina de la cuna)
3-7	Rotación de pivoteo en decúbito prono con elevación de la parte superior del cuerpo
5-7	Rodamiento secuencial o gateo de *tipo comando*
7-9	Arrastre de nalgas o empuje con talones Gateo o arrastre sobre manos y rodillas
8-11	Deambulación Comienza la bipedestación erguida cuando se le toma de las manos
12-15	Marcha independiente: pasos cortos y desiguales, base de sustentación amplia, posición de defensa con los brazos elevados, contacto inicial con el pie recto o el antepié, aumento de la dorsiflexión durante la fase postural, impulso propulsivo mínimo El 30% de los niños pueden aumentar la velocidad de la marcha cuando se les alienta a correr

TABLA 1-13 Cambios en la marcha durante la primera infancia	
Edad	**Cambios en la marcha**
18 meses	Surge el choque de talón
	El 50% de los niños muestran un balanceo recíproco de los brazos
	El 78% de los niños aumentan la velocidad de la marcha cuando se les alienta a correr
2 años	Flexión de rodilla más homogénea durante la fase de apoyo
	El 7% de los niños pueden caminar por una barra de equilibrio (10 m × 10 cm) de lado o con un pie dentro y otro fuera
2 años, 6 meses	La mayoría de los niños caminan de puntillas y de talón
	El 5% de los niños saltan hacia delante con un pie
3 años	Maduración del patrón de marcha: todos los componentes están presentes excepto que, relativos al patrón adulto, la cadencia es mayor y la zancada es menor
	Comienza la fase de correr sin apoyo
3 años, 6 meses	Base de sustentación igual o menor al ancho de la pelvis
4 años	Balanceo recíproco de los brazos firmemente establecido
	La mayoría de los niños caminan por una barra de equilibrio
	La mayoría de los niños saltan hacia delante sobre un pie
6-7 años	Patrón maduro de marcha que presenta todos los componentes, aunque la longitud de la zancada seguirá aumentando con el incremento de la estatura y la longitud de las piernas

La flexión plantar del tobillo con flexión simultánea de la rodilla se produce aproximadamente 4 meses después de la marcha independiente; debería estar presente a los 2 años de edad.

Choque de talón facilitado por la dorsiflexión del tobillo junto con la extensión de la rodilla a los 2 años de edad.

COMPONENTES DE LA DEAMBULACIÓN

Cadencia: número de pasos por minuto; disminuye gradualmente desde la infancia hasta la edad adulta:

- 12 meses: 175 pasos.
- 3 años: 153 pasos.
- 7 años: 143 pasos.
- Adulto: 114 pasos.

Ciclo de la marcha: choque de talón derecho a choque de talón derecho.

Contacto inicial: choque del pie, choque del talón o contacto del talón.

Rotación pélvica: rotación de la pelvis que se produce con el movimiento de balanceo hacia delante y de apoyo hacia atrás de cada pierna.

Fase postural: 60% del ciclo total de la marcha:

- Apoyo inicial/doble apoyo: período de carga; desde el contacto inicial en un pie hasta el despegue del pie opuesto.
- Apoyo monopodálico: sobre un pie cuando la otra pierna está en la fase de balanceo.

Longitud del paso: distancia del talón de un pie al talón del otro cuando ambos pies están en el suelo al mismo tiempo.

Longitud de zancada: suma de la longitud de zancada izquierda y derecha.

Fase de balanceo: 40% del ciclo de la marcha; comienza con el despegue de un pie hasta el choque de talón del mismo pie.

- Fase de aceleración
- Balanceo medio
- Desaceleración

Velocidad de la marcha: velocidad media en una sola dirección; depende de la estatura y de la longitud de las piernas más que de la edad:

12 meses	64 cm/s
3 años	86 cm/s
7 años	114 cm/s
Adultos	122 cm/s

COMPORTAMIENTO LOCOMOTOR ATÍPICO (TABLA 1-14)

TABLA 1-14 Comportamiento locomotor atípico	
Discinesia/ acinesia fetal	Puede deberse a trastornos del tubo neural como anencefalia y espina bífida; miopatías, neuropatías o encefalopatías congénitas; constricción fetal debido a malformación uterina, fetos múltiples o líquido amniótico insuficiente
Rotación asimétrica o de pivoteo en decúbito prono crónica	El lactante gira solo hacia un lado o no consigue pasar a otras formas de locomoción a los 9 meses
	Puede deberse a debilidad, incapacidad para cambiar el soporte de peso, alteraciones del tono
Gateo de tipo comando	Movimiento hacia delante unilateral o bilateral impulsado por los brazos con el tronco en contacto con la superficie de apoyo y las piernas extendidas
	El uso de este método para el movimiento hacia delante es preocupante si persiste después de los 9 meses de edad
	Adecuado para niños con espina bífida
Saltos de conejo	Locomoción no recíproca utilizando los dos brazos extendidos seguidos de la tracción de las rodillas y caderas flexionadas bajo el cuerpo
	Preocupante cuando el menor utiliza solo este método y no es capaz de pasar a otros métodos o la bipedestación a los 18 meses de edad
	Patrón típico utilizado por los niños con diplejía espástica
Arrastre de nalgas, arrastre de pies, empuje con talón	Se desplaza hacia delante en sedestación usando únicamente los brazos y los talones o las piernas
	A veces (aunque es raro), el niño se mueve hacia delante en decúbito supino usando cabeza y talones
	Preocupante si este es el único método de locomoción o persiste después de los 12 meses de edad
Marcha con los pies hacia afuera (rotación externa exagerada)	Asociado a debilidad muscular y laxitud del tejido conjuntivo
	A veces se utiliza para compensar la falta de estabilidad de la rodilla o el tobillo
	Puede ser síntoma de deslizamiento de la epífisis de la cabeza femoral, en especial si es unilateral
	Se asocia a la retroversión femoral o desalineación del calcáneo
	Frecuente en espina bífida, poliomielitis y trastornos de motoneurona inferior y musculares intrínsecos
Marcha con los pies hacia adentro (rotación interna exagerada)	Típica en niños menores de 3 años
	Si es persistente o interfiere en la eficacia de la marcha, puede deberse a debilidad muscular, desequilibrio del tono, subluxación de la cadera, aumento de la anteversión femoral, torsión tibial medial, varo anterior, pronación o supinación del mediopié, eversión o inversión del calcáneo
	A menudo se observa en niños con diplejía espástica
Marcha con *genu* varo	Suele corregirse espontáneamente
	Puede crear fuerzas anómalas en la tibia o enfermedad de Blount
Marcha con *genu* valgo	Reducción progresiva del ángulo valgo tibial de los 3 a los 6.5 años de edad
	Rara vez se ve después de los 6.5 años, pero puede estar asociada a artritis reumatoide grave
Marcha de puntillas idiopática	Puede no tener relación con un trastorno neurológico o musculoesquelético
	Es compatible con trastornos del procesamiento sensorial en menores con un deterioro cognitivo significativo, o en aquellos con trastorno del espectro autista
Marcha equina	Flexión plantar exagerada durante el balanceo, contacto del antepié durante el apoyo
	Por lo general, se debe a un pie equinovaro congénito o a un tendón de Aquiles gravemente acortado como resultado de un desequilibrio muscular crónico
	Puede estabilizar la marcha estando agachado; posible indicio precoz de un problema neuromuscular
Marcha agachada	Flexión excesiva de la cadera y la rodilla, dorsiflexión del tobillo durante la postura
	Puede deberse a la incapacidad para alcanzar la extensión completa de cadera y rodilla debido a debilidad o hipotonía, espasticidad de flexión de cadera o rodilla
Marcha calcánea	Marcha sobre pies planos sin impulso que puede deberse a parálisis flácida o ausencia de sensibilidad
Marcha de Trendelenburg	Puede deberse a una discrepancia en la longitud de las piernas o a escoliosis
	Asociada a debilidad para la abducción de cadera que causa sacudidas del glúteo medio que pueden deberse a luxación congénita de cadera o enfermedad muscular intrínseca bilateral
	Ocasionalmente se debe a un mal ajuste protésico
	Se utiliza a menudo para adelantar la pierna cuando se lleva un aparato ortopédico largo bilateral

DESARROLLO DEL CONTROL POSTURAL

Los sistemas sensoriales son esenciales para el desarrollo del control postural.

La visión parece ser el medio perceptivo dominante para modular la postura en los principales puntos de transición durante el primer año de vida: de sentarse a gatear, de gatear a ponerse de pie, de ponerse de pie a caminar.

El sistema vestibular se activa en los lactantes cuando se ocluye la visión y proporciona información sobre la orientación postural.

El sistema somatosensitivo proporciona información sobre la posición de las extremidades.

Los músculos distales, especialmente los del tobillo, responden antes que los proximales en los niños de 1 a 7 años como respuesta a una alteración.

A partir de los 7 años, los niños responden como los adultos; antes de esta edad utilizan la musculatura extensora del tronco para mantener la postura.

DESARROLLO DE HABILIDADES DE ADAPTACIÓN (TABLA 1-15)

Las habilidades de adaptación son aquellas actividades de la vida diaria o habilidades de autoayuda que influyen en el nivel de independencia que alcanza el menor.

La disfunción motora puede afectar en gran medida la capacidad del menor para realizar estas actividades.

La aparición de estos comportamientos varía mucho en función de las influencias culturales y de las expectativas familiares.

DESARROLLO COGNITIVO (TABLA 1-16)

Base de las capacidades de resolución de problemas del menor en múltiples ámbitos.

Seis grandes procesos:

- Discriminación: diferenciar y agrupar cosas que son iguales o diferentes.
- Anticipación: esperar un acontecimiento familiar que está relacionado con el reconocimiento de patrones y las redundancias.
- Imitación: copiar; permite al menor aprender nuevos comportamientos; facilita el desarrollo del lenguaje.
- Permanencia del objeto: saber que un objeto existe aunque no esté físicamente presente; constituye la base de la representación mental y del uso de símbolos; sirve de fundamento a la memoria.
- Atención: concentrarse en un objeto o actividad; capacidad para filtrar estímulos extraños o competidores.
- Resolución de problemas: dominar una secuencia de desafíos.

Inicialmente, el menor se centra en sí mismo, gradualmente se ve a sí mismo en relación con los demás y los objetos, y finalmente es capaz de representar el mundo con símbolos (objetos, imágenes, palabras).

Las pruebas de desarrollo del lactante no predicen con fiabilidad la inteligencia o el rendimiento académico futuros.

TABLA 1-15 Habilidades de adaptación en los niños de 18 meses a 5 años					
	18-24 meses	24-30 meses	3 años	4 años	5 años
Alimentación	Se alimenta con los dedos / Bebe del vaso / Toma alimentos con cuchara	Utiliza cuchara o tenedor / Vierte entre dos tazas	Usa utensilios de forma sistemática	Ayuda a poner o limpiar la mesa	
Vestido	Se quita los zapatos, los calcetines / Extiende el brazo para ponerse una camisa	Se pone los zapatos / Sube y baja sus pantalones / Encuentra las mangas del abrigo	Se pone y se quita un suéter	Intenta abotonar y desabotonar	Desabrocha los zapatos / Hebillas / Abotona y desabotona
Vejiga e intestino	Puede indicar si está sucio / Puede estar seco varias horas durante el día	Se sienta en el retrete / Despierta seco / Va al baño con regularidad	Utiliza el retrete con regularidad, pocos accidentes		

TABLA 1-16 Desarrollo cognitivo

Edad	Habilidades
0-6 meses	• Responde al sonido de una campana o sonajero • Prefiere los patrones • Realiza el seguimiento ocular de una persona en movimiento • Prefiere visualmente a las personas que a los objetos; reconoce a la madre • Asocia comportamientos y personas • Repite acciones por sí mismo • Vocaliza cuando se ve al espejo • Gira la cabeza para buscar objetos que se han caído • Puede hacer una inspección prolongada de objetos del entorno
6-12 meses	• Alcanza, inspecciona y atiende objetos y a otras personas • Comienza a imitar • Responde a su nombre • Juega a las palmaditas • Hace el gesto de adiós con la mano • Elige deliberadamente un juguete • Responde a «no-no» • Resuelve problemas sencillos: tira de la campana para que suene • Mira las imágenes de los libros • Tiene sentido de permanencia del objeto presente • Transfiere objetos de una mano a otra
12 meses	• Imita la colocación de objetos en una caja • Comprende y sigue órdenes sencillas • Etiqueta un objeto • Sigue instrucciones de un solo paso • Señala tres partes del cuerpo (pelo, ojos, nariz) • Identifica imágenes en un libro • Señala partes de un muñeco a petición • Discrimina dos objetos comunes (taza, caja)
2 años	• Participa en canciones infantiles • Agrupa objetos familiares • Responde correctamente a dos o tres órdenes • Muestra y da nombres para el pelo, las manos, los pies, la nariz, los ojos, la boca, los zapatos • Canta frases de canciones • Asocia objetos con su uso • Disfruta con historias sencillas leídas de un libro • Indica el uso de un objeto • Se reconoce en las fotos • Repite dos dígitos • Escucha instrumentos musicales

(continúa)

TABLA 1-16 Desarrollo cognitivo *(continuación)*

Edad	Habilidades
3 años	• Conoce su sexo • Puede señalar la lengua, el cuello, el brazo, la rodilla, el pulgar • Cuenta la acción en imágenes • Conoce el concepto de dos, tres • Arma rompecabezas de varias piezas • Comprende el pasado y el presente • Comprende tres preposiciones: encima, debajo y dentro • Cuenta una historia sencilla • Repite canciones infantiles • Conoce conceptos: grande/pequeño, rápido/lento, arriba/abajo • Sigue instrucciones de dos pasos
4 años	• Sigue instrucciones de tres pasos en el orden correcto • *Puede nombrar los materiales de los que están hechos los objetos* • Dice su edad • Conoce el día y la noche • Distingue semejanzas y diferencias pictóricas • Selecciona el peso más pesado • Puede hacer analogías opuestas • Combina y nombra cuatro colores primarios • Define el uso del lápiz, la cuchara, el auto • Escucha con interés las historias • Sigue instrucciones: encima, debajo, delante, detrás
5 años	• Aprecia el pasado, el presente y el futuro • Puede definir seis palabras • Indica la dirección, los nombres y las edades de los hermanos • Puede juzgar el peso • Conoce los nombres de algunas denominaciones de monedas • Distingue la derecha de la izquierda • Nombra la palma, las cejas, el codo, el pulgar • Conoce algunas letras • Puede contar hasta 20

DESARROLLO DEL HABLA Y EL LENGUAJE (TABLA 1-17)

Habla: sonidos utilizados para transmitir información o ideas.

- Dominios:
  - Articulación
  - Resonancia
  - Voz
  - Fluidez/ritmo

Lenguaje: comprensión de los sonidos producidos o escuchados; proporciona significado al habla (*véase* tabla 1-17).

- Los dominios se desarrollan en una secuencia: Fonología → Semántica → Gramática → Pragmática.

TABLA 1-17 Desarrollo del lenguaje

0-6 meses	6-12 meses	12-24 meses	2 años	3 años	4 años	5 años
El objetivo principal del mecanismo del habla es la respiración	Las respuestas motoras acompañan a las vocalizaciones	Lenguaje receptivo mayor que el expresivo	Rápido aumento del crecimiento lingüístico	Adquiere la sintaxis y la gramática adultas	Cuestiona la actividad de los demás	Uso y comprensión más sofisticados del lenguaje
Responde a la voz de los demás	Vocaliza la atención, la socialización	Inicio de sistema gramatical primitivo	Exige respuesta de los demás	Es versátil en el uso de la lengua	Las niñas superan a los niños en capacidad lingüística a los 4.5 años	Aumento del habla en la interacción social
Balbuceos, arrullos, gorjeos, sonidos de satisfacción	Recreación de sonidos para recordar una situación u objeto placentero	Repetición frecuente de palabras y sílabas	Enunciados de dos palabras: gramática primitiva	Puede controlarse mediante el lenguaje	Imitación del patrón de entonación de los padres	Vocabulario de 2000 palabras
Monosílabos (0-3 meses)	Responde al habla humana sonriendo y vocalizando	Uso de sustantivos, pocos verbos y algunos pronombres adultos	Inflexiones: última parte del segundo año	Risas, suspiros	Voz bien modulada y firme	
Vocaliza placer y disgusto	Distingue los sonidos molestos de los agradables	Vocabulario de 20 a 100 palabras	Vocabulario de 250 palabras	Utiliza un volumen y un tono normales	Estructura de frases más complicada	
Reacciona a los sonidos	Comienza la imitación de las expresiones parentales	Denominación de objetos en los libros		Vocabulario de 900 palabras	El vocabulario sigue aumentando	
Sonríe a la voz de su madre	Palabras sueltas			Uso del lenguaje en el juego imaginativo		
Bisílabos (3-6 meses)	A los 12 meses comprende muchos sustantivos y verbos			Explicaciones centradas en sí mismo		
	Primeras palabras (papá, mamá, bye)					

DESARROLLO DE LA VISIÓN (TABLA 1-18)

TABLA 1-18 Desarrollo de la función y atención visual

	Atención visual	Visión funcional
Del nacimiento a los 2 meses	Sostiene momentáneamente la mirada Reacciona de forma refleja a la luz brillante Es atraído por patrones de alto contraste Mira más los bordes exteriores Tiene preferencia por las caras Utiliza la visión periférica	Los ojos y la cabeza se mueven juntos Ve hasta 20 cm al nacer y 30 cm a las 6 semanas Un ojo puede volverse hacia dentro Es preferible una iluminación tenue
2-3 meses	Empieza a seguir objetos en movimiento Mira la cara del adulto que interactúa Inspecciona sus propias manos Explora el campo visual Observa los patrones interiores y los bordes exteriores Da seguimiento visual hasta la línea media, más allá de la línea media a los ~3 meses Es atraído por objetos brillantes Se desarrolla la visión central	Puede comenzar a «hacer ojitos» Ve de 15 cm a 1 m Tiene convergencia a 6-12 cm
3-6 meses	Mira a su alrededor, incluyendo las manos, el biberón, juguetes y objetos sencillos Da seguimiento más allá de la línea media y puede seguir a alguien por la habitación Puede hacer seguimiento de 180° Seguimiento en toda dirección a los 6 meses Ve objetos más lejanos Los ojos se mueven como unidad; convergen Tiene visión binocular a los 4 meses Puede ajustar el enfoque Ve los colores Se mira al espejo	Los ojos se mueven más; la cabeza se mueve menos Comienza a «hacer ojitos» y a alcanzar cosas Ve de 12 cm a 1.8 m Desarrolla la percepción de la profundidad Puede fijar la vista en un objeto a 1 m de distancia Discrimina personas, expresiones Todavía podría tener cierto estrabismo
6-12 meses	Mueve los ojos a su alrededor; explora el entorno Observa las cosas durante más tiempo Mira juguetes/objetos y personas Busca un juguete que se ha caído Observa el color, la textura, el tamaño y otras características como la forma Le interesan los objetos diminutos	Los ojos se mueven sin mover la cabeza Alcanza con fuerza Puede sostener cosas Se mueve para alcanzar un juguete Ve de 7.5 cm a 6 m Puede localizar una cara que está a 2 a 6 m de distancia Puede ver artículos que están muy cerca
12-18 meses	Mira las fotos Señala cosas Mira de una cosa a otra y viceversa Tiene agudeza completa de 20/20	Utiliza las manos en conjunto con la visión Manipula más objetos Puede acercar objetos a los ojos para mirarlos
2-3 años	Observa las partes móviles de las cosas Empieza a imitar Tiene percepción avanzada de la profundidad	Navega de pie y escala Empieza a correr esquivando obstáculos Utiliza la visión para un juego más avanzado
3-5 años	Tiene mucho interés visual por las cosas nuevas	Puede utilizar los ojos de forma expresiva Puede acercar mucho el libro al mirarlo

JUEGO

Véase la tabla 1-19.

ETAPAS DEL JUEGO

Sin movimiento:

- Movimientos aleatorios sin objetivo.
- Se observa sobre todo en recién nacidos y lactantes.

Juego solitario:

- Juega solo, con diferentes juguetes.
- Desinteresado o inconsciente de lo que hacen los demás a su alrededor.
- Frecuente entre los 2 y 3 años de edad.
- El juego solitario enseña a los niños a entretenerse solos.

Juego de espectadores

- Observa a los demás pero no se une.
- Puede preguntar qué está haciendo el otro.
- Suele aparecer entre los 2.5 y los 3.5 años de edad.

Juego paralelo:

- Los niños juegan codo con codo, a menudo con juguetes parecidos e imitándose unos a otros.
- Frecuente entre los 2.5 y los 3.5 años de edad.
- Importante como etapa transitoria para el desarrollo de la madurez social.

Juego asociativo:

- Empieza a jugar con otros.
- Aunque juega por separado, se interesa por lo que hacen los demás.
- Típico entre los 3 y 4 años de edad.

Juego cooperativo:

- Grupos organizados y trabajo en equipo.
- Se interesa por las personas, los objetos y las actividades.
- Puede haber funciones, bandos y organizarse en torno al cumplimiento de objetivos.
- Frecuente entre los 4 y 6 años de edad.

TABLA 1-19 Desarrollo de habilidades lúdicas	
1-12 meses	Participa en juegos exploratorios o sensitivomotores
	Se centra en el vínculo afectivo con los cuidadores: interacciones de ida y vuelta como cantar y sonreír
	Utiliza movimientos repetitivos para experimentar diferentes sonidos, imágenes, tacto y sensaciones
12-18 meses	Participa en juegos funcionales o relacionales
	Comprende la finalidad de un juguete y puede manejarlo según su función, causa y efecto
	Empieza a jugar con otros («¿dónde estás?» y «palmaditas»)
18-24 meses	Participa en juegos simbólicos
	Utiliza objetos inanimados para realizar acciones
	Participa y disfruta con el juego solitario y la imitación
	Utiliza los movimientos como medio de diversión
	Los niños más grandes componen una secuencia de varias acciones

(continúa)

TABLA 1-19 Desarrollo de habilidades lúdicas *(continuación)*	
2-3 años	Combina acciones dentro de un escenario
	Empieza a jugar con los demás, por turnos
	El juego de simulación se vuelve más abstracto y un objeto puede utilizarse para representar otra cosa
	Las habilidades motoras están mejorando, por lo que puede disfrutar de triciclos y juegos de lanzamiento
3-4 años	Es altamente social e interactivo; se desarrollan amistades
	Participa en diversos juegos y actividades de grupo

DESARROLLO PSICOSOCIAL Y EMOCIONAL

TEMPERAMENTO

Base biológica, homogénea a lo largo del tiempo.

Incluye el nivel de actividad motora del menor, su ritmo diario, su estado de ánimo, su adaptabilidad, su interacción social y su capacidad de respuesta al entorno.

Puede ser una influencia crítica en los comportamientos manifiestos del menor y en sus respuestas a las interacciones interpersonales y a las estrategias de intervención.

APEGO

El apego entre padres e hijos es fundamental para tener relaciones interpersonales sanas.

El estado de apego del menor influye en su forma de relacionarse con el entorno.

La mayor parte de la información disponible sobre el apego materno-infantil coincide en que:

- Los lactantes con un apego seguro utilizan la posición de la madre como la base desde la cual exploran con entusiasmo y aprenden.
- Los lactantes ansiosos-evitativos exploran el entorno con un contacto con la madre mínimo o ausente.
- Los lactantes ansiosos-resistentes son pasivos y muestran gran reticencia a separarse de la madre; alta correlación con bajo peso al nacer, bajas puntuaciones de Apgar, inmadurez motora y problemas de autorregulación.

MOTIVACIÓN

El menor busca activamente estímulos; está motivado a explorar y a dominar su entorno.

Esta motivación es la base del comportamiento orientado a objetivos.

El menor se nutre de las respuestas a los primeros intentos de su interacción con el entorno.

Aprende que los resultados dependen de su iniciativa.

La falta de motivación puede deberse a que el menor percibe que su influencia en los resultados ambientales es limitada.

PERSPECTIVAS DEL DESARROLLO PSICOSOCIAL Y EMOCIONAL

Jean Piaget: el desarrollo cognitivo (tabla 1-20).

- Hay observaciones registradas sistemáticamente del comportamiento cognitivo de los niños que se han confirmado en sociedades de todo el mundo.
- Piaget organizó el desarrollo cognitivo en una secuencia de estadios ordinales: desde la necesidad de un lactante de interactuar directamente con el entorno (estadio sensitivomotor) hasta la capacidad del individuo para manipular conceptos abstractos en ausencia de experiencias directas (estadio operacional formal).
- La premisa básica es que las representaciones mentales del mundo de los niños se vuelven más sofisticadas en proporción a su radio de experiencia cada vez más amplio.

Anna Freud: el desarrollo del menor en el contexto familiar.

- Énfasis en la influencia de la dinámica familiar en el desarrollo del menor y la necesidad crítica de verlo en el contexto de la familia.

TABLA 1-20 Etapas del desarrollo según Jean Piaget

Etapa	Característica
Etapa sensitivomotora (del nacimiento a los 2 años)	
Etapa refleja	Comportamientos primitivos para mantener la vida
Organización de percepciones y hábitos	Aprendizaje infantil de que las acciones afectan el entorno (consciencia de contingencia)
• Reacciones circulares primarias (desde el nacimiento hasta los 8 meses)	Influencia de una acción sobre otra acción limitada al cuerpo del lactante
• Reacciones circulares secundarias (8-10 meses)	La acción del lactante sobre el entorno genera un circuito repetitivo El lactante modifica su comportamiento para probar y cambiar las respuestas del entorno
• Reacciones circulares terciarias (a partir de los 11 meses)	El lactante enlaza comportamientos aislados que eran reacciones circulares secundarias en una cadena Varía continuamente los comportamientos para probar el entorno
Inteligencia sensitivomotora o práctica	El lactante utiliza la experiencia directa, principalmente la manipulación, para conocer el mundo Incorpora objetos del entorno a los esquemas de acción
Preparación y organización de operaciones concretas (2-11 años)	
Etapa preoperacional (2-7 años)	Representación mental vinculada al lenguaje Se centra en las propiedades perceptivas y espaciales de los objetos Egocéntrica
Fase operacional concreta (7-11 años)	Comprende la permanencia de la materia mediante transformaciones: conservación del volumen, número, peso, cantidad continua Pide objetos Correspondencia 1:1 Conserva la equivalencia con cambios en la disposición física
Etapa operativa formal (12+ años)	
Operaciones formales (de los 12 años a la edad adulta)	Generaliza operaciones a situaciones nuevas sin experiencia directa Utiliza el método de ensayo y error para generar y comprobar hipótesis Pensamiento flexible y abstracto sin relación con la experiencia directa Capacidad para imaginar muchas posibilidades inherentes a una situación

Erik Erikson: el desarrollo del lactante en el contexto de la sociedad.

- Extendió el énfasis de Anna Freud en cuanto a la interacción familiar al desarrollo humano en el contexto de las influencias culturales sobre el individuo.
- Desarrolló una secuencia ordinal del crecimiento psicosocial basada en la progresión a través de coyunturas críticas específicas, cuyos resultados influyeron en las respuestas conductuales posteriores.
- Concepto aplicado de desarrollo epigenético: la personalidad del individuo se forma a medida que el yo progresa a través de las etapas del desarrollo.

CRECIMIENTO FÍSICO

El crecimiento depende de la interacción de factores nutritivos, genéticos, hormonales, mecánicos y ambientales.

En Internet se pueden consultar tablas que reflejan el tamaño de un niño en relación con las normas de parámetros de crecimiento como la estatura, el peso, la proporción, el perímetro cefálico y el progreso de la osificación (edad ósea).

También hay tablas de crecimiento disponibles para niños prematuros y niños con síndrome de Down.

CRECIMIENTO FETAL

El espacio insuficiente debido a la presencia de fetos múltiples o anomalías uterinas puede crear deformaciones articulares, especialmente pie equinovaro y luxación de cadera.

El déficit de crecimiento debido a la restricción al final de la gestación suele compensarse con un crecimiento de recuperación tras el nacimiento.

El retraso del crecimiento intrauterino puede deberse a la desnutrición materna, alguna enfermedad, la insuficiencia placentaria o la exposición a agentes tóxicos como el alcohol, los metales pesados o los fármacos.

Los lactantes de madres con diabetes gestacional o insulinodependiente suelen ser grandes para la edad gestacional.

El tamaño neonatal no suele verse afectado por el hipotiroidismo o la insuficiencia de la hormona del crecimiento, pero la hormona tiroidea es esencial para la maduración del esqueleto fetal.

PESO AL NACER (TABLA 1-21)

El peso promedio al nacer es de 3100 g y el rango está entre 2500 g y 4100 g.

Adecuado/promedio para la edad gestacional: peso al nacer entre los percentiles 10 y 90 para la edad gestacional del lactante.

Grande para la edad gestacional: peso al nacer > percentil 90 para la edad gestacional.

Pequeño para la edad gestacional: peso al nacer < percentil 10 para la edad gestacional.

TABLA 1-21 Categorías de peso al nacer	
Bajo peso al nacer	< 2500 g
Muy bajo peso al nacer	1000-1500 g
Peso extremadamente bajo al nacer	800-1000 g
Microprematuro	< 800 g

TALLA

La nutrición es un factor fundamental:

- La desnutrición antes de los 4 años reduce la estatura final y este resultado no suele ser reversible.
- El déficit de crecimiento por desnutrición después de los 4 años de edad puede compensarse mediante un crecimiento de recuperación antes de alcanzar la madurez ósea.
- El lactante muy prematuro puede alcanzar una estatura promedio o superior al promedio.
- Múltiples factores y situaciones pueden interferir en la capacidad del individuo para alcanzar la estatura adulta promedio.

2

TRASTORNOS PEDIÁTRICOS

El espectro de trastornos pediátricos a los que se enfrentan los fisioterapeutas y profesionales afines es bastante amplio. Diagnosticar a un paciente pediátrico puede abarcar varios sistemas corporales. La mayoría de los trastornos se diagnostican al principio de la vida del paciente y afectan su desarrollo. Otras alteraciones, como las dificultades de aprendizaje (DA), no se manifiestan hasta mediados de la infancia. Este capítulo se centra en la incidencia, la etiología y las características esenciales de los trastornos atendidos por los fisioterapeutas pediátricos. La intervención se analiza en el capítulo 4. En el presente capítulo, los trastornos se clasifican según su etiología, si se conoce. Por ejemplo, si se sabe que una discapacidad o trastorno se debe a una anomalía cromosómica específica, se encontrará en el apartado sobre trastornos genéticos. Si una enfermedad tiene múltiples causas conocidas, como la parálisis cerebral (PC), se clasificará en uno solo de los seis grupos principales: musculoesquelético, neurológico, cardiovascular y pulmonar, tegumentario y heridas, discapacidades del desarrollo o cáncer. La categoría de discapacidades del desarrollo incluirá, entre otras, la discapacidad intelectual, el trastorno del espectro autista y las discapacidades del aprendizaje.

Alteraciones del proceso típico de desarrollo

Esta sección contiene información sobre los trastornos que afectan el proceso de desarrollo. Los trastornos genéticos, la prematuridad, las infecciones y otras causas alteran el proceso típico de desarrollo prenatal, neonatal o de los primeros años de vida. Existe la probabilidad de que el paciente sufra un retraso del desarrollo, un trastorno, una deficiencia, una limitación funcional o una discapacidad. No obstante, en muchos casos no se producen efectos a largo plazo sobre el desarrollo.

TRASTORNOS GENÉTICOS

Las malformaciones congénitas son una de las principales causas de muerte en los lactantes y preescolares, ya que son responsables de más del 20% de todas las muertes infantiles y del 30% al 50% de todos los ingresos hospitalarios pediátricos.

Aproximadamente el 3% de los niños nacen con defectos de nacimiento.

TRASTORNOS MONOGÉNICOS

Pueden deberse a una herencia dominante, recesiva o ligada al cromosoma X, o a una mutación espontánea.

Ocurren en menos del 5% de la población.

La incidencia varía según los grupos étnicos.

Causados por un error en una sola unidad de información genética.

Acondroplasia (enanismo acondroplásico)

Tipo más frecuente de enanismo de extremidades cortas.

Ocurre en 1 de cada 15 000 a 40 000 recién nacidos.

La mutación en el gen *FGFR3* hace que la proteína del mismo nombre se vuelva hiperactiva e interfiera en el desarrollo del esqueleto y el crecimiento óseo.

Las características pueden incluir el acortamiento bilateral del húmero y el fémur, la disminución de la amplitud de movimiento (AdM) del codo y la macrocefalia asociada a la hidrocefalia al nacer.

La inteligencia suele ser promedio.

Los problemas de salud relacionados pueden incluir apnea, obesidad, lordosis, rodilla vara (*genu varo*), cifosis y estenosis del conducto espinal.

Fibrosis quística

Ocurre en 1 de cada 3000 nacimientos (mayoría caucásica); se han identificado más de 1800 mutaciones.

En los Estados Unidos, a los recién nacidos se les hacen pruebas rutinarias.

Trastorno progresivo de las glándulas exocrinas que implica secreciones espesas y excesivas principalmente en los pulmones y el páncreas o sistema digestivo, lo que provoca problemas respiratorios e infecciones pulmonares. Esta enfermedad compromete el estado nutricional y el crecimiento debido a la insuficiencia pancreática.

Puede haber acropaquia.

Desplazamiento costal limitado, uso de músculos accesorios de la respiración, deformidad torácica en tonel.

Osteoporosis, estreñimiento, diabetes, tos crónica, dificultad respiratoria, intolerancia al ejercicio, piel salada, dificultad respiratoria e hipotensión.

La infertilidad masculina es frecuente debido a la ausencia bilateral de los conductos deferentes.

La esperanza de vida es de más de 40 años y continúa en aumento a medida que se dispone de nuevos fármacos y tratamientos.

Leucodistrofia

Grupo de trastornos caracterizados por la degeneración de la sustancia blanca del cerebro.

La enfermedad de Krabbe, la enfermedad de Canavan y la adrenoleucodistrofia ligada al cromosoma X son algunas de las formas más frecuentes.

A menudo, se presenta en más de un paciente en una familia.

Las características incluyen debilidad, disminución de la función motora, espasticidad o rigidez muscular, ataxia, degeneración de la visión y la audición, discapacidad intelectual y epilepsia.

La muerte generalmente ocurre a los 10 años después de la aparición. Si se manifiesta en la primera infancia, la esperanza de vida es menor de 10 años.

Osteogénesis imperfecta (enfermedad de los huesos frágiles)

Actualmente existen 11 tipos de osteogénesis imperfecta (tabla 2-1).

Error en el desarrollo del colágeno asociado a fracturas múltiples:

- Los huesos largos de las piernas son los focos de fractura más frecuentes.
- Las fracturas se producen a lo largo de la vida con una frecuencia decreciente en los adultos jóvenes. La frecuencia puede aumentar más adelante en la vida.
- Las fracturas disminuyen tras la adolescencia, aunque esto puede verse afectado negativamente por el embarazo, la lactancia o los períodos de inactividad.
- A menudo se diagnostica clínicamente, pero existen pruebas de laboratorio basadas en el ADN que identifican algunos tipos de osteogénesis imperfecta.

Los problemas relacionados incluyen baja estatura, piel frágil, debilidad muscular, pérdida de audición, dentinogénesis imperfecta, escoliosis y articulaciones hiperlaxas.

TABLA 2-1 Tipos de osteogénesis imperfecta

Tipo I	Tipo II	Tipo III	Tipo IV	Tipo V	Tipo VI
• Más frecuente • Los huesos se fracturan con facilidad, sobre todo antes de la pubertad • Estatura casi normal o ligeramente inferior • Escleróticas azules • Problemas dentales • No deformante • Pérdida de la audición a partir de los 20-30 años • Tendencia a afectar curvaturas de la columna vertebral • Deambulación independiente	• Recién nacidos gravemente afectados; a menudo es mortal • Baja estatura con tórax pequeño y pulmones subdesarrollados • Sin capacidad de deambulación • Dificultad respiratoria y de deglución	• Fragilidad ósea variable; a menudo grave • Deformidades óseas progresivas • Estatura muy baja • Pérdida auditiva • Sin capacidad de deambulación • Fracturas costales • Escoliosis progresiva • Escleróticas azules al nacer	• Fragilidad ósea • Baja estatura • Posible pérdida de audición • Deambulación con dispositivos de ayuda • La mayoría de las fracturas se producen antes de la pubertad	• Fragilidad ósea moderada • Baja estatura • Deambulación • Calcificación de las membranas interóseas • Similar al tipo IV	• Muy baja estatura • Fracturas de nacimiento frecuentes • Pérdida auditiva grave temprana • Articulaciones laxas y escaso desarrollo muscular en brazos y piernas • Tórax en tonel • Deambulación con dispositivo de ayuda

Tipo VII	Tipo VIII	Tipo IX	Tipo X	Tipo XI	
• Los huesos se fracturan con facilidad antes de la pubertad • Escleróticas normales • Afecta curvaturas de la columna vertebral • Articulaciones laxas • Los casos leves tienen capacidad de deambulación	• Arqueamiento de las extremidades • Estatura muy baja • Similar a las formas mortales (tipos II y III)	• Displasia ósea grave • Arqueamiento intenso • Muy baja estatura • Sin capacidad de deambulación • Similar a las formas mortales (tipos II y III)	• Fracturas • Estatura muy baja • Escleróticas azules • Sin capacidad de deambulación • Puede ser mortal	• Fracturas de huesos largos • Laxitud ligamentosa • Brazos y piernas cortos y arqueados • Deformidades progresivas graves	

Drepanocitosis

Alrededor de 1 de cada 365 nacimientos de personas afrodescendientes en los Estados Unidos padece drepanocitosis; sin embargo, 1 de cada 13 tiene el rasgo falciforme.

En dicho país, los recién nacidos pasan por pruebas rutinarias para determinar si son portadores o tienen la enfermedad.

Trastorno sanguíneo en el que los eritrocitos adquieren forma de hoz y, por lo tanto, tienen dificultades para desplazarse por el sistema circulatorio, lo que provoca obstrucciones que reducen la oxigenación en extremidades y órganos.

Complicaciones múltiples

- Dolor agudo (repentino, ocasionado por determinados desencadenantes ambientales o internos) o crónico (puede ser intenso; debido a la falta de oxigenación de las partes del cuerpo)
- Síndrome mano-pie (dolor, hinchazón, sensaciones incómodas en manos o pies)
- Accidentes cerebrovasculares (sintomáticos o silenciosos; posible afectación del aprendizaje y otras funciones cognitivas)
- Anemia
- Crisis esplénica (el bazo puede estar afectado, lo que dificulta el combate de las infecciones y causa anemia y dolor)
- Infecciones (debido a una función insuficiente del bazo)
- Síndrome torácico agudo (daño pulmonar y deterioro de la función debido al compromiso del suministro de oxígeno)
- Desprendimiento de retina u otros problemas oculares (debidos al compromiso de los vasos sanguíneos oculares)
- Priapismo (erecciones dolorosas, prolongadas y no deseadas en los varones)
- Hipertensión pulmonar con disnea y fatiga
- Función renal, problemas de micción, deshidratación
- Necrosis avascular de cadera u otras articulaciones
- Trombosis venosa profunda, embolia pulmonar, úlceras en las piernas
- Cálculos biliares, daño orgánico
- Retraso del crecimiento y de la pubertad
- Mayor riesgo de carcinoma medular renal

La esperanza de vida es de 40 a 60 años. El trasplante de médula ósea o de células madre de un donante genéticamente compatible puede curar la enfermedad. Entre los medicamentos que se suelen recetar se encuentran antibióticos, analgésicos e hidroxiurea.

Atrofia muscular espinal

Degeneración progresiva de las células del asta anterior y parálisis flácida.

Principal causa genética de muerte en lactantes y preescolares.

Ocurre en entre 1 de cada 6000 y 1 de cada 10 000 nacimientos anuales.

Causada por la ausencia o defecto en la motoneurona de supervivencia; el gen de la proteína SMN1 es esencial para la correcta función nerviosa y muscular.

Diagnóstico: análisis de sangre para detectar la deleción del gen *SMN1*. Si existen síntomas sin evidencia de deleción genética, se puede hacer una biopsia muscular o un electromiograma.

La inteligencia, el desarrollo social, la sensibilidad y la función de los esfínteres no se ven afectados.

Los músculos proximales son los más afectados; hay cuatro tipos (tabla 2-2).

TABLA 2-2 Tipos de atrofia muscular espinal (AME)

AME I (enfermedad de Werdnig-Hoffman)	AME II (enfermedad crónica de Werdnig-Hoffman)	AME III (enfermedad de Kugelberg-Welander)	AME IV (tipo Finkel)
Disminución de los movimientos fetales en el tercer trimestre	Patrones de debilidad similares a los de AME I, pero con progresión más lenta y mejor pronóstico	Debilidad leve y progresiva de los músculos proximales	Comienza en la edad adulta con capacidad para caminar en la adultez
Hipotonía			
La debilidad proximal y simétrica suele identificarse en primer lugar, seguida de dificultades respiratorias y de alimentación	Puede ser evidente después de los 3-6 meses de edad a medida que se presenta el retraso en los hitos motores; a menudo el menor es capaz de sentarse, pero nunca de ponerse de pie	Puede manifestarse entre los 2 y 17 años de edad	
Compromiso de hitos motores		El diagnóstico diferencial es necesario para descartar una distrofia muscular	
La supervivencia más allá de los 3 años es inusual			

TABLA 2-3 Tipos de enfermedad de Tay-Sachs		
Infantil	**Juvenil**	**Inicio tardío**

• Se da con mayor frecuencia en niños de ascendencia judía askenazí, de Europa oriental, amish de la Antigua Orden, cajunes de Luisiana, algunos irlandeses, algunos francocanadienses
 	
• Se caracteriza por un desarrollo típico al nacer: a los 6 meses de edad las habilidades de desarrollo se deterioran; la muerte suele ocurrir en la primera infancia (~4 años de edad)
 	
• Las características específicas pueden incluir:
  • Problemas de visión y audición
  • Aumento del reflejo de sobresalto
  • Convulsiones
  • Dificultad para deglutir
  • Macrocefalia
  • Mancha rojo cereza en la mácula
  • Regresión de las habilidades motoras ~6 meses
  • Tono bajo, debilidad
  • Ataxia, espasticidad
	• Los síntomas suelen aparecer entre los 2 y 5 años; muerte a los 15 años
	
	• Las características específicas pueden incluir:
	  • Calambres
	  • Problemas de deglución
	  • Habla arrastrada
	  • Torpeza
	  • Músculos débiles; puede tener problemas para subir escaleras
		• Los síntomas suelen aparecer en la adolescencia o al principio de la edad adulta
		
		• Las características específicas pueden incluir:
		  • Calambres en las piernas, a menudo por la noche
		  • Habla arrastrada
		  • Dificultades para tragar
		  • Problemas de equilibrio/caídas
		  • Alteraciones de la coordinación o la marcha
		  • Temblores
		  • Distonía
		  • Debilidad; puede tener problemas para levantarse de una silla

Enfermedad de Tay-Sachs (tabla 2-3)

Se informa en 1 de cada 320 000 nacimientos en los Estados Unidos.

Trastorno neurológico progresivo causado por una deficiencia de la enzima hexosaminidasa A (Hex-A) que provoca la destrucción de las células nerviosas centrales al dejar que se acumulen lípidos.

El trastorno de Sandoff, que afecta el almacenamiento de lípidos, tiene características clínicas y una trayectoria similares.

Trastornos ligados al cromosoma X

Se transmiten por el cromosoma X y pueden ser dominantes o recesivos.

Los varones son los principales afectados. Las mujeres son mínimamente afectadas o portadoras no afectadas.

Los hombres nacidos de una madre portadora tienen un 50% de probabilidades de heredar el trastorno ligado al cromosoma X; las hijas tienen un 50% de probabilidades de ser portadoras.

La hija afectada heredó un gen mutante de ambos padres, por lo que su cromosoma X no afectado está inactivado.

Síndrome de Aicardi

Principalmente en niñas y en algunos varones con síndrome de Klinefelter.

Asociado a la ausencia o disgenesia del cuerpo calloso, anomalías congénitas del ojo y convulsiones en lactantes.

Posible retraso del desarrollo, discapacidad intelectual de leve a grave, anomalías vertebrales y costales como la escoliosis, malformaciones de las manos, además de reflujo y microcefalia.

Síndrome del cromosoma X frágil

Es la segunda causa conocida más común de discapacidad intelectual en los hombres, aunque también afecta a mujeres.

La mayor edad paterna está asociada al estado de portador en las mujeres.

Las características pueden incluir aumento del perímetro cefálico, frente prominente, hipotonía generalizada, tortícolis, escoliosis, discapacidad intelectual y retraso motor.

Hemofilia

Deterioro de la capacidad de coagulación de la sangre que provoca hemorragias en las articulaciones.

Articulaciones de bisagra más afectadas: rodilla, codo y tobillo.

Dolor, disminución de la AdM articular, disminución de la fuerza muscular.

Dos tipos que indican la deficiencia de factor sanguíneo:

- Hemofilia A: deficiencia del factor VIII.
- Hemofilia B: deficiencia del factor IX.

Síndrome de Lesch-Nyhan

Trastorno recesivo ligado al cromosoma X con producción excesiva de ácido úrico y efectos deletéreos sobre el cerebro y el hígado.

Inicio de la espasticidad a los 6 u 8 meses de edad; coreoatetosis posterior, deficiencia de crecimiento y discapacidad intelectual.

Los marcadores metabólicos de este trastorno se detectan mediante amniocentesis.

Se distingue por la tendencia de los niños a automutilarse: puede comenzar con morderse los labios al primer o segundo año de edad y progresar a otras partes del cuerpo como los dedos.

Síndrome de Rett (tabla 2-4)

Trastorno autosómico dominante ligado al cromosoma X.

Mutación en el gen *MECP2* que afecta solo a las mujeres.

Pérdida gradual de las capacidades cognitivas, comunicativas y motoras; desaceleración del crecimiento de la cabeza. La aparición de hipotonía y de ataxia aparece después de los 6 meses de edad.

Ocurre en cuatro etapas:

- Etapa 1 o de aparición temprana: comienza entre los 6 y 18 meses de edad, con menor contacto visual, menor interés por los juguetes y retraso en la motricidad gruesa. Esta etapa puede durar desde unos meses hasta más de 1 año.
- Etapa 2 o destructiva rápida: comienza entre los 1 y 4 años y puede durar de semanas a meses. El menor pierde la destreza manual y el lenguaje. Aparecen repetidamente movimientos de las manos como retorcerse, lavarse, aplaudir, dar golpecitos y llevarse las manos a la boca. También se observan movimientos aleatorios de tocar, sujetar y soltar. El menor puede parecer autista. El crecimiento de la cabeza suele ser más lento.
- Etapa 3 o de meseta: comienza entre los 2 y 10 años y puede durar años. Son frecuentes la apraxia, los problemas motores y las convulsiones. El menor puede mostrar más interés por lo que le rodea, con un mayor estado de alerta y atención, así como de comunicación.
- Etapa 4 o de deterioro motor tardío: son frecuentes la movilidad reducida, la escoliosis, la debilidad muscular, la rigidez y la espasticidad. Si el menor era capaz de caminar, a menudo pierde esta capacidad.

TABLA 2-4 Criterios para el diagnóstico del síndrome de Rett

Criterios principales	Criterios de exclusión para el síndrome de Rett típico	Criterios de apoyo para el síndrome de Rett atípico
• Pérdida parcial o completa de la destreza manual adquirida	• Lesión cerebral secundaria a traumatismo (peri- o posnatal)	• Alteraciones respiratorias al despertar
• Pérdida parcial o total del lenguaje adquirido	• Enfermedad neurometabólica	• Bruxismo durante la vigilia
• Marcha atípica, dispraxia o incapacidad para caminar	• Infección grave que causa problemas neurológicos	• Patrón de sueño alterado
• Movimientos estereotipados de las manos (retorcer, apretar, aplaudir, dar golpecitos, llevarlas a la boca, lavar, frotar)	• Desarrollo psicomotor significativamente anómalo en los primeros 6 meses de vida	• Tono muscular anómalo
		• Alteraciones vasomotoras periféricas
		• Escoliosis o cifosis
		• Retraso del crecimiento
		• Manos y pies pequeños y fríos
		• Risas o gritos inapropiados
		• Disminución de la respuesta al dolor
		• Comunicación visual intensa (señalamiento ocular)

Distrofias musculares ligadas al cromosoma X (tabla 2-5)

Enfermedad progresiva que implica la pérdida de masa muscular esquelética y debilidad provocadas por la ausencia de la proteína necesaria para mantener la integridad muscular.

TABLA 2-5 Distrofias musculares

Tipo	Características
Neuromuscular	
Recesiva ligada al cromosoma X	
Duchenne	Forma más frecuente
	Afecta principalmente a los niños
	Inicio a los 2-6 años
	Debilidad y atrofia de la musculatura proximal
	Pantorrillas agrandadas debido a la sustitución del músculo por células grasas
	Progresión lenta que acaba afectando a todos los músculos voluntarios
	Pérdida de la capacidad de marcha, por lo general a los 12 años de edad
	La supervivencia rara vez supera los 20 años
	La maniobra de Gowers suele ser un signo temprano
Becker	Inicio en la adolescencia o en la edad adulta
	Debilidad muscular proximal a distal y atrofia muscular
	Asociada a problemas cardíacos
	Supervivencia hasta la edad adulta media o tardía
Emery-Dreifuss	Desde la infancia hasta la adolescencia temprana
	Debilidad y atrofia de los músculos de los hombros, los brazos y la barbilla
	Asociada a deformidades articulares
	Complicaciones cardiacas
	Progresión lenta
Cintura pélvica	Debilidad y atrofia muscular que afecta primero a los hombros y a la cintura pélvica; progresión lenta de la debilidad generalizada
	Asociada a problemas cardíacos en fases avanzadas
Autosómica dominante	
Facioescapulohumeral (Landouzy-Dejerine)	Comienzo en la infancia tardía hasta la edad adulta temprana
	Debilidad muscular facial
	Debilidad y atrofia de hombros, brazos, tórax
	Progresión lenta con períodos de deterioro rápido que duran décadas
Distrofia miotónica (Steinert)	Desde la infancia hasta la mediana edad
	Debilidad y atrofia muscular que afecta inicialmente la cara, el cuello, las manos y los pies
	Relajación retardada de los músculos tras la contracción
	Progresión lenta que suele durar 50-60 años
Congénita (Fukuyama)	Inicio al nacer; progresión lenta
	Debilidad muscular general
	Deformidades articulares frecuentes
	Hipotonía
	Déficits cognitivos

(continúa)

TABLA 2-5 Distrofias musculares (continuación)	
Tipo	**Características**
Enfermedades de los nervios periféricos (pueden ser recesivas, dominantes o ligadas al cromosoma X)	
Charcot-Marie-Tooth (neuropatía motora y sensitiva hereditaria, atrofia muscular peronea)	Debilidad y atrofia de los músculos de las manos y de la parte inferior de la pierna
	Deformidades del pie
	Pérdida de sensibilidad en los pies
	Progresión lenta pero variable
Enfermedad de Dejerine-Sottas	Inicio en la infancia
	Similar a Charcot-Marie-Tooth pero más grave
Ataxia de Friedreich	Inicio en la infancia
	Falta de coordinación
	Debilidad y atrofia muscular
	Asociada a diabetes y enfermedades cardíacas
	La gravedad y la progresión varían
Miopatías (pueden ser recesivas, dominantes o ligadas al cromosoma X)	
Miotonía congénita	Desde la infancia hasta la niñez
	Rigidez muscular
	Causa molestias, pero no pone en peligro la vida
Enfermedad del núcleo central	Desde la primera infancia hasta la niñez
	Retraso en el desarrollo motor
	Luxación de la cadera al nacer
	Gravedad y progresión variables
Miopatía miotobular	Inicio en la infancia
	Párpados superiores caídos
	Debilidad facial
	Crisis de ausencia
	Debilidad
	Progresión lenta
Miopatía nemalínica	Inicio en la primera infancia
	Retraso en el desarrollo motor
	Debilidad de los músculos de la cara y la garganta
	La gravedad y la progresión varían

TRASTORNOS CROMOSÓMICOS

Ocurren en aproximadamente el 0.7% de todos los recién nacidos.

Representan alrededor del 50% de todos los abortos espontáneos del primer trimestre.

Representan alrededor del 10% al 15% de las personas con discapacidad intelectual grave y malformaciones congénitas.

La mayoría se caracterizan por discapacidad intelectual, rasgos físicos singulares, anomalías congénitas.

Trastornos en los cromosomas sexuales caracterizados por DA y talla baja o alta.

Bajo riesgo de recurrencia en otros miembros de la familia.

Anomalías numéricas

Síndrome de Down (trisomía 21)

Alteración cromosómica más frecuente asociada a la discapacidad intelectual.

El aumento de la edad paterna y materna se considera un factor coadyuvante.

La trisomía 21 se asocia al 90% o 95% de los casos de síndrome de Down; el resto se debe a translocación o mosaicismo.

Forma leve asociada a un mosaicismo en el que algunas células presentan trisomía 21 y otras tienen un complemento cromosómico normal.

Hipotonía, hiperflexibilidad, exceso de piel en la nuca, perfil facial plano, fisuras palpebrales inclinadas hacia arriba, hipoplasia pélvica con ángulo acetabular poco profundo, pliegue medio palmar único.

Anomalías cardíacas en el 40%: los defectos del tabique ventricular/conducto auriculoventricular son los más frecuentes.

Defectos auditivos y visuales frecuentes.

Los problemas ortopédicos incluyen subluxación o luxación atlantoaxial en un 12% a 20%, pie plano, metatarso varo, escoliosis, subluxación o luxación rotuliana y de cadera.

Retraso en la motricidad gruesa.

Síndrome de Edwards (trisomía 18)

Segunda trisomía autosómica más frecuente después de la trisomía 21.

Discapacidad intelectual grave.

El 90% de los lactantes presentan anomalías cardiovasculares, esqueléticas, urogenitales y gastrointestinales significativas y no sobreviven más allá del primer año de edad.

Fluctuaciones entre hipotonía e hipertonía con el aumento de la edad.

Polidactilia, contracturas en flexión de los dedos y pies en mecedora.

Síndrome de Klinefelter (47 XXY)

Causa más frecuente de infertilidad en los varones adultos.

Hipogonadismo, extremidades largas, talla pequeña, retraso o ausencia de pubertad, ginecomastia.

Obesidad problemática en adultos que no han recibido terapia de reemplazo de testosterona antes de la adolescencia.

Síndrome de Marfan

Las características pueden incluir escoliosis, aumento de estatura debido a extremidades largas, irregularidades de la pared torácica, problemas oculares, malformaciones cardíacas.

Síndrome de Sotos

Las características pueden incluir protuberancia frontal, mandíbula estrecha, cara alargada y cabeza puntiaguda, gran tamaño al nacer y a lo largo de la vida; también retrasos en el desarrollo que incluyen discapacidad intelectual de gravedad diversa, escoliosis, convulsiones, estrabismo, pérdida de audición, defectos cardíacos y anomalías renales.

Síndrome de Turner (45 XO)

Se presenta solo en mujeres.

Las características pueden incluir linfedema congénito transitorio, talla evidentemente baja al nacer, presencia de pliegues en la parte lateral del cuello, gónadas subdesarrolladas, discapacidad auditiva, DA y anomalías trabeculares óseas.

Trisomía 13 (síndrome de trisomía D_1)

Esperanza de vida limitada; menos del 5% de los pacientes sobreviven más de 3 años.

Son frecuentes las anomalías graves del sistema nervioso central (SNC), como la holoprosencefalia asociada a anoftalmia o microftalmia, labio leporino y paladar hendido.

Polidactilia, contracturas en flexión de los dedos y pies en mecedora.

Tetrasomía (48 XXYY, 48 XXXY) y pentasomía (49 XXXYY, 49 XXXXX)

Disminución de la talla, hipogenitalismo, discapacidad intelectual de moderada a grave, hipotonía.

Los pacientes pediátricos suelen presentar características del síndrome de Down.

Se requieren pruebas genéticas para el diagnóstico diferencial.

Síndrome 47 XYY

Posible talla alta, debilidad de la cintura escapular, falta de coordinación, especialmente motora fina, acné intenso, DA e impulsividad.

Síndrome 47 XXXY, 47 XXXXY

Discapacidad intelectual grave.

Múltiples anomalías congénitas: microcefalia, hipertelorismo, estrabismo, paladar hendido.

Anomalías óseas: rodilla valga, pie plano, estenosis radiocubital, vértebras cervicales malformadas.

Anomalías cromosómicas estructurales

Mosaicismo

Suele ser el resultado de un error de no disyunción durante la mitosis celular.

A medida que las células del cigoto aumentan en número hasta convertirse en embrión, algunas de estas células llevan el complemento cromosómico típico y otras tienen un genotipo atípico.

Aparece tanto en los cromosomas sexuales como en los autosómicos.

Los niños con mosaicismo asociado a una enfermedad genética específica presentan manifestaciones físicas y cognitivas menos graves que los que no presentan mosaicismo.

Translocación

Rotura y transferencia de material cromosómico a pares cromosómicos intactos no relacionados.

Ocurre en el 3% o 4% de los niños con síndrome de Down; el cromosoma 21 adicional está unido a un cromosoma intacto distinto del 21.

Es la base de otros síndromes trisómicos muy raros como la trisomía 9 en mosaico.

La translocación no siempre se asocia a un desarrollo anómalo; el portador de translocación equilibrada con translocación entre los cromosomas 14 y 21 puede ser fenotípicamente normal sin manifestación externa de la translocación.

Deleción cromosómica (tabla 2-6)

Por lo general es inducida por una rotura cromosómica, como en una translocación, pero la parte rota se pierde en lugar de volver a unirse.

Las roturas cromosómicas que producen translocaciones y deleciones pueden deberse a influencias ambientales, como fármacos, radiaciones, virus o teratógenos químicos, y no a la herencia.

TABLA 2-6 Trastornos frecuentes de deleción cromosómica

Síndrome del maullido de gato	Síndrome de Prader-Willi	Síndrome de Angelman
Resultado de una deleción terminal del brazo corto del cromosoma 5	En la mayoría de los casos, el origen de la deleción es paterno	El origen de la deleción es materno
El desarrollo laríngeo anómalo provoca un llanto débil y agudo característico	Discapacidad intelectual, hipotonía, baja estatura e hiperfagia que pueden provocar obesidad grave y en algunos casos diabetes de tipo II	Se asocia a discapacidad intelectual grave, microcefalia, convulsiones, ataxia y risa frecuente
Discapacidad intelectual, microcefalia, hipotonía, hipertelorismo, escoliosis		
Anomalías cardíacas congénitas en el 30% de los lactantes		

TRASTORNOS MULTIFACTORIALES

Son responsables de la mayoría de las alteraciones a la salud, enfermedades crónicas y trastornos de aparición en la edad adulta.

Las pequeñas variaciones en la información genética en combinación con factores ambientales, estrés, toxinas, alérgenos y dieta pueden producir anomalías.

Los agentes ambientales, como la radiación, los metales pesados y los teratógenos infecciosos o químicos, contribuyen a las anomalías cromosómicas, especialmente la deleción y la translocación, y aumentan la tasa de mutaciones genéticas.

La herencia multifactorial se produce cuando los factores genéticos y ambientales actúan de forma sinérgica para producir anomalías.

Los factores ambientales que actúan independientemente son responsables de entre 7% y el 10% de las malformaciones congénitas.

Diferenciar los trastornos hereditarios de aquellos derivados de un agente ambiental es fundamental para el asesoramiento familiar y la prevención de los defectos congénitos.

TRASTORNOS MITOCONDRIALES

Relacionados con la alteración en los orgánulos celulares ovalados que se encuentran en el citoplasma.

Los genes afectados están estructuralmente alterados y dan lugar a una producción defectuosa de energía.

También pueden dar lugar a trastornos graves con aparición en la edad adulta.

Miopatía mitocondrial

Desde la primera infancia hasta la edad adulta.

Debilidad muscular generalizada, músculos del cuello flácidos, convulsiones, sordera, pérdida del equilibrio y de la visión, discapacidad intelectual, progresión y gravedad variables.

PREMATURIDAD

Bebé nacido antes de las 37 semanas de gestación.

Bajo peso al nacer, peso inferior a 2500 g (*véase* tabla 1-21).

Representan aproximadamente el 7% de todos los nacimientos en los Estados Unidos y el 12% de los nacimientos de los afroamericanos.

POSIBLES CAUSAS DE LA PREMATURIDAD

Véase el cuadro 2-1.

CARACTERÍSTICAS FÍSICAS AL NACER

Lanugo: vello corporal fino.

Piel rojiza.

Falta de pliegues cutáneos en pies, cartílagos de las orejas y botones mamarios.

CARACTERÍSTICAS NEUROLÓGICAS AL NACER

A medida que disminuye la edad gestacional (EG), se acentúan las siguientes características:

* Hipotonía
* Hiperextensibilidad
* Reflejos primitivos poco desarrollados

CUADRO 2-1 Posibles causas de prematuridad

Corioamnionitis (infección amniótica)
Consumo de drogas o alcohol
Sufrimiento fetal
Edad materna (madre adolescente o de mayor edad)
Gestación múltiple
Atención prenatal deficiente
Hemorragia placentaria (desprendimiento, placenta previa)
Polihidramnios (exceso de líquido amniótico)
Rotura prematura de membranas
Preeclampsia o toxemia
Anomalías uterinas
Cuello uterino incompetente

CARACTERÍSTICAS DE COMPORTAMIENTO (TABLA 2-7)

TABLA 2-7 Características de los lactantes nacidos prematuramente (edad posconcepción)

< 30 semanas	30-34 semanas	> 34 semanas
• Permanecen la mayor parte del tiempo en un estado de somnolencia • Poca capacidad para ponerse y mantenerse alerta • Signos fisiológicos inestables • Tono muscular flácido • Pocas respuestas provocadas • Temblor	• Períodos de alerta cortos • Alternan entre somnolencia y ansiedad • Fisiológicamente más estables • Movimientos desorganizados (dar patadas, escabullirse en la cuna, manotear, llevarse la mano a la boca) • Prestan poca atención al cuidador	• Toleran la estimulación externa; lloran o se retuercen en respuesta a estímulos inadecuados • Se dejan consolar y se acurrucan • Prestan atención a las interacciones con los cuidadores

Teoría sinactiva de la organización neuroconductual

Interacción jerárquica de cuatro subsistemas:

1. Autonómicos: patrones de respiración, frecuencia cardíaca, termorregulación y digestión.
2. Motricidad: postura, tono, actividad motora del tronco y las extremidades.
3. Estado: gama de estados disponibles para el lactante, transición de un estado a otro y diferenciación de estados.
4. Atención e interacción: capacidad del lactante para asumir y mantener un estado de alerta y responder adecuadamente a los estímulos del entorno.

PRINCIPALES COMPLICACIONES DE LA PREMATURIDAD

Trastornos neuropatológicos

Entre las 28 y las 32 semanas es el momento clave para que se produzcan daños neurológicos debido a la vulnerabilidad del cerebro y de las células gliales en desarrollo.

Hemorragia intraventricular

Hemorragia en la zona alrededor de los ventrículos laterales.

Grado I: hemorragia solo en la matriz germinal.

Grado II: hemorragia sin distensión dentro del ventrículo.

Grado III: hemorragia con dilatación ventricular.

Grado IV: la hemorragia se extiende al parénquima cerebral con hidrocefalia.

Resultado favorable para los pacientes con grados I y II. Los pacientes con grados III y IV corren un mayor riesgo de sufrir retrasos en el desarrollo y deficiencias neurológicas.

Leucomalacia periventricular (LPV)

Necrosis de la sustancia blanca que rodea los ventrículos laterales.

Puede estar relacionada con una disminución de la oxigenación o del flujo sanguíneo a los frágiles tejidos cerebrales del lactante prematuro o con una infección intrauterina.

A menudo da lugar a PC espástica dipléjica, pero con daños graves y extensos puede provocar tetraplejía.

Más frecuente en lactantes nacidos con menos de 32 semanas de EG.

Convulsiones

Asociadas con disfunción neurológica (hemorragia intraventricular, meningitis o sepsis).

Variaciones sutiles en el comportamiento:

• Temblores
• Espasmos en los párpados
• Agitación de brazos y piernas

Trastornos respiratorios

Síndrome de dificultad respiratoria

La mayoría de los bebés prematuros de 28 semanas de EG o menos desarrollan este síndrome durante su primer o segundo día de vida.

La tasa aumenta con la disminución de la EG. Algunos niños que necesitan asistencia respiratoria prolongada pueden desarrollar displasia broncopulmonar.

Causado por la inmadurez de los pulmones y la falta de surfactante.

La tasa de supervivencia es de aproximadamente el 90%.

Tratamiento:

- Reemplazo de surfactante
- Oxígeno suplementario

Menos del 15% de los casos desarrollan una discapacidad grave del desarrollo.

Displasia broncopulmonar

Enfermedad pulmonar crónica debida a la necesidad a largo plazo de ventilación mecánica.

Las paredes de los pulmones se engrosan, dificultando el intercambio de oxígeno.

Tratamiento:

- Ventilación artificial
- Broncodilatadores
- Diuréticos

Consecuencias:

- Tolerancia limitada a la actividad física, lo que provoca dificultades del desarrollo.
- Aumento de la necesidad y el gasto calóricos, lo que causa un crecimiento deficiente.
- Mayor riesgo de discapacidades en el desarrollo, crecimiento deficiente y problemas crónicos de las vías respiratorias superiores.

Apnea

Ausencia de respiración durante 20 s o más.

Muy frecuente debido a la inmadurez general del sistema.

A menudo se observa con bradicardia.

Puede ser indicativa de problemas médicos sistémicos (sepsis, anemia, etc.).

Tratamiento:

- Cafeína
- Teofilina (para estimular los centros respiratorios del tronco encefálico)

Cardiopatías

Conducto arterioso permeable

Ocurre en aproximadamente el 30% de los lactantes.

Falta de cierre del conducto arterioso (conexión entre la arteria pulmonar y la aorta).

La disminución de oxígeno en la sangre limita la contracción muscular necesaria para cerrar el conducto.

Tratamiento:

- Indometacina
- Ligadura del conducto arterioso permeable (en caso de insuficiencia cardíaca)

Bradicardia

Disminución de la frecuencia cardíaca a menos de 100 latidos por minuto.

Asociada a la apnea.

Inmadurez de los aparatos y sistemas

Hiperbilirrubinemia

Acumulación de un exceso de bilirrubina en la sangre.

Hígado inmaduro incapaz de excretar la bilirrubina.

Kernícterus: acumulación de bilirrubina en los núcleos basales, que puede conducir a una PC atetoide.

Enterocolitis necrosante

Infección del tubo digestivo.

Ocurre en entre el 2% y el 5% de los lactantes con muy bajo peso al nacer.

Tasa de mortalidad: 20%.

Factores que contribuyen a la lesión isquémica de la pared intestinal: bacterias, introducción temprana de la alimentación con fórmula oral, inmadurez intestinal.

Tratamiento:

* Antibióticos, alimentación intravenosa.
* El 50% de los niños necesitarán cirugía para extirpar la sección enferma del intestino.

Reflujo gastroesofágico

Contenido estomacal regurgitado hacia el esófago.

Puede durar hasta los primeros 8 meses de vida (a veces más).

Tratamiento:

* Postura (erguida, especialmente después de las comidas)
* Medicamentos antirreflujo

Afecciones relacionadas con los sistemas sensoriales

Retinopatía del prematuro

Crecimiento anómalo de los vasos sanguíneos que puede provocar desprendimiento de retina.

El riesgo aumenta con la disminución del peso al nacer.

Disminución notable de la incidencia con la llegada de la crioterapia, la terapia láser y la mejoría de los ventiladores.

Si es grave, puede provocar ceguera o problemas visuales importantes.

Cinco etapas:

Estadio I: crecimiento ligeramente anómalo de los vasos sanguíneos.

Estadio II: crecimiento moderadamente anómalo de los vasos sanguíneos.

Estadio III: crecimiento gravemente anómalo de los vasos sanguíneos.

Estadio IV: desprendimiento parcial de la retina.

Estadio V: desprendimiento total de la retina.

Discapacidad auditiva

Ocurre en el 2% al 5% de los recién nacidos de muy bajo peso al nacer.

Pérdida auditiva neurosensorial

Daños en la cóclea y el aparato vestibular.

Puede deberse al uso de antibióticos administrados profilácticamente para prevenir la sepsis.

DESARROLLO DEL LACTANTE PREMATURO

Desarrollo general

Véase la tabla 2-8.

Desarrollo del sistema sensorial

Véase la tabla 2-9.

TABLA 2-8 Comparación entre el recién nacido prematuro y el recién nacido de término a las 40 semanas de edad posconcepción		
	Pretérmino	**Término**
Crecimiento físico y aspecto		
	Peso: < 2500 g	Peso: 3200 g
	Longitud: 46 cm	Longitud: 50 cm
	Poca grasa subcutánea	Mucha grasa subcutánea, desarrollada durante los últimos 2 meses de gestación
	Cabeza estrecha	Cabeza redondeada
	Tarda hasta 2 años en «emparejarse»	Las «almohadillas de grasa» de las mejillas ayudan a fortalecer la succión
Comportamiento		
	Respuesta mínima; se cansa con facilidad	Se orienta al estímulo de forma controlada y modulada
	Señales difíciles de leer; escaso control del estado	Despierto hasta 5 h
	Disminución de la atención	
	Más excitable, inquieto	
	Descoordinación en la succión-deglución-respiración	
Sensorial		
Visual	Reflejo de ojos de muñeca presente; prefiere la cara humana; sigue un arco	Prefiere el rostro humano; se alegra; seguimiento horizontal
Auditivo	Aumento del movimiento y de la frecuencia cardíaca en respuesta al sonido	Aumento de los movimientos seguido de habituación
Táctil	Menor reactividad del comportamiento en respuesta al tacto; reflejo nauseoso hipoactivo	Respuesta conductual y aumento de la frecuencia cardíaca al tacto ligero
Vestibular	Responde positivamente al movimiento	Movimiento: calmante y eficaz para reducir el llanto
Motor		
Reflejos	Menos robustos	Rápidos, observables, persistentes
Tono muscular	Hipotónico	Dentro de los límites normales
Amplitud de movimiento	Mayor extensibilidad	Flexión fisiológica
Postura en reposo	Abducción y rotación externa de hombros, caderas	Flexión; abducción; orientación hacia la línea media
Movimientos activos	Gran amplitud; variables; desorganizados	Controlados; menos variabilidad; movimientos en la línea media

Desarrollo neuromotor

Reflejos: a las 28 semanas, los reflejos están presentes, pero no se producen con facilidad ni son tan intensos como en un recién nacido de término, incluso a la edad posconcepcional de 40 semanas.

Tono muscular: hipotónico.

- < 28 semanas: flácido con postura extensora.
- 32 semanas: el tono activo de los flexores comienza a desarrollarse en un patrón de los pies a la cabeza.

Desarrollo de habilidades motoras

Además del retraso en la adquisición de los hitos, existen diferencias cualitativas en el rendimiento motor de los pacientes pediátricos prematuros debido a los signos neurológicos transitorios, a la gravedad de la enfermedad y el tipo de complicaciones neonatales y al sesgo neuromotor temprano (aumento de la extensión, retracción y elevación de la región del hombro o escapular y escaso desarrollo del control de los flexores anteriores).

TABLA 2-9 Desarrollo del sistema sensorial

	Edad gestacional (semanas)	Comportamiento
Táctil	8-10	Responde a la estimulación táctil; se estimula a sí mismo táctilmente
Vestibular	28	Anatómicamente maduro; responde al movimiento autoinducido y al movimiento inducido externamente
Visual	< 30	Movimientos oculares no modulados
	32	Enfoca brevemente un objeto estable a 15 cm de la cara
	33	Seguimiento horizontal
	34	Preferencia visual: alto contraste, complejo, curvo, humano
	35	Seguimiento vertical
	38	Fija la mirada
Auditivo	< 30	Reacciones de evitación
	36	Alerta ante un nuevo sonido

TABLA 2-10 Desarrollo motor neonatal del lactante prematuro

	≤ 24 semanas	30-34 semanas	≥ 35 semanas
Prono	Tono muscular muy bajo	Períodos de alerta más prolongados. Comportamiento de gateo mínimo	La cabeza se eleva para inclinarse y despejar la cara; movimientos cuadrúpedos
Supino	Sesgo extensor. Tono bajo. Extensión, rotación externa, abducción de la pierna	Sesgo extensor. Patadas desorganizadas	Vinculación temporal emergente entre la cadera, la rodilla y el tobillo durante el pataleo
Sentado	Respuestas fisiológicas inestables, especialmente cardiorrespiratorias	Sin capacidad para enderezarse en sedestación; continúa con cierta inestabilidad fisiológica	No hay indicios de autoapoyo ni de enderezamiento en sedestación con apoyo
Brazo/mano	Movimientos nerviosos, especialmente distales; las respuestas provocadas son principalmente evasivas o desorganizadas	Manotazos; llevarse la mano a la boca; movimientos de autoconsuelo	Mejor control de los movimientos de la mano a la cara y de la mano a la boca
Atípico		Poco o ningún movimiento espontáneo; inestabilidad cardiorrespiratoria	Succión escasa o ausente; pocos movimientos espontáneos; incapacidad para interactuar con cuidadores

Neonatal (tabla 2-10)

- Movimientos aleatorios y desorganizados
- Falta de tono axial

A lo largo del primer año de vida

Signos neurológicos transitorios:

- Tono fluctuante
- Irritabilidad o letargia
- Reflejos poco diferenciados
- Componentes de movimiento poco sofisticados
- Falta de disociación
- Desarrollo lento del control postural, especialmente la capacidad flexora anterior
- Predominio de la extensión

Resultado del desarrollo (cuadro 2-2)

CUADRO 2-2 Desarrollo de los niños nacidos prematuramente

Los pacientes pediátricos nacidos prematuramente corren un mayor riesgo de padecer dificultades motoras; el riesgo aumenta si también presentan una disfunción neurológica.

Existe un mayor riesgo de dificultades en la motricidad visual incluso cuando el coeficiente intelectual (CI) se encuentra dentro del promedio.

Aunque las puntuaciones del CI en la edad escolar tienden a ser promedio, las puntuaciones medias de los grupos son sistemáticamente inferiores a las de las muestras de estandarización; los niños que presentan una disfunción neurológica sutil corren un mayor riesgo de obtener puntuaciones inferiores aunque dentro del promedio.

Incluso con un CI promedio, la población pediátrica prematura recurre a servicios o ayudas de educación especial con más frecuencia que sus compañeros nacidos de término; los pacientes prematuros también experimentan más dificultades escolares.

Los niños nacidos prematuramente, especialmente aquellos con dificultades documentadas en el desarrollo de habilidades o disfunción neurológica, corren un riesgo adicional de sufrir problemas relacionados con el comportamiento, especialmente en lo que respecta a la competencia social, el nivel de actividad y la atención.

El riesgo de parálisis cerebral en los pacientes nacidos con muy bajo peso es de aproximadamente el 8% (80/1000); el riesgo para la población general es del 0.1% (1/1000).

TRASTORNOS DEL CRECIMIENTO
RETRASO DEL CRECIMIENTO (RdC)

Deficiencia de crecimiento durante la lactancia y la primera infancia.

Longitud, peso y talla generalmente por debajo del percentil 3 para la edad.

Atribuible a factores psicosociales o biológicos.

Los factores orgánicos y ambientales pueden interactuar.

Los trastornos gastrointestinales o neurológicos, o ambos, son fuentes orgánicas primarias para el RdC.

El deterioro del SNC puede producir una baja capacidad de respuesta y patrones de alimentación deficientes, así como desnutrición.

En algunos niños, el reflujo gastroesofágico provoca una disminución de la ingesta nutricional.

Los factores psicosociales deben tenerse en cuenta en los niños menores de 2 años con bajo peso para la talla y sin evidencia de enfermedad orgánica.

Los factores ambientales incluyen una nutrición inadecuada, una crianza irregular y el descuido del entorno.

La evidencia de enfermedad orgánica está presente en menos del 50% de los niños típicamente diagnosticados con RdC.

El hipotiroidismo, el hipopituitarismo, las enfermedades cardiovasculares o renales graves y el síndrome alcohólico fetal pueden contribuir al retraso del crecimiento.

Deficiencia de crecimiento asociada a la fibrosis quística; los electrólitos elevados en el sudor también pueden estar presentes en los niños con RdC no orgánico.

El RdC grave se asocia al síndrome de inmunodeficiencia adquirida (sida).

TRASTORNOS ASOCIADOS A LA TALLA ALTA (TABLA 2-11)

TABLA 2-11 Trastornos asociados a la talla alta			
	Origen del trastorno	Características clínicas	Factores asociados
Síndrome de Beckwith-Wiedemann	Causa desconocida; se han descrito familias en las que hay más de un hijo afectado	Tasa excesiva de crecimiento en la infancia que se desacelera posteriormente; macrosomía; macroglosia	Alta incidencia de prematuridad; puede haber hemihipertrofia en un lado del cuerpo
Síndrome del cromosoma X frágil	Herencia ligada al cromosoma X: el sitio frágil se encuentra en Xq27	La velocidad de crecimiento en la infancia puede parecerse al gigantismo cerebral	Hipotonía, discapacidad intelectual, retraso del desarrollo motor
Síndrome de homocistinuria	Deficiencia enzimática autosómica recesiva	Puede producirse RdC con deficiencia de crecimiento, pero es frecuente una estatura normal a alta; subluxación del cristalino a los 10 años de edad	Convulsiones, aracnodactilia, desalineación articular múltiple; osteoporosis; discapacidad intelectual en la mayoría de los niños no tratados
Síndrome de Marfan	Autosómico dominante; trastorno del tejido conjuntivo de origen indeterminado	Talla alta asociada a poca grasa subcutánea, laxitud articular con alta incidencia de escoliosis y cifosis	Aracnodactilia; inteligencia media; defectos cardiovasculares como aneurisma aórtico o prolapso mitral pueden provocar muerte súbita
Neurofibromatosis	Autosómico dominante con amplia variabilidad de expresión; anomalías multisistémicas	Además de los tumores subcutáneos, del sistema nervioso central y del esqueleto, puede haber una estatura excesiva	Discapacidad intelectual en unos pocos niños; convulsiones; sindactilia; escoliosis; arqueamiento hipoplásico de la parte inferior de las piernas; cabeza grande
Síndrome de Proteus	Mutación en mosaico de un gen llamado *AKT1*	Malformaciones óseas progresivas y asimétricas, tumores benignos y malignos, malformaciones vasculares, enfermedad pulmonar ampollosa, lesiones cutáneas, nevos cerebriformes	Lipomas, lesiones cutáneas y subcutáneas, hiperpigmentación. Dado que las lesiones cutáneas tienden a aparecer con el tiempo, el diagnóstico puede retrasarse hasta la infancia tardía, la niñez o incluso la edad adulta. Desfiguración grave y estigmatización social
Síndrome de Sotos (gigantismo cerebral)	Causa desconocida; puede ser autosómico dominante; posible anomalía hipotalámica congénita	Grande al nacer; el crecimiento rápido continúa durante la infancia, pero la estatura final puede estar dentro de los límites normales	Manos, pies y cráneo inusualmente grandes; ventrículos cerebrales dilatados; discapacidad intelectual
Síndrome de Weaver	Causa desconocida; puede ser autosómico dominante o recesivo ligado al cromosoma X	Crecimiento prenatal acelerado y maduración ósea avanzada durante la infancia	Espasticidad progresiva; deformidades del pie y contracturas en flexión típicas
Hemihiperplasia	Supuesto origen genético	Un lado del cuerpo crece más (en longitud o anchura) que el otro. Puede afectar la cara/mandíbula, las extremidades o el tronco	Puede causar dificultades para comer; anomalías de la marcha, asimetrías y diferencia en la longitud de las piernas; capacidad respiratoria; mayor riesgo de algunos tumores

RdC: retraso del crecimiento.

TRASTORNOS ASOCIADOS A LA TALLA BAJA (TABLA 2-12)

TABLA 2-12 Trastornos asociados a la talla baja			
	Origen del trastorno	**Características clínicas**	**Factores asociados**
Acondroplasia	Autosómico dominante; condrodisplasia más frecuente; nuevas mutaciones responsables del 90% de los casos	Crecimiento epifisario insuficiente; extremidades cortas, cabeza grande con protuberancia frontal; puede producirse hidrocefalia y compresión de la médula espinal debido a la estrechez del foramen magno.	Se desaconseja la sedestación, la bipedestación y la marcha tempranas para limitar la lordosis y el arqueamiento lumbares debido al peso de la cabeza y las extremidades cortas en proporción
Enfermedad pulmonar crónica	La desnutrición es el factor principal; la enfermedad pulmonar es más importante que la malabsorción en la fibrosis quística	Grasa subcutánea mínima; acropaquia con enfermedad pulmonar avanzada	El tratamiento para el asma con corticoides puede afectar el crecimiento
Cardiopatías congénitas	La nutrición insuficiente de los tejidos puede deberse a una mala dinámica cardiovascular	El crecimiento es más deficiente en los pacientes con cardiopatía cianótica, pero a menudo se produce un crecimiento compensatorio tras la corrección quirúrgica	Peso y talla pequeños, posible retraso en el desarrollo
Síndrome de De Lange (síndrome de Cornelia de Lange)	Causa desconocida	Comienzo prenatal, baja estatura, retraso en la maduración ósea, extremidades pequeñas, labio superior delgado y hacia abajo característico	Retraso motor, hipertonía infantil, deformaciones articulares múltiples, retraso cognitivo, dificultades de alimentación, convulsiones
Síndrome alcohólico fetal	Ingesta materna de alcohol durante el embarazo	Deficiencia de crecimiento prenatal y posnatal; anomalías faciales múltiples, microcefalia	Retraso generalizado del desarrollo; hiperactividad; inmadurez social
Insuficiencia de la hormona del crecimiento	Puede ser familiar: autosómico recesiva o dominante, recesivo ligado al cromosoma X; puede deberse a un tumor hipofisario, especialmente un craneofaringioma	Puede asociarse con paladar hendido	Voz aguda, facies inmadura, exceso de grasa mamaria y abdominal; tratar con hormona de crecimiento producida sintéticamente antes de la fusión epifisaria
Hipocondroplasia	Autosómico dominante, pero la mayoría de los casos son el resultado de nuevas mutaciones cuando los padres no están afectados	Acortamiento marcado de los huesos largos; aspecto craneofacial habitual; arqueamiento de las piernas, más leve que la acondroplasia	Aparición infrecuente en comparación con la acondrodisplasia, incidencia de discapacidad intelectual superior a la acondroplasia
Enfermedad celíaca, enfermedad de Crohn	Deficiencia nutricional debida a malabsorción; puede coexistir con hipopituitarismo	Estatura proporcionalmente pequeña, que puede compensarse si la intervención se produce antes de la pubertad	El crecimiento puede verse favorecido por un tratamiento con corticoides o una intervención quirúrgica
Condrodisplasia metafisaria	Autosómico recesivo; metáfisis festoneadas irregulares; malabsorción gastrointestinal (a menudo problema temprano, que se resuelve con el tiempo)	Estatura baja debido a extremidades cortas; pelo fino y escaso; hipermovilidad articular, aunque son frecuentes las contracturas en codo flexionado	La infección por varicela puede ser mortal debido a un déficit de inmunidad celular

(continúa)

TABLA 2-12 Trastornos asociados a la talla baja *(continuación)*

	Origen del trastorno	Características clínicas	Factores asociados
Disostosis metafisaria	Autosómico dominante; mineralización insuficiente en las zonas de calcificación primaria de las metáfisis	Estatura baja muy marcada; aparición posnatal; afectación craneofacial limitada o nula; deformidades articulares en flexión	Marcha de pato; puede haber sordera
Raquitismo	Deficiencia de vitamina D o raquitismo resistente a la vitamina D ligado al cromosoma X (dominante ligado al cromosoma X) o seudorraquitismo por deficiencia de vitamina D (autosómico recesivo)	Deficiencia de crecimiento secundaria a hipofosfatemia, hipocalcemia, posible absorción insuficiente de calcio y fósforo a través del tubo digestivo	Arqueamiento de las piernas, *coxa vara*, hipotonía, fracturas; el raquitismo y el seudorraquitismo responden a dosis elevadas de vitamina D
Síndrome de Russell-Silver	Causa desconocida; puede ser un diagnóstico provisional para cualquier lactante pequeño para la edad gestacional	Comienzo prenatal de baja estatura; frecuente asimetría de las extremidades; cara triangular; incurvación del 5.º dedo	Retraso motor frecuente, aunque el CI suele ser promedio; mejoría gradual del crecimiento al acercarse a la adultez
Síndrome de Seckel	Herencia autosómica recesiva	Deficiencia grave del crecimiento de aparición prenatal; asociada a microcefalia, micrognatia, nariz prominente	Discapacidad intelectual de moderada a grave, aunque el progreso motor temprano puede estar cerca del promedio; riesgo de deformaciones articulares
Síndrome de Turner (síndrome XO)	45, complemento genético XO o patrón en mosaico como XX/XO; las manos o los pies edematosos pueden ser un marcador en el neonato	Talla baja, cuello ancho, tronco ancho, falta de desarrollo mamario; ovarios displásicos, defectos cardiovasculares, discapacidad auditiva	Osteoporosis a menudo relacionada con la deficiencia de estrógenos; el déficit en la capacidad espacial o la memoria visual puede enmascarar una inteligencia normal

OBESIDAD

Sobrepeso: índice de masa corporal de 25 a 29.

Obesidad: superior a 30.

Se considera una epidemia mundial:

- La Organización Mundial de la Salud (OMS) calcula que 22 millones de menores de 5 años tienen sobrepeso u obesidad. Más del 75% vive en países de ingresos bajos y medios.
- En los Estados Unidos, el 10% de los preescolares (2-5 años), el 15% de los escolares (6-11 años) y el 16% de los adolescentes (12-19 años) tienen sobrepeso.

Relacionado con factores genéticos, ambientales, conductuales, sociales, fisiológicos y culturales:

- Dietas ricas en nutrientes hipercalóricos (grasas, azúcares) y disminución de la actividad física.
- El sedentarismo y el exceso de ingesta calórica se consideran los principales responsables.

Contribuye a muchos problemas musculoesqueléticos debido al aumento de la tensión en las articulaciones, los músculos y los discos vertebrales, y puede incluir dolor crónico.

Puede influir en la eficiencia y eficacia de las tareas funcionales, el empleo y las habilidades de la vida diaria.

▨ INFECCIONES

INFECCIONES INTRAUTERINAS

Pueden causar malformaciones fetales.

A menudo pasan desapercibidas hasta el nacimiento.

STORCH (sífilis, toxoplasmosis, otros, rubéola, citomegalovirus, herpes simple)

Sífilis: la sífilis materna que atraviesa la placenta puede causar sífilis tratable en los lactantes; el tratamiento de la madre antes de la semana 16 de embarazo puede prevenir la infección fetal transplacentaria.

Toxoplasmosis: la infección materna puede deberse al contacto con carne o huevos crudos, leche no pasteurizada, tierra o heces de gato que contengan toxoplasmosis; el 40% de los hijos de madres infectadas presentan microcefalia o hidrocefalia, ceguera, sordera, discapacidad intelectual o PC.

Otras infecciones:

- Varicela:
  - Hay 25% de probabilidades de que la varicela pase de la madre al feto, pero solo un 2% de riesgo de defectos congénitos para el feto.
  - Los defectos pueden incluir anomalías faciales, óseas, neurológicas y en las extremidades.
- Virus de la inmunodeficiencia humana (VIH):
  - La infección viral suprime la función del sistema inmunitario.
  - El 90% contrae el virus de la madre infectada durante la gestación, el parto o el posparto.
  - La etapa de incubación del VIH puede prolongarse varios años antes del desarrollo del sida; la incubación suele ser más corta en los lactantes y niños que en los adultos.
  - Se manifiesta en infecciones oportunistas, RdC, linfomas y déficits del neurodesarrollo.
  - La mayoría de los menores de 13 años se infectan durante el embarazo, el parto o la lactancia.
  - Los pacientes pueden presentar retraso en el desarrollo, trastorno por déficit de atención con hiperactividad (TDAH), ansiedad, depresión y problemas del comportamiento y aprendizaje, incluida la discapacidad intelectual.
- Zika:
  - Se propaga principalmente por una especie infectada de mosquito *Aedes*.
  - Puede transmitirse de una mujer embarazada a su feto; puede causar microcefalia.
  - Síndrome congénito del zika:
    - Microcefalia grave en la que el cráneo y el cerebro no crecen.
    - Disminución del tejido cerebral con un patrón específico de daño cerebral.
    - Daños en la parte posterior del ojo.
    - Articulaciones con AdM limitada, como el pie zambo.
    - Tono muscular elevado que restringe el movimiento del cuerpo poco después del nacimiento.

Rubéola: puede provocar defectos congénitos del corazón, pérdida de visión y audición, microcefalia, discapacidad intelectual, PC.

Las infecciones que se producen después del primer trimestre conllevan un bajo riesgo de anomalías.

Citomegalovirus (CMV): causa más frecuente de infección congénita; se da entre 5 y 25 de cada 1000 nacimientos.

Puede causar deficiencias neurológicas y sensoriales graves, discapacidad intelectual, problemas de comportamiento y microcefalia.

El momento de la infección está relacionado con el alcance de los daños (infecciones más tempranas, más daños).

Herpes simple: puede afectar al lactante en el útero o durante el parto; los lactantes infectados presentan retraso del crecimiento, lesiones cutáneas, anomalías retinianas y microcefalia.

Los lactantes infectados durante el parto pueden presentar lesiones cutáneas y, si no se tratan, derivan en encefalitis.

Mortalidad elevada en los lactantes infectados durante el parto y que no reciben tratamiento.

INFECCIONES DE LA INFANCIA

Meningitis

Inflamación de las meninges.

Bacteriana

Con mayor frecuencia, causada por bacterias.

Meningococo, *Haemophilus influenzae* de tipo B: vacuna.

Neumococo: sin vacuna.

Se produce a menudo tras una infección respiratoria, ya que las bacterias viven en la boca y en toda la vía respiratoria.

Los síntomas incluyen fiebre, rigidez de cuello, vómitos y convulsiones en los niños pequeños.

Meningitis y encefalitis viral

Menos frecuente.

Causadas por virus como los de las paperas, la poliomielitis, el VIH, el herpes y la hepatitis.

Frecuente en niños con leucemia.

Inicio gradual o repentino.

Los síntomas incluyen dolor de cabeza, fiebre, dolor de garganta, vómitos, dolor de espalda y dolor abdominal.

Encefalitis frecuentemente asociada a la infancia; la incidencia ha disminuido con la vacunación; también se asocia a mosquitos y garrapatas y suele aparecer en verano y en climas tropicales.

EXPOSICIÓN PRENATAL A FÁRMACOS, ALCOHOL Y OTROS TERATÓGENOS (TABLA 2-13)

TABLA 2-13 Posibles efectos del consumo materno de fármacos		
Complicaciones del embarazo	Complicaciones neonatales	Salud y desarrollo infantil
Nicotina		
Aborto espontáneo	Bajo peso al nacer	Crecimiento lento
Prematuridad	Mayor riesgo de SMSL	Dificultades de aprendizaje
RCIU	Aumento de la mortalidad neonatal	Problemas de comportamiento
Preeclampsia		Enfermedad respiratoria durante los primeros 5 años
Desprendimiento de placenta		
Placenta previa		
Alcohol		
Aborto espontáneo	Abstinencia (SAN)	TEAF
Poco aumento de peso	Bajo peso al nacer	
Anemia	Inquietud	
Hepatitis	Mala succión	
Opiáceos		
Prematuridad	Abstinencia (SAN)	Retraso en el desarrollo
Toxemia	Llanto agudo	Dificultades de aprendizaje
	Irritabilidad	Hiperactividad
	Convulsiones	Déficit auditivo
	Fiebre	Discapacidad visual
	Alteraciones del sueño	
	Diarrea	
	Temblores	
	Mala alimentación	
	Vómitos	
	Mayor riesgo de SMSL	

RCIU: retraso del crecimiento intrauterino; SAN: síndrome de abstinencia neonatal; SMSL: síndrome de muerte súbita del lactante; TEAF: trastorno del espectro alcohólico fetal.

TRASTORNOS DEL ESPECTRO ALCOHÓLICO FETAL

Espectro de efectos sobre el desarrollo físico y neurológico del feto debidos al consumo materno de alcohol durante el embarazo.

Los efectos pueden incluir problemas físicos, de comportamiento y de aprendizaje.

Rasgos faciales atípicos, en particular un surco nasolabial liso, labio superior fino, ojos pequeños, cabeza pequeña, talla baja, discapacidad intelectual, bajo peso corporal, mala coordinación, problemas de sueño y alimentación durante la infancia y problemas auditivos o visuales (fig. 2-1).

Cada año nacen unos 40 000 bebés con trastornos del espectro alcohólico fetal.

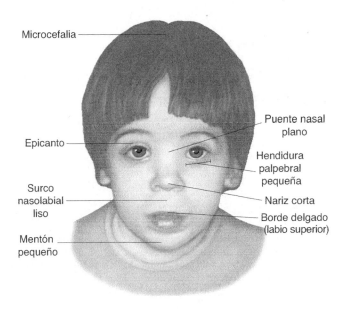

FIGURA 2-1 Rasgos faciales del trastorno del espectro alcohólico fetal.

Defectos de nacimiento relacionados con el alcohol

Problemas del corazón, los riñones, los huesos o la audición.

Trastorno del neurodesarrollo relacionado con el alcohol

Pueden tener discapacidad intelectual y problemas de comportamiento.

Síndrome alcohólico fetal (tabla 2-14)

Incidencia: 1 a 2 de cada 1000 nacimientos.

Características físicas adicionales: anomalías cardíacas, articulares, de las extremidades, deficiencias visuales (estrabismo, nistagmo, astigmatismo, miopía).

Alteraciones conductuales o emocionales:

- Mal juicio
- Comportamiento de oposición desafiante
- Socialización inadecuada o retraimiento social
- Falta de amistades recíprocas
- Aumento significativo del riesgo de participación en actividades de alto riesgo
- Deficiencias mentales o un coeficiente intelectual en el límite

TABLA 2-14 Criterios diagnósticos del síndrome alcohólico fetal		
Retraso del crecimiento	**Anomalías del SNC***	**Anomalías craneofaciales**
• Retraso del crecimiento prenatal (inferior al percentil 10) o posnatal (inferior al percentil 10)	• Irritabilidad en la infancia • Hiperactividad y trastornos de la atención en la infancia • Retraso en el desarrollo (DA, DI) • Hipotonía y problemas motores • Microcefalia • Convulsiones	• Microftalmia o fisura palpebral corta • Borde del labio superior delgado, surco nasolabial liso, maxilares planos

*DA: dificultades de aprendizaje; DI: discapacidad intelectual; SNC: sistema nervioso central.

NICOTINA

Aumenta el riesgo de aborto espontáneo o de bajo peso al nacer.

El peso al nacer está relacionado con la dosis: el peso al nacer disminuye al aumentar el número de cigarrillos diarios.

Puede tener efectos a largo plazo sobre el desarrollo, como una mayor incidencia de las DA.

SÍNDROME DE ABSTINENCIA NEONATAL

Constelación de signos fisiológicos y neuroconductuales de abstinencia que presentan los neonatos expuestos durante la gestación a fármacos de prescripción o drogas ilegales adictivos.

- Estimulantes: anfetaminas, cocaína.
- Depresores: barbitúricos, antidepresivos.
- Opiáceos y analgésicos: heroína, morfina, codeína, oxicodona, hidrocodona, fentanilo.
- Alucinógenos: dietilamida del ácido lisérgico (LSD).

Es difícil determinar los efectos de drogas o fármacos específicos en el feto porque el consumo de sustancias por parte de la madre a menudo incluye múltiples drogas, alcohol y nicotina.

A ello se añaden la prematuridad, los factores ambientales adversos y los efectos genéticos.

Los estudios de investigación indican una serie de resultados que van desde la ausencia de secuelas específicas en el desarrollo hasta alteraciones del SNC; los estudios en animales han mostrado una amplia gama de efectos que van desde la muerte prenatal hasta variaciones sutiles del comportamiento.

Los comportamientos neonatales pueden incluir temblores, trastornos del sueño, mal control del estado, hiperirritabilidad y succión ineficaz.

Una vez que los lactantes se han estabilizado, las puntuaciones de desarrollo suelen estar dentro del promedio, pero son significativamente inferiores a las de los grupos emparejados sin antecedentes de drogadicción materna.

FÁRMACOS O MEDICAMENTOS LEGALES

Madres: algunos fármacos o medicamentos pueden provocar defectos de nacimiento congénitos (tabla 2-15).

Otros, como los antiepilépticos, se asocian a partos prematuros y a bebés de tamaño pequeño para la EG.

Niños: implicaciones de los medicamentos tomados habitualmente (tablas 2-16 y 2-17).

TABLA 2-15 Malformaciones asociadas al uso materno de anticonvulsivos

	Fenitoína	Fenobarbital	Carbamazepina	Ácido valproico
Cara	√	√	√	√
Cabeza y cuello	√	√	√	√
Extremidades y dedos	√		√	
Retraso del crecimiento	√		√	√
Cerebro	√	√	√	√
Tubo neural				√
Corazón				√
Aparato urogenital				√
Huesos/extremidades				√
Piel/músculos				√
Dedos (sin la extremidad)		√		

TABLA 2-16	Indicaciones terapéuticas y efectos secundarios de medicamentos de uso frecuente en pediatría	
Medicamentos	**Indicaciones**	**Posibles efectos secundarios**
Fenitoína Carbamazepina	Convulsiones	↓ PA, náuseas, estreñimiento, erupción cutánea, somnolencia
Fenobarbital Lorazepam Clonazepam	Convulsiones	↓ PA, somnolencia, letargia, ↓ FR, náuseas
Aminofilina Teofilina	Apnea DBP	Diuresis, ↑ FR, vómitos, ↑ actividad, irritabilidad
Hidroclorotiazida y espironolactona	Hipertensión arterial	Diarrea, letargia, desequilibrio químico
Albuterol	DBP Asma	↑ FR, ↑ PA, cefalea, temblores, hipoglucemia
Cisaprida	RGE	Arritmia cardíaca
Metoclopramida	RGE	Somnolencia, fatiga, inquietud, taquicardia
Corticoides	CA Asma Trasplantes	Aumento de peso; ↑ PA y colesterol; cambios del estado de ánimo; problemas cardíacos, renales y hepáticos; menor talla
Dexametasona (corticoide)	Maduración pulmonar	Poco claro en este momento
Citrato (cafeína)	Apnea	↑ FR, ↑ actividad
Gentamicina	Infección	Pérdida auditiva
Pancuronio/rocuronio	Primer día de vida con ventilador mecánico o siempre que esté indicada la sedación o la parálisis	↑ FR, edema, ↓ PA
Estimulantes	Trastorno por déficit de atención	Pérdida de peso Letargia
Vincristina	CA	Neuropatía periférica Dolor articular Náuseas
Risperidona	Esquizofrenia Trastorno bipolar TEA	Efectos secundarios graves: discinesia tardía, síndrome neuroléptico maligno, aumento del riesgo de suicidio, glucemia elevada Efectos secundarios menos graves: problemas de movimiento, somnolencia, problemas de visión, estreñimiento, aumento de peso

*CA: cáncer; DBP: displasia broncopulmonar; FC: frecuencia cardíaca; FR: frecuencia respiratoria; PA: presión arterial; RGE: reflujo gastroesofágico; TEA: trastorno del espectro autista.

TABLA 2-17 Efectos secundarios de los medicamentos estabilizadores del estado de ánimo en el paciente pediátrico

Medicamento	Efectos secundarios observados en pacientes que toman estos medicamentos
Litio	• Náuseas, vómitos y diarrea
	• Temblor
	• Aumento de la sed y de la necesidad de orinar
	• Aumento inicial de peso
	• Somnolencia
	• Sabor metálico en la boca
	• Enuresis
	• Acné
	• Función renal anómala
	• Función anómala de las glándulas tiroides o paratiroides
	• Aumento del número de leucocitos (no causado por una infección)
	• Pérdida de conocimiento, dificultad para hablar, cambios en el ritmo cardíaco
Carbamazepina (anticonvulsivo)	• Boca seca
	• Estreñimiento
	• Mareos y somnolencia
	• Náuseas, vómitos y pérdida de apetito
	• Inflamación del hígado (poco frecuente)
Ácido valproico (anticonvulsivo)	• Náuseas, problemas para dormir, mareos
	• Entre los efectos secundarios más graves, aunque poco frecuentes, se incluyen problemas de la función hepática, pancreatitis, reacciones alérgicas graves, dolor de cabeza o temblores, caída del cabello, somnolencia, debilidad o depresión
Lamotrigina (anticonvulsivo)	• Dolores de cabeza, somnolencia, aumento de peso, erupciones cutáneas leves
	• Los efectos secundarios poco frecuentes pueden incluir mareos, visión borrosa, náuseas y vómitos, problemas de la función hepática y, más grave, el síndrome de Stevens-Johnson

DEFECTOS DE NACIMIENTO

Los defectos congénitos son el resultado del azar; por ejemplo, una nueva mutación, efectos genéticos, efectos ambientales o una interacción de factores.

MALFORMACIONES

Resultan de defectos tisulares primarios originados en el embrión o el feto.

Los trastornos genéticos identificados solo son responsables de un tercio de las malformaciones congénitas; se piensa que el resto son multifactoriales.

La secuencia es una cascada de anomalías que se pueden desprender de una sola malformación primaria.

Síndrome designa múltiples anomalías independientes que se desarrollan a partir de una causa primaria; por ejemplo, el síndrome de Down y la osteogénesis imperfecta.

DEFORMACIONES

Resultan de fuerzas mecánicas atípicas que alteran el desarrollo habitual.

Por lo general, se deben a fuerzas extrínsecas como la posición o la restricción intrauterinas.

En ocasiones puede ser un resultado secundario a un factor intrínseco del feto, como una malformación.

Generalmente, las deformaciones son menos graves que las malformaciones; la mayoría tienen un pronóstico optimista.

SECUENCIA DE OLIGOHIDRAMNIOS

Forma grave de restricción fetal.

Insuficiencia de líquido amniótico al final de la gestación por fuga crónica o producción defectuosa de orina fetal.

Disminución del crecimiento fetal, supresión respiratoria y contracturas articulares múltiples.

INTERRUPCIONES POR AGENTES EXTERNOS

Causan la rotura de los tejidos fetales que se desarrollan hasta ese momento.

Pueden ser infecciosas, vasculares o mecánicas.

El síndrome de rubéola fetal y el síndrome de alcoholismo fetal son ejemplos de alteraciones creadas por una infección materna o un agente ambiental.

La compresión mecánica del embrión secundaria a una rotura amniótica prematura puede provocar deformidades como amputación, sindactilia o escoliosis.

SÍNDROME DE ASOCIACIÓN CHARGE

Origen genético: cambios en *CHD7* en el brazo largo del cromosoma 8; causa desconocida y ocurre esporádicamente.

Según el acrónimo, los niños suelen presentar coloboma, atresia o estenosis de coanas, anomalías de los nervios craneales y malformaciones del oído interno, medio y externo (las iniciales de sus características clásicas en inglés definen el acrónimo: C [coloboma ocular], H [cardiopatía o *heart disease*], A [atresia de coanas], R [retraso del crecimiento y psicomotor], G [hipoplasia genital] y E [*ear* o anomalías del pabellón auricular o sordera]).

Otras características se presentan con menos frecuencia.

Coloboma: hendidura o falta de cierre del globo ocular; puede provocar una pérdida significativa de visión, sensibilidad a la luz o asociarse a otros defectos de nacimiento como labio leporino y paladar hendido y atresia o fístula traqueoesofágica.

Nervios craneales: parálisis facial asociada, problemas de deglución e hipoacusia neurosensorial.

Defectos cardíacos: se observan defectos de leves a graves.

Atresia de coanas: obstrucción de los conductos que van desde la parte posterior de la nariz hasta la garganta.

Retraso del crecimiento y del desarrollo: tamaño pequeño debido a problemas nutricionales; retraso del desarrollo debido a déficits sensoriales, hospitalizaciones frecuentes; algunos pacientes tendrán discapacidad intelectual.

Anomalías genitales y urinarias: los niños tienen el pene pequeño o los testículos no descendidos; las niñas tienen los labios vulvares pequeños; pueden requerir terapia hormonal para alcanzar la pubertad.

Anomalías del oído y pérdida de audición: orejas anómalas, a menudo tienen las orejas cortas y anchas con lóbulo escaso o ausente; pérdida de audición en el 80% a 85% de los pacientes.

SÍNDROME VATER (VACTERL, VATERS)

- Problemas **V**ertebrales, como vértebras malformadas, hemivértebras, costillas supranumerarias
- **A**no imperforado (atresia anal)
- Defectos **C**ardíacos
- Fístula **T**raqueoesofágica
- A**t**resia **E**sofágica
- Malformación del **R**adio; problemas **R**enales (riñón malformado o ausente)
- Otras letras utilizadas a veces:
  - C: defectos **C**ardíacos.
  - L: problemas en las extremidades o *Limbs* (dedos supranumerarios o extremidades cortas).
  - S: arteria umbilical única (*Single*).
- Causa desconocida

MALTRATO Y ABANDONO DE MENORES

Aproximadamente el 1% de la población infantil de los Estados Unidos sufre maltrato o abandono.

Según el U.S. Department of Health and Human Services, aproximadamente el 50% de las denuncias son por abandono.

Los niños con discapacidad corren un alto riesgo de sufrir maltrato (del 25% al 30%).

Los fisioterapeutas están legalmente obligados a denunciar los casos sospechados de abuso o abandono (consulte las leyes locales para obtener más detalles).

INDICADORES DE ABUSO, MALTRATO Y ABANDONO (TABLA 2-18)

TABLA 2-18 Signos de abuso, maltrato y abandono

Signos físicos	Signos del comportamiento
Maltrato físico	
Equimosis y exantema inexplicables:	• Desconfía del contacto con adultos
• En cara, labios, boca	• Se inquieta cuando otros niños lloran
• En torso, espalda, nalgas, muslos	• Extremos del comportamiento:
• Diversas fases de cicatrización	* Agresividad
• Agrupamientos; forman patrones	* Retraimiento
• Muestran la forma del objeto utilizado (cable, hebilla de cinturón, etc.)	* Miedo a los padres
	* Miedo a volver a casa
• En superficies diferentes	• Comunica lesiones por parte de los padres u otros cuidadores
• Por lo general, aparecen después de alguna ausencia, fin de semana o vacaciones	
Quemaduras inexplicables:	
• Quemaduras de cigarrillo; especialmente en plantas de los pies, palmas de las manos, espalda y nalgas	
• Escaldaduras por inmersión en forma de calcetín, guante o rosquilla en nalgas o genitales	
• Patrón de la resistencia de la estufa eléctrica, la plancha, etc.	
• Quemaduras por fricción de cuerda en brazos, piernas, cuello, torso	
Fracturas inexplicables:	
• Cráneo, nariz, estructura facial	
• En diversas fases de consolidación	
• Fracturas múltiples o en espiral	
Laceraciones o abrasiones inexplicables:	
• Boca, labios, encías, ojos	
• Genitales externos	
Abandono físico	
• Hambre constante, falta de higiene, vestimenta inadecuada	• Mendicidad, robo de comida, delincuencia
• Falta constante de supervisión, especialmente en actividades peligrosas o durante largos períodos	• Estancias prolongadas en la escuela (llegada temprana y salida tardía)
• Cansancio e indiferencia constantes	• Dormirse en clase
• Problemas físicos y necesidades médicas desatendidos	• Consumo de alcohol o drogas
• Dejar sin compañía	• Menciona que no hay cuidadores
Abuso sexual	
• Dificultad para caminar o sentarse	• No quiere cambiarse para ir a gimnasia o educación física
• Ropa interior rota, manchada, ensangrentada	• Comportamiento retraído, fantasioso o infantil
• Dolor o picor en la zona genital	• Comportamiento o conocimientos sexuales extraños, sofisticados, inusuales
• Hemorragias en los genitales externos, vagina o ano	• Malas relaciones con sus pares
• Enfermedades de transmisión sexual; especialmente en preadolescentes	• Comportamiento delictivo; se escapa
• Embarazo	• Reporta violencia sexual por parte de un cuidador
Maltrato emocional	
• Trastornos de hábitos (chupar, morder, mecerse, etc.)	Extremos del comportamiento:
• Trastornos de conducta (antisocial, destructiva, etc.)	• Complaciente, pasivo-agresivo, exigente
• Rasgos neuróticos (inhibición del juego, trastornos del sueño, del habla)	• Comportamiento excesivamente adaptativo
	• Inadecuadamente adulto o infantil

Síndrome del bebé sacudido

Más peligroso en niños menores de 6 meses.

Suele deberse a intentos inadecuados de los cuidadores por calmar a un bebé que llora.

Puede provocar lesiones por aceleración, por fuerzas de cizallamiento y por lesiones de golpe y contragolpe, así como desprendimientos de retina.

EMBARAZOS MÚLTIPLES

Las tasas alcanzaron su máximo en 1998 y desde entonces han disminuido para los nacimientos de trillizos y de orden superior.

- La tasa de nacimientos de gemelos es de aproximadamente 33 de cada 1000.
- La tasas es más elevada para las mujeres afrodescendientes, con 45 de cada 1000.
- La tasa de nacimientos de trillizos es de aproximadamente 104 de cada 100 000.

Las tasas se elevan para las madres de 45 años o más.

Mayor frecuencia de embarazos múltiples debido a la tecnología reproductiva.

Los embarazos múltiples pueden provocar partos prematuros.

Mayor riesgo de complicaciones en el desarrollo:

- La incidencia de la PC es al menos seis veces mayor en los partos múltiples que en los únicos.
- Posibilidad de defectos congénitos relacionados con el hacinamiento fetal.

Los defectos congénitos específicos se asocian a la multiplicidad:

- Síndrome VATER
- Teratoma sacrococcígeo
- Holoprosencefalia y anencefalia

Trastornos específicos atendidos por fisioterapeutas pediátricos

En esta sección se describen los trastornos con deficiencias, limitaciones funcionales o discapacidades conocidas que suelen tratar los fisioterapeutas pediátricos. Se han dividido en seis categorías principales: musculoesqueléticos, neurológicos, cardiovasculares y pulmonares, tegumentarios y heridas, discapacidades del desarrollo y cáncer.

TRASTORNOS MUSCULOESQUELÉTICOS

ENFERMEDAD DE LEGG-CALVÉ-PERTHES

Degeneración de la cabeza del fémur por una alteración de la irrigación.

Tiene una progresión de 2 a 4 años (tabla 2-19).

Se cura con el tiempo, pero la deformidad puede permanecer.

Ocurre más a menudo en los varones.

La mayoría de los casos se producen entre los 4 y los 8 años de edad.

Afecta principalmente a una cadera.

Dolor leve en la ingle y la parte medial del muslo.

Disminución de la AdM, sobre todo en abducción y rotación interna.

Signo de Trendelenburg positivo.

Discrepancia en la longitud de las piernas.

Hay indicios de que la artritis degenerativa de la cadera se produce en la adultez tardía en quienes padecieron esta enfermedad en la infancia.

Los problemas asociados incluyen la osteocondritis disecante, principalmente del fémur distal.

Cuatro etapas de la enfermedad de Legg-Calvé-Perthes (tabla 2-19)

TABLA 2-19 Etapas radiográficas de la enfermedad de Legg-Calvé-Perthes		
Etapa	**Cambios radiográficos**	**Riesgo de deformidad**
Inicial	La cabeza femoral no crece por falta de irrigación; la cabeza parece más pequeña y el espacio articular medial se ve más ancho que el del lado opuesto	Alto
Fragmentación	La epífisis aparece fragmentada; comienza a formarse hueso nuevo sobre el hueso antiguo; se está produciendo una revascularización de la cabeza femoral	Alto
Reosificación	La densidad ósea vuelve a la normalidad; cambios en la forma y la estructura de cabeza y cuello	Mínimo
Consolidación	El cuello y la cabeza femoral conservan cualquier deformidad residual del proceso de reparación	Residual

Adaptada con autorización de Ratliffe, K. T. (1998). *Clinical Pediatric Physical Therapy: A Guide for the Physical Therapy Team* (p. 83). St. Louis: Mosby. Copyright © 1998 Elsevier.

DESLIZAMIENTO EPIFISARIO DE LA CABEZA DEL FÉMUR

Suele ocurrir en la preadolescencia y en los primeros años de la adolescencia; más frecuente en los varones.

La cabeza del fémur se suelta del cuello femoral debido al deslizamiento de la epífisis femoral.

Tras un traumatismo; se presenta una cojera y dolor en la ingle, la nalga o el muslo.

Signo de Trendelenburg positivo en caso de debilidad de los abductores.

Limitación de la AdM de la rotación interna y la abducción.

Tipos

Estable: aparición gradual con una progresión de los síntomas a lo largo de 3 semanas; es posible soportar peso, pero el dolor puede aumentar; es el tipo más frecuente.

Inestable: aparición súbita de dolor intenso, generalmente después de un traumatismo; por lo regular no es posible soportar peso; puede provocar necrosis avascular.

Gravedad medida en cuatro grados de deslizamiento.

ENFERMEDADES INFECCIOSAS DE LA CADERA

Osteomielitis: infección ósea; más frecuente en niños de 0 a 5 años; las ubicaciones más frecuentes son la parte distal del fémur y la parte proximal de la tibia.

Las infecciones bacterianas, como las ocasionadas por *Staphylococcus*, *Escherichia coli* y *Streptococcus*, se propagan a través de la sangre.

Articulación séptica:

- Puede ocurrir con o sin osteomielitis.
- Infección bacteriana en la articulación; puede causar destrucción articular y, por lo tanto, deformidad.
- La cadera es la articulación más frecuente.

DISPLASIA CONGÉNITA DE CADERA/DISPLASIA DEL DESARROLLO DE LA CADERA

El acetábulo y la cabeza del fémur no están alineados de forma normal.

Ocurre con mayor frecuencia en las niñas y en la cadera izquierda.

Los problemas asociados incluyen tortícolis cervical, escoliosis postural, deformidades faciales, metatarso aducto y calcáneo valgo.

Tipos (tabla 2-20)

TABLA 2-20 Displasia del desarrollo de la cadera	
Tipo	**Definición**
Displasia	El acetábulo puede estar poco profundo o ser pequeño con bordes laterales deficientes; puede ocurrir solo o con cualquier nivel de deformidad o de desplazamiento femoral
Subluxable	La cabeza del fémur puede estar parcialmente desplazada hacia el borde del acetábulo; se desliza lateralmente, pero no en su totalidad fuera de la cavidad
Luxable	La cabeza del fémur está dentro del receptáculo, pero puede desplazarse completamente fuera del acetábulo con presión manual
Luxada	La cabeza femoral se encuentra completamente fuera de la cavidad de la cadera pero puede reducirse con presión manual
Teratológica	La cabeza femoral se encuentra completamente fuera del acetábulo y no puede reducirse con presión manual; la deformidad de las superficies articulares es significativa; suele estar relacionada con otra anomalía grave del desarrollo, como artrogriposis o mielomeningocele

Adaptada con autorización de Ratliffe, K. T. (1998). *Clinical Pediatric Physical Therapy: Guía para el equipo de fisioterapia* (p. 78). St. Louis: Mosby. Copyright © 1998 Elsevier.

ARTROGRIPOSIS (CONTRACTURAS CONGÉNITAS MÚLTIPLES)

Contracturas articulares debidas a acinesia o discinesia intrauterina; pueden ser neurógenas o miógenas.

Varias articulaciones; no progresiva y simétrica.

Contracturas en lactantes a menudo acompañadas de luxación de cadera, pie zambo y atrofia muscular generalizada.

La extensión y la gravedad pueden variar.

Amioplasia

Tipo más frecuente, caracterizado por falta de desarrollo muscular, contracturas y deformidades articulares, tejido fibroso denso en lugar de músculo.

Artrogriposis distal

Afecta manos y pies principalmente y la AdM es limitada.

Artrogriposis clásica

Afecta los brazos y las piernas en distintos grados y con contracturas articulares y debilidad muscular (tabla 2-21).

Artrogriposis sindrómica

Afecta los órganos internos y el sistema musculoesquelético.

TABLA 2-21 Artrogriposis		
	Tipo 1	**Tipo 2**
Cadera	Abducción, rotación externa	Flexión, luxación
Rodilla	Flexión	Extensión
Pie	Pie equinovaro	Pie equinovaro
Hombro	Rotación interna	Rotación interna
Codo	Extensión	Flexión
Muñeca	Flexión, desviación cubital	Flexión, desviación cubital
Trastornos asociados	Escoliosis, cardiopatías congénitas, anomalías faciales, problemas respiratorios, hernias abdominales, trastornos de la alimentación	

ARTRITIS REUMATOIDE JUVENIL

Enfermedad reumática crónica más frecuente en la infancia.

Grupo de enfermedades caracterizadas por la inflamación crónica de las articulaciones.

Sistémica

Afectación multisistémica: pericarditis, miocarditis y hepatoesplenomegalia.

Múltiples dolores articulares.

Inflamación articular.

Forma menos frecuente.

Poliarticular

Afectación generalmente unilateral de cinco o más articulaciones.

Suelen afectar las rodillas y los tobillos.

Más prominente en las niñas.

Puede provocar artritis reumatoide en la edad adulta.

Grupos

Inicio temprano: desarrolla síntomas entre 1 y 3 años de edad.

Adolescencia temprana: desarrolla síntomas alrededor de la pubertad y tiene peor pronóstico.

Pauciarticular

Tipo más frecuente.

Afectación de cuatro articulaciones o menos.

Típicamente, afectación de la articulación de la cadera que puede progresar hacia la pelvis y la columna vertebral: espondiloartropatía (tabla 2-22).

La marcha suele estar afectada en la forma poliarticular.

Limitaciones en función del dolor y la movilidad.

Subgrupos

- Mujeres a partir de 4 años:
  - Alto riesgo de ceguera secundaria a la inflamación crónica del iris.
  - Puede incluir discrepancia en la longitud de las piernas y subluxación.
  - Puede evolucionar a la forma poliarticular.
- Varones a partir de los 10 años.

TABLA 2-22 Espondiloartropatías infantil		
Espondiloartropatías	Edad de inicio	Descripción y abordajes terapéuticos habituales
Espondilitis anquilosante	Adolescencia (chicos > chicas)	Puede comenzar con artritis pauciarticular en la infancia o dolor de espalda en la adolescencia; puede derivar en artritis general y, en casos graves, en anquilosis o fusión de la columna vertebral; el tratamiento incluye fármacos similares a los utilizados en la artritis reumatoide juvenil para disminuir la inflamación; natación y ejercicio suave para mantener la amplitud de movimiento y la fuerza
Artritis psoriásica	9-10 años (niñas > niños)	Afecta sobre todo las articulaciones distales de las manos con psoriasis; suele ser leve, pero puede causar destrucción general de las articulaciones
Artritis reactiva (síndrome de Reiter)	Variable	Uretritis, alteraciones oculares y artritis; puede ser una enfermedad breve con recuperación completa o tener secuelas a largo plazo
Enfermedad intestinal inflamatoria	Variable	La artritis puede ser el síntoma de presentación en los niños con colitis ulcerosa o enfermedad de Crohn: calambres abdominales, diarrea, pérdida de peso, fiebre inexplicable y artritis pauciarticular; pueden aparecer articulaciones sépticas, especialmente la cadera

Adaptada con autorización de Ratliffe, K. T. (1998). *Clinical Pediatric Physical Therapy: A Guide for the Physical Therapy Team* (p. 119). St. Louis: Mosby. Copyright © 1998 Elsevier.

Tortícolis

Flexión lateral exagerada de la cabeza hacia un lado con rotación hacia el lado opuesto debido al acortamiento del esternocleidomastoideo.

Puede asociarse a hipotonía y escoliosis.

A menudo asociada a malformaciones craneales (plagiocefalia, braquicefalia, dolicocefalia).

Suele deberse a posturas anómalas ya sea en el útero o en las etapas neonatal o infantil, pero también puede deberse a problemas visuales, seudotumores, hematomas o traumatismos del nacimiento.

DEFICIENCIAS EN LAS EXTREMIDADES

Causas

Congénita: por lo general, es el resultado de un mal desarrollo de las extremidades que se produce en torno a las 4 y 7 semanas de gestación.

Bandas amnióticas: causadas por daños en el amnios que produce bandas fibrosas que pueden atrapar partes del bebé en desarrollo. La irrigación sanguínea disminuye y estas áreas pueden desarrollarse de forma anómala.

Osteosarcoma: cáncer de hueso más frecuente en los pacientes pediátricos; se produce con mayor frecuencia en la epífisis de los huesos largos, principalmente el fémur.

Traumatismos.

Genética: asociada a polidactilia y ectrodactilia.

Tipos (tabla 2-23)

TABLA 2-23 Deficiencias en las extremidades	
Tipo	**Deficiencia**
Aquiria	Ausencia de una mano
Amelia o ectromelia	Ausencia total de una extremidad
Apodia	Ausencia del pie
Ectrodactilia	Ausencia parcial o total de un dedo; también se refiere a la hendidura de la mano o del pie en la que dos o más dedos están fusionados, dejando una abertura central
Hemimelia o mermelia	Ausencia de alguna parte de una extremidad; se refiere a déficits leves o moderados de las extremidades
Déficit intercalar de las extremidades	Solo está afectada la parte media de la extremidad
Focomelia	La parte proximal de la extremidad está ausente y la parte distal está unida más arriba de lo habitual (p. ej., la mano puede estar unida al hombro)
Polidactilia	Dedos adicionales en la mano o el pie
Deficiencia femoral focal proximal	Forma parcial de focomelia en la que el eje del fémur es siempre corto, la cabeza del fémur puede no estar presente, o puede no haber conexión ósea entre la cabeza y la diáfisis femorales
Sindactilia	Los dedos están fusionados

Clasificación

Deficiencia transversal

Una extremidad se ha desarrollado hasta cierto punto según lo esperado; las estructuras después de ese punto están ausentes; principalmente unilateral.

Deficiencia longitudinal

Extremidad a la que le faltan elementos específicos sobre el eje largo.

Clasificación de Aitken de la deficiencia focal femoral proximal (tabla 2-24)

TABLA 2-24 Clasificación de Aitken de la deficiencia focal femoral proximal	
Clase	**Descripción**
A	• Cabeza del fémur presente
	• Acetábulo normal
	• Segmento femoral corto
	• Cabeza del fémur en el acetábulo
	• Fémur contiguo
	• Angulación subtrocantérica en varo
	• Posible seudoartrosis subtrocantérica
	• Cabeza femoral presente
B	• Acetábulo posiblemente displásico
	• Fémur acortado
	• Cabeza del fémur en el acetábulo
	• Conexión ósea ausente entre la cabeza y la diáfisis del fémur
	• Cabeza del fémur ausente o representada por un resto óseo (huesecillo)
C	• Acetábulo gravemente displásico
	• Fémur acortado, generalmente ahusado proximalmente
	• Cabeza del fémur fuera del acetábulo
	• Eje femoral y huesecillo posiblemente conectados por hueso
D	• Ausencia de cabeza del fémur
	• Acetábulo ausente
	• Fémur acortado y deformado
	• Conexión ausente entre el fémur y la pelvis

Reimpresa con autorización de Ratliffe, K. T. (1998). *Clinical Pediatric Physical Therapy: A Guide for the Physical Therapy Team* (p. 106). St. Louis: Mosby. Copyright © 1998 Elsevier.

DEFORMIDADES POSTURALES

Escoliosis

Curvatura lateral de la columna vertebral con o sin rotación vertebral.

Causas multifactoriales: neuromuscular, ortopédica, congénita, mala postura, idiopática.

Tipos

Véase la tabla 2-25.

Descripción

Edad de inicio

Congénita: 0-3 años.

Juvenil: 4 años hasta la pubertad.

Adolescente: durante la pubertad o poco después.

Gravedad de la curva (determinada por el método Cobb)

Leve: 0°-20°.

Moderada: 21°-40°.

Grave: > 40.

Dirección

Vértice hacia la izquierda o la derecha.

TABLA 2-25 Tipos de escoliosis	
Tipo	**Definición**
Funcional	Sin cambios estructurales
	Corregible con flexiones de la espalda hacia adelante
	Puede relacionarse con una mala postura
Idiopática	Forma más frecuente
	Más frecuente en niñas
	Causas desconocidas
Neuromuscular	Asociado a trastornos neuromusculares (PC, DM, EB)
Estructural	Cambios en las vértebras
	Menor flexibilidad
	Rotación vertebral
Traumática	Asociada a traumatismos de la columna vertebral (p. ej., fracturas, tumores)

DM: distrofia muscular; EB: espina bífida; PC: parálisis cerebral.

Ubicación

- Cervical
- Cervicotorácica
- Torácica
- Toracolumbar
- Lumbar

Cifosis

Curvatura anteroposterior de la columna vertebral causada por una mala postura o cambios estructurales, como vértebras cuneiformes, estrechamiento de los espacios intervertebrales, placas terminales vertebrales irregulares.

Un tercio de los niños tienen escoliosis concomitante.

Las características clínicas incluyen cabeza y hombros adelantados.

Lordosis

Curva anterior de la columna lumbar.

Inclinación pélvica anterior pronunciada.

A menudo se acompaña de hiperextensión de rodilla.

Suele desaparecer a los 8 años cuando se observa en preescolares.

LESIONES ORTOPÉDICAS RELACIONADAS CON LA PARTICIPACIÓN EN ACTIVIDADES DEPORTIVAS

Entre 35 y 45 millones de jóvenes (de 5 a 17 años) practican deportes organizados.

Cada vez más deportistas jóvenes presentan lesiones por sobreesfuerzo y uso excesivo.

La mayoría de las lesiones están relacionadas con el fútbol americano, el baloncesto, el béisbol/sóftbol y el fútbol.

Diferencias por sexo

Las mujeres deportistas sufren más lesiones que los hombres, sobre todo del ligamento cruzado anterior (LCA).

Tríada de la mujer deportista: interconexión entre trastornos alimentarios, osteoporosis y amenorrea.

La enfermedad de Osgood-Schlatter es más frecuente en varones púberes y en niñas púberes más jóvenes.

Mecanismo de lesión

Fuerzas externas como traumatismos y caídas; el impacto directo puede provocar fracturas, esguinces, luxaciones y lesiones por compresión.

El uso excesivo puede causar tendinitis, apofisitis, codo de las ligas menores.

El cambio rápido de dirección (anteroposterior, lateral, rotatorio) puede producir desgarros de meniscos, ligamentos, y avulsiones.

TABLA 2-26 Lesiones relacionadas con la participación en deportes de equipo frecuentes	
Fútbol soccer	Lesiones traumáticas secundarias a fuerzas externas o cambios rápidos de dirección:
	• Rotura del LCA
	• Esguinces de tobillo en inversión o eversión
	• Periostitis tibial: dolor en la parte media inferior de la pierna relacionado con diversos problemas de sobrecarga
	• Enfermedad de Osgood-Schlatter: dolor debido a la tensión sobre el tubérculo tibial
	Lesiones por aceleración/desaceleración:
	• Predominantemente en la pierna dominante (pateadora)
	• Distensiones de los músculos isquiotibiales
	• Distensiones de los músculos aductores
Fútbol americano	Fuerzas externas traumáticas:
	• Lesiones relacionadas con la posición en el campo
	• Conmociones cerebrales frecuentes (*véase* la sección «Conmoción»)
	• Lesiones del plexo braquial
	• Lesiones del LCA
Baloncesto	Predominantemente traumático, pero ciertos casos por sobreuso:
	• Rotura del LCA
	• Esguinces de tobillo laterales o mediales
	• Tendinitis rotuliana o rodilla de saltador
Béisbol y sóftbol	Sobreuso (movimientos de alta velocidad):
	• Manguito de los rotadores
	• Pinzamiento
	• Inestabilidad glenohumeral
	Lesiones por aceleración/desaceleración:
	• Distensiones, esguinces

LCA: ligamento cruzado anterior.

Lesiones frecuentes relacionadas con deportes específicos

Véase la tabla 2-26.

Lesiones frecuentes de zonas específicas del cuerpo

Cuello

Mayor incidencia en la adolescencia.

El fútbol americano es el deporte con mayor riesgo de lesión; las luchas y el rugby también se asocian a un alto riesgo de lesión cervical.

Causadas sobre todo por hiperflexión (p. ej., cabezazos en el fútbol) o hiperextensión (tacleo por la cara o la cabeza).

Columna vertebral

* Espondilólisis y espondilolistesis.
* Apofisitis.
* Plexo braquial: lesión por tracción con ardor o quemazón.

Hombro

El fútbol, el hockey y las luchas pueden aumentar la probabilidad de fractura, subluxación y luxación.

La natación, la gimnasia, el voleibol, el béisbol y el tenis tienen más probabilidades de causar lesiones por sobreuso.

- Inestabilidad multidireccional: a menudo debida a una laxitud ligamentosa generalizada.
- Hombro de las ligas menores: relativamente frecuente entre los 10 y los 16 años de edad; se genera por el uso excesivo o la tensión en el cartílago de crecimiento humeral.
- Lesiones del *labrum* superior de anterior a posterior.
- Fracturas de clavícula: pueden producirse en lactantes durante el parto o en niños mayores debido a una caída sobre el hombro o a un golpe directo.
- Separación o esguince de la articulación acromioclavicular.
- Rotura del manguito de los rotadores: se produce con mayor frecuencia en los deportes de lanzamiento o raqueta.
- Síndrome de pinzamiento del manguito de los rotadores: frecuente en deportistas menores de 25 años; común en nadadores.

Mano, codo y muñeca

La caída sobre la mano extendida es el mecanismo más frecuente de la fractura, pero también pueden producirse lesiones por el uso excesivo:

- Fractura supracondílea: frecuente en niños menores de 8 años.
- Fractura del cóndilo lateral: Salter-Harris de tipo IV.
- Codo de las ligas menores: apofisitis medial debida a una tensión extrema en valgo sobre el cartílago de crecimiento del epicóndilo medial; también puede haber compresión del lado radial.
- Codo de tenista: tensión del epicóndilo lateral.
  - Enfermedad de Panner u osteocondritis disecante: una pequeña porción de superficie articular se separa del cóndilo del codo debido a las tensiones que contribuyen a la interrupción del riego sanguíneo.
- Fractura por avulsión: una pequeña porción de hueso se desprende debido a un fuerte tirón del tendón o del ligamento.
- Apofisitis del epicóndilo medial: ocurre por las fuerzas de tracción repetitivas.
- Las lesiones en el antebrazo se ven más en animadoras y gimnastas.
- Los dedos bloqueados son muy frecuentes.

Pelvis, cadera y muslo

A menudo se observan lesiones en deportes que requieren correr, saltar, hacer esprints y cambios rápidos de dirección y velocidad, como el ballet, el hockey, el atletismo, el fútbol y el fútbol americano.

- Fractura por avulsión de la espina ilíaca anterosuperior y de la tuberosidad isquiática: una pequeña porción de hueso se desprende debido a la fuerte tracción del tendón y el ligamento.
- Dolor persistente: sospecha de deslizamiento epifisario de la cabeza del fémur que se observa con mayor frecuencia en varones adolescentes en crecimiento, en especial con sobrepeso; la cabeza del fémur se separa del resto de este hueso.
- Apofisitis:
  - Suele observarse en la cresta ilíaca, la espina ilíaca anterosuperior, la espina ilíaca anteroinferior, la apófisis isquiática y los trocánteres mayor y menor.
  - A menudo se observa en futbolistas, corredores, jugadores de fútbol, patinadores sobre hielo y bailarines.
- Fracturas pélvicas por estrés: pequeñas fisuras en el hueso por la intensidad o frecuencia excesivas de una actividad:
  - Poco frecuente.
  - Se observa en corredores.
- Desgarro del *labrum* acetabular.
- Síndrome de la cadera quebradiza: se observa en bailarines, patinadores sobre hielo y gimnastas debido a múltiples causas potenciales en las estructuras anteriores de la cadera.
- Pinzamiento femoroacetabular.
- Bursitis trocantérea.
- Necrosis avascular de la cabeza femoral: se observa en atletas jóvenes (de 5 a 12 años).
- Contusión de la cresta ilíaca: equimosis en la cresta. Se observa en el hockey y el fútbol.
- Variedad de lesiones de tejidos blandos y distensiones.

Rodilla

Lesiones de ligamentos:

- Ligamento colateral medial (LCM), LCA, ligamento colateral lateral

Fracturas:

- Avulsión de la espina tibial: puede parecer una lesión del LCA.
- Fractura por avulsión de la manga de cartílago.

- Tubérculo tibial: la enfermedad de Osgood-Schlatter preexistente es frecuente.
- La epífisis distal medial del fémur puede simular una lesión del LCM.

Uso excesivo:

- Enfermedad de Osgood-Schlatter: dolor anterior de rodilla en el tubérculo tibial.
- Síndrome de Sinding-Larsen-Johannson: dolor en el polo inferior de la rótula.
- Síndrome de dolor rotulofemoral: debido a inestabilidad rotuliana.
- Lesiones intraarticulares: las roturas de menisco pueden deberse a movimientos rotatorios bruscos.
- Menisco discoide: desgarro del menisco debido a su forma atípica; suele observarse en el menisco lateral.
- Síndrome de fricción de la banda iliotibial o rodilla de corredor: inflamación en la parte lateral de la rodilla relacionada con la alineación atípica de alguna estructura.
- Síndrome de la plica: dolor anteromedial debido a la irritación del tejido sinovial.

Tobillo y pie

Uso excesivo:

- Fracturas por estrés: pequeñas fisuras en el hueso debidas a la intensidad o frecuencia excesivas de una actividad.
- Síndrome compartimental.
- Enfermedad de Sever: dolor en el talón en edades comprendidas entre los 7 y 15 años debido a la inflamación de la inserción del tendón de Aquiles en el calcáneo.
- Hiperextensión del dedo gordo: relacionado con la hiperextensión del dedo gordo del pie que provoca la inflamación de los ligamentos.
- Las lesiones de tobillo, como el esguince lateral de tobillo, son las más frecuentes en el deporte.
- Fractura por avulsión: se desprende una pequeña porción de hueso debido a un fuerte tirón del tendón o el ligamento.

TRASTORNOS NEUROLÓGICOS

CONMOCIÓN

Debido a fuerzas biomecánicas (compresión, cizallamiento o tracción) en el cerebro.

Los síntomas pueden ser inmediatos o evolucionar con el tiempo.

Puede provocar pérdida del conocimiento.

El diagnóstico se realiza tras la aparición o el empeoramiento de:

- Pérdida o disminución del conocimiento.
- Pérdida de memoria sobre las circunstancias de la lesión.
- Alternancia del estado mental.
- Sintomatología según la OMS: dolor de cabeza, mareos, fatiga, irritabilidad, ansiedad, náuseas o vómitos, insomnio, disminución de la concentración, sensibilidad a la luz y al sonido.

Puede tener implicaciones de por vida: pérdida de cognición o déficits motores.

Dependiendo de la gravedad, puede causar hemorragia intracraneal.

LESIONES DEL PLEXO BRAQUIAL

Lesión por compresión o tracción del plexo braquial, por lo general unilateral.

Puede ser secundario a un traumatismo en el hombro debido a acontecimientos prenatales o posnatales o a anomalías como una costilla cervical o en las vértebras torácicas.

Se asocia con mayor frecuencia a un proceso de parto difícil.

Los síntomas pueden ir desde la inflamación de la vaina neural hasta la avulsión total de las raíces nerviosas de la médula espinal, lo que interrumpe la transmisión de los impulsos sensoriales o motores.

La electromiografía es útil para determinar la extensión del daño nervioso; el pronóstico está relacionado con la gravedad de la lesión más que con la extensión de la afectación y es favorable en la mayoría de los casos.

Pueden coexistir fracturas de clavícula o húmero, luxación de hombro y lesiones del nervio facial o frénico.

La afectación sensorial suele estar presente; sin embargo, puede no corresponder con la afectación motora y es difícil de evaluar en los lactantes.

- Respuesta al pinchazo: útil para determinar la pérdida basal y la recuperación de la función.
- Dado que la piel denervada no se arruga en el agua, la presencia de arrugas tras la «prueba de la arruga» (inmersión en agua durante 30 min a 40 °C) puede servir para vigilar la recuperación sensorial.

Tipos (tabla 2-27)

TABLA 2-27 Lesiones del plexo braquial	
Parálisis de Erb	Las lesiones del plexo superior en las raíces nerviosas C5 y C6 pueden causar debilidad o parálisis en los músculos elevadores de la escápula, los músculos romboides, deltoides, serrato anterior, supraespinoso, infraespinoso, bíceps, braquial, braquiorradial, supinador y extensores de la muñeca, los dedos y el pulgar
Parálisis de Klumpke	Las lesiones del plexo inferior en C7, C8 y T1 pueden producir debilidad distal o parálisis en los flexores y extensores de la muñeca y los dedos, así corno en los músculos intrínsecos de la mano
Parálisis de Erb-Klumpke	Afectación mixta: puede incluir algunas o todas las raíces de C5 a T1; la debilidad muscular o la parálisis dependen de qué raíces estén incluidas

Limitaciones

Dependen de la gravedad y el alcance de las alteraciones sensoriales y motoras del brazo afectado y de la presencia de afecciones asociadas.

Los lactantes pueden recuperarse espontáneamente de las lesiones por tracción, mientras que la recuperación de las lesiones por avulsión puede ser limitada; si la resolución no se produce en un plazo de 4 meses, el pronóstico de recuperación completa es poco probable.

La subluxación y las contracturas del hombro pueden desarrollarse de forma secundaria a un desequilibrio muscular según el siguiente patrón general: aducción y rotación interna glenohumeral, extensión del codo, pronación del antebrazo, flexión de la muñeca y de los dedos.

HIDROCEFALIA

Acumulación de líquido cefalorraquídeo en el cerebro debido a la interrupción de su flujo normal.

La mayoría de los niños con espina bífida tienen hidrocefalia, a menudo debida a la malformación de Arnold-Chiari de tipo II.

Para drenar el líquido, se hace una derivación ventriculoperitoneal (ventrículo a peritoneo) o ventriculoauricular (ventrículo a aurícula del corazón).

Signos de malformación en la derivación:

* Irritabilidad
* Vómitos
* Letargia
* Fiebre
* Ojos saltones
* Cambio en el comportamiento, coordinación motora, tono, apetito, control de esfínteres
* Actividad convulsiva

TRASTORNOS CONVULSIVOS

La epilepsia es una afección por convulsiones repetidas no atribuibles a un origen en particular.

Es causada por una actividad cerebral anómala.

Período generalmente autolimitado (menos de 2 min) que puede incluir inconsciencia, mirada fija, cambios en el comportamiento, la sensibilidad o la función autonómica, o movimientos involuntarios.

Estado epiléptico: enfermedad potencialmente mortal en la que una crisis no cesa por sí sola al cabo de 5 min o la persona experimenta convulsiones repetidas en un plazo de 5 min. Está indicada una intervención médica de urgencia.

Las crisis epilépticas están asociadas a muchas discapacidades neurológicas, pero pueden ser independientes de otras afecciones; un gran porcentaje de niños con discapacidades del desarrollo padecen epilepsia.

Las convulsiones febriles son aisladas y están relacionadas con un paciente que tiene fiebre alta debido a una infección o después de una vacuna. Más frecuente en niños de 6 meses a 3 años de edad.

Para la clasificación de las crisis y convulsiones, *véanse* las tablas 2-28 y 2-29.

Espasmo infantil (síndrome de West, epilepsia mioclónica infantil)

Comienza alrededor de los 3 a 8 meses de edad; en la mayoría de los casos se detiene a los 4 años, pero puede evolucionar a otros tipos de epilepsia.

Por lo general, se produce en sacudidas en conjunto con flexión hacia delante de la cintura.

Ocurre a menudo al despertar.

Son frecuentes el retraso en el neurodesarrollo y la regresión de las habilidades.

Síndrome de Dravet

Comienza en pacientes en apariencia sanos en torno al año de edad.

El 80% de los niños diagnosticados tienen relación con una mutación en el gen *SCN1A*.

Por lo general se caracteriza por convulsiones mioclónicas frecuentes que pueden comenzar durante episodios de fiebre; pueden observarse convulsiones prolongadas (2-5 min o más) y varios tipos de convulsiones.

Puede producirse retraso en el desarrollo.

Entre las posibles características se incluyen bajo tono muscular, pies pronados, marcha agachada en niños mayores, marcha inestable o atáxica y trastornos de la integración sensorial.

Puede haber varios factores desencadenantes, como luces intermitentes, patrones visuales, cambios en la temperatura corporal, estrés y ansiedad o alguna enfermedad en general.

Las crisis pueden provocar estados epilépticos y la mortalidad repentina es mayor de lo que se observa en otros síndromes epilépticos.

TABLA 2-28 Liga Internacional contra la Epilepsia: clasificación de los tipos de crisis, versión ampliada (2017)		
Inicio focal	**Inicio generalizado**	**Inicio desconocido**
• Estado de consciencia	• Motoras	• Tónico-clónicas
• Deterioro de la consciencia	• Tónico-clónicas	• Espasmos epilépticos
	• Clónicas	
	• Tónicas	
	• Mioclónicas	
	• Mioclónicas-tónicas-clónicas	
	• Mioclónicas-atónicas	
	• Atónicas	
	• Espasmos epilépticos	
Con componente motor	**Sin componente motor**	**Sin componente motor**
• Automatismos atónicos[1]	• Típicas	• Detención por conducta
• Clónicas	• Atípicas	
• Espasmos epilépticos[1]	• Mioclónicas	
• Hipercinéticas	• Mioclonía del párpado	
• Mioclónicas		
Sin componente motor		
• Autonómicas		
• Detención por conducta		
• Cognitivas		
• Emocionales		
• Sensoriales		
Tónico-clónicas de focal a bilateral		Sin clasificar[2]

[1]*No se especifica el grado de consciencia.*
[2]*Debido a información inadecuada o a la imposibilidad de clasificarla en otras categorías.*

TABLA 2-29 Clasificación de las crisis epilépticas antes del 2017	
Clasificación internacional	**Manifestaciones**
Crisis generalizadas	Convulsiones generalizadas en todo el cuerpo; casi siempre implican una pérdida de consciencia; afectan a toda la corteza
Crisis tónico-clónicas	Comienzan con la contracción tónica (rigidez) del cuerpo, seguida de movimientos clónicos (sacudidas) del cuerpo; después, letargia o sueño
Crisis tónicas	Rigidez de todo el cuerpo; pueden provocar una caída inmediata
Crisis clónicas	Las sacudidas mioclónicas comienzan y se detienen bruscamente para después repetirse; generalmente son del cuello, la cara y los brazos
Crisis atónicas (acinéticas)	Falta repentina de tono muscular o falta de movimiento; pueden provocar una caída inmediata
Crisis de ausencia	Parpadeo, mirada fija o pequeños movimientos de los labios que duran unos segundos; pueden incluir una breve pérdida de la consciencia
Crisis mioclónicas	Las crisis de ausencia atípicas pueden durar más tiempo y la persona puede responder parcialmente durante el episodio
	Contracciones repetidas en brazos y piernas
Crisis focales (parciales)	Convulsiones no generalizadas de todo el cuerpo; con base en una parte o lado del cerebro; una variedad de síntomas sensoriales o motores pueden acompañar a este tipo de convulsiones
Crisis parciales simples	No hay pérdida de consciencia; las sacudidas pueden comenzar en una pequeña parte del cuerpo y extenderse a otras partes; suelen limitarse a la mitad del cuerpo
Crisis parciales complejas	El aura sensorial puede preceder a una crisis motora
	La pérdida de consciencia se produce durante la crisis; puede desarrollarse a partir de una crisis parcial simple o convertirse en una crisis generalizada; puede incluir automatismos como relamer los labios, mirar fijamente o reír
Crisis no clasificadas	Convulsiones que no encajan en las categorías anteriores, incluidas las convulsiones neonatales asociadas a lactantes prematuros y a convulsiones febriles

Adaptada con autorización de Ratliffe, K. T. (1998). *Clinical Pediatric Physical Therapy: A Guide for the Physical Therapy Team* (p. 410). St Louis: Mosby. Copyright © 1998 Elsevier.

Síndrome de Lennox-Gastaut

Patrón convulsivo mixto (atónico; riesgo de caída; tónico; ausencia atípica o tónico-clónico).

Suele afectar a niños con antecedentes de espasmo infantil.

Comienza entre los 2 y los 6 años de edad.

Difícil de controlar con medicamentos.

Resultan frecuentes la pérdida de habilidades del desarrollo, los problemas de comportamiento y las discapacidades intelectuales.

SÍNDROMES NEUROCUTÁNEOS

Trastornos de base genética con alteraciones del SNC y anomalías cutáneas.

Neurofibromatosis

Trastorno autosómico dominante caracterizado por el crecimiento de tumores periféricos benignos en las vainas nerviosas y que se hacen más numerosos con la edad. Puede diagnosticarse en la primera infancia. La esperanza de vida es promedio en la mayoría de los casos. Actualmente, la clasificación incluye tres tipos (tabla 2-30).

Esclerosis tuberosa

Anomalías cutáneas:

- Marcas de nacimiento blancas despigmentadas
- Manchas café con leche

Anomalías del SNC:

* Tubérculos: grandes áreas desorganizadas de la corteza y de la sustancia blanca.
* Los trastornos asociados incluyen tumores gliales, hidrocefalia y tumores retinianos.
* El 90% de los pacientes desarrollan convulsiones.

TABLA 2-30 Neurofibromatosis	
NF1	Ocurre en 1 de cada 3000 nacimientos
Von Recklinghausen	Múltiples (seis o más) manchas color café con leche
	Pecas en las axilas o las ingles
	Neurofibromas (dos o más) debajo o sobre la piel; neurofibromas plexiformes
	Deformación del hueso esfenoides, escoliosis o arqueamiento tibial o peroneo
	Cabeza grande u otras diferencias de tamaño óseo
	Nódulos de Lisch (en el iris de los ojos) o gliomas ópticos
	La hidrocefalia es posible, al igual que las convulsiones
	Hipertensión
	Osteoporosis o seudoartrosis debidas a fracturas incompletamente curadas en la parte inferior de la pierna o el brazo
	Ligero aumento del riesgo de tumores malignos cerebrales o de otras zonas del sistema nervioso
	Escoliosis
	Mayor riesgo de otros tumores malignos y benignos
	Es posible que se produzcan anomalías cardiovasculares
	Alrededor del 50% de los niños tendrán problemas de aprendizaje u otras dificultades de desarrollo (p. ej., atención, comportamiento, lenguaje, motricidad fina y gruesa, percepción visual o funciones ejecutivas)
NF2	Se presenta en 1 de cada 25000 nacimientos
Neurinomas del acústico bilaterales	Neurinomas del acústico bilaterales (schwannomas) que pueden afectar indirectamente a zonas cercanas (nervios ópticos y faciales o tronco encefálico)
	El signo distintivo son los tumores de crecimiento lento en el octavo nervio craneal que causan pérdida de audición (a menudo el primer signo en adolescentes o adultos jóvenes), así como zumbidos en los oídos, problemas de equilibrio y dolores de cabeza
	Cataratas y otras anomalías oculares
	Puede haber manchas color café con leche
	Riesgo de desarrollar otros tumores del sistema nervioso (meningiomas y tumores gliales)
	Pueden desarrollarse otros schwannomas y causar debilidad en piernas o brazos
	Pequeños tumores cutáneos
	Pueden desarrollarse tumores malignos
Schwannomatosis	Se presenta en 1 de cada 40000 nacimientos
	Similar a la NF2, pero sin la afectación del nervio vestibulococlear (NC VIII)
	Se caracteriza por el dolor crónico
	Pueden desarrollarse neuropatías periféricas (debilidad distal, hormigueo o atrofia)
	Por lo general, no se asocia a otras neoplasias malignas ni a problemas de aprendizaje

Síndrome de Sturge-Weber

Causado por una mutación posconcepcional en el gen *GNAQ*.

Mancha color vino congénita debida a angiomas venosos, que es una anomalía benigna de los vasos sanguíneos en la cara y cerca de los ojos; también es posible en el cerebro, lo que provoca problemas en el SNC.

Las convulsiones y el glaucoma son complicaciones frecuentes.

Retraso en el desarrollo, dificultades cognitivas, debilidad muscular o hemiplejía, TDAH, DA y, posiblemente, estrabismo.

ENCEFALOPATÍA HIPÓXICO-ISQUÉMICA

Asfixia: hipoxia (falta de oxígeno) con isquemia (falta de circulación y acidosis).
Requiere reanimación.

Causas

Placenta previa.
Desprendimiento de placenta.
Prolapso del cordón.
Desproporción cefalopélvica.
Parto prolongado.

Patrones de anomalías

Infartos limítrofes

Reducción generalizada del flujo sanguíneo cerebral.
Zona limítrofe.
Grave: provoca tetraplejía espástica con discapacidad intelectual.
Sutil: TDAH, DA.

Infartos focales

Arteria cerebral principal obstruida.
Suele provocar hemiplejía.

Área hipodensa difusa

Hipoxia prolongada.
Puede desarrollar múltiples quistes o atrofia generalizada.
Daños generalizados: tetraplejía espástica, discapacidad intelectual, trastorno convulsivo.

Piel marmórea

Hipoxia en los núcleos basales: PC atetoide.

Pronóstico

El pronóstico se correlaciona con la gravedad de los síntomas clínicos.
Síndrome neonatal leve: sin problemas neurológicos.
Síndrome neonatal grave: el 75% morirá (especialmente si hay convulsiones o coma); los supervivientes padecerán tetraplejía espástica con discapacidad intelectual.

LESIÓN CEREBRAL TRAUMÁTICA

Traumatismo que provoca un cambio en el estado de consciencia o una anomalía anatómica.

Causas

Accidentes: automovilísticos, deportivos, recreativos y cuasiahogamiento.
Caídas.
Ataques: heridas de bala, peleas y maltrato infantil.

Tipos (cuadro 2-3)

Depende de la fuerza que haya causado la lesión.
Impacto y contacto: lesiones del cuero cabelludo, fracturas de cráneo, hematomas cerebrales focales, hematomas epidérmicos.
Inercial: movimiento dentro del cráneo que crea fuerzas de cizallamiento que desgarran las fibras nerviosas y los vasos sanguíneos.

CUADRO 2-3 Tipos de lesión cerebral traumática

Lesiones en el cuero cabelludo y el cráneo
Contusiones cerebrales
Hematomas epidurales
Conmoción
Lesiones axonales difusas
Hematomas subdurales agudos

Traumatismo craneoencefálico abierto: herida que expone el cerebro al entorno; menos frecuente.

Lesión cerrada:

- Lesión directa: golpe-contragolpe.
- Fuerzas de cizallamiento: las más graves.

Recuperación

Ocho etapas de recuperación (Rancho Los Amigos):

1. No responde.
2. Respuestas generalizadas.
3. Respuestas localizadas.
4. Confusión y agitación; recuperación gradual de las capacidades cognitivas y funcionales.
5. Confundido, comportamiento inapropiado y no agitado.
6. Confundido, comportamiento apropiado.
7. Automático apropiado.
8. Apropiado y con propósito: puede seguir teniendo dificultades en la resolución de problemas, la tolerancia al estrés y el razonamiento abstracto.

Pronóstico

Duración del coma: a menor duración, mejor pronóstico.

Duración de la amnesia postraumática: a menor duración, mejor pronóstico.

CUASIAHOGAMIENTO

Supervivencia al menos 24 h tras la inmersión en el líquido.

Manifestaciones clínicas

Hipoxia.

Sumergido menos de 5 min: buen pronóstico.

Sumergido más de 10 min: probable deterioro neurológico.

- Coma
- Convulsiones
- Posturas anómalas, espasticidad y rigidez
- Deterioro cognitivo

LESIÓN DE LA MÉDULA ESPINAL

La causa más frecuente es un accidente de tránsito; mayores probabilidades de sufrir lesiones cervicales.

El tipo de lesión se caracteriza por el nivel y el grado de la lesión.

Efectos funcionales (tabla 2-31)

TABLA 2-31 Efectos funcionales de las lesiones de la médula espinal por nivel de lesión		
Segmento medular intacto más alto	**Características**	**Resultado funcional**
C1-C3	• Ausencia de control musculoes-quelético voluntario por debajo de la barbilla	• Posición cómoda y neutral en sedestación, con bandeja de ventilación
C4	• Parálisis respiratoria completa • Puede haber bradicardia, taquicardia o vómitos • Movimientos del cuello intactos • Ausencia de función voluntaria de los miembros superiores, el tronco o los miembros inferiores • Dependencia de un ventilador para respirar	• Uso de un mecanismo de control (aspiración y soplo) para la movilidad eléctrica (el control con la barbilla es posible en caso de lesión en C4), control del entorno; palanca bucal para tareas funcionales • Acceso conmutado para ordenadores
C5 Los músculos inervados incluyen el deltoides (parcialmente), el bíceps, la mayoría de los músculos del manguito de los rotadores y el diafragma	• Abducción, flexión y extensión del hombro y cierta flexión del codo • Respiración abdominal por detenimiento de músculos respiratorios accesorios; escasa reserva respiratoria • No puede darse la vuelta o sentarse sin ayuda • Respiración abdominal	• Adaptación de mecanismo de joystick en silla de ruedas eléctrica y dispositivos de control del entorno • Transferencia asistida con pivoteo de pie • Uso de dispositivos adaptados para asearse, autoalimentarse y acceder al ordenador • Los niños mayores a veces pueden aliviar la presión por su cuenta enganchando el brazo e inclinándose, si los bíceps son lo suficientemente fuertes
C6 Los músculos inervados son el pectoral mayor, el serrato anterior y el dorsal ancho. Deltoides y braquiorradial, completos; tríceps, parcialmente	• Buena flexión del codo • Aducción y rotación interna del hombro • Extensión de la muñeca • Respiración abdominal	• Desplazamiento manual con silla de ruedas • Alivio de presión de forma independiente • Traslados con asistencia y tabla deslizante • Ayuda a vestirse y a realizar transferencias pivotadas de pie • Utiliza un manguito universal para escribir, comer y utilizar el teclado
C7 Los músculos inervados incluyen el tríceps, los músculos flexores y extensores de los dedos, los músculos depresores de los hombros	• Levantamiento del peso del cuerpo utilizando los depresores de los hombros • Prensión y liberación débiles y mala coordinación	• Propulsión manual e independiente de la silla de ruedas • Traslados con asistencia mínima • Vendaje de los miembros inferiores con asistencia mínima • Se da la vuelta, se sienta de forma independiente
T1-T10 Los músculos inervados son todos los músculos de los miembros superiores y los músculos del tronco por encima del nivel de la lesión	• Uso completo de los miembros superiores • Mal equilibrio del tronco • Pueden utilizarse aparatos ortopédicos para estar de pie	• Movilidad manual autónoma en silla de ruedas • Conducir coche o furgoneta con mandos manuales • Alivio independiente de presión
T10-L2 Los músculos inervados incluyen a los abdominales y los del tronco superior	• Buen equilibrio del tronco • Buena reserva respiratoria • Puede realizar una elevación de cadera moderada utilizando los músculos oblicuo externo y dorsal ancho	• Deambulación con ortesis largas bilaterales y muletas (demandante) • Mantenerse de pie o caminar de forma funcional en los espacios reducidos de la escuela • Uso independiente de la silla de ruedas

(continúa)

TABLA 2-31 Efectos funcionales de las lesiones de la médula espinal por nivel de lesión *(continuación)*		
Segmento medular intacto más alto	Características	Resultado funcional
L3 o inferior Los músculos inervados son el cuádriceps; los glúteos y los isquiotibiales, parcialmente; los músculos de los miembros inferiores, en función del nivel de la lesión	• Control deficiente de los tobillos • Puede haber lordosis lumbar	• Deambula bien, puede utilizar ortesis cortas en las piernas, andadera, muletas o bastón y ortesis tobillo-pie • No puede utilizar silla de ruedas • Puede tener dificultades para levantarse después de estar sentado

Adaptada con autorización de Ratliffe, K. T. (1998). *Clinical Pediatric Physical Therapy: A Guide for the Physical Therapy Team* (pp. 288–289). St. Louis: Mosby. Copyright © 1998 Elsevier.

Tipos

Escala de discapacidad de la American Spinal Injury Association

Nivel A: lesión completa; sin función motora o sensorial por debajo de S4-S5.

Nivel B: lesión incompleta; función sensorial pero no motora por debajo de S4-S5.

Nivel C: lesión incompleta; funcionamiento motor y sensorial; fuerza por debajo del grado 3.

Nivel D: lesión incompleta; fuerza superior a 3 por debajo de la lesión.

Nivel E: recuperación completa del funcionamiento sensorial y motor.

Síndrome de Brown-Séquard

Lesión de la mitad de la médula espinal.

Da como resultado hemiplejía.

Vías del dolor y la temperatura dañadas en el lado opuesto.

Síndrome del cordón anterior

Función motora y sensibilidad intactas excepto propiocepción, cinestesia, vibración; generalmente causada por luxación parcial o fractura de la columna cervical.

La alteración sensorial provoca incapacidad para caminar o controlar los esfínteres.

Síndrome del cordón central

Aumento de la discapacidad en las funciones sensoriales, especialmente el dolor y la temperatura.

Discapacidad motora que resulta mayor en el miembro superior que en el inferior.

Etapas de recuperación

Etapa 1: ausencia de reflejos, flacidez, pérdida de sensibilidad, disfunción autonómica, síndrome de choque medular (1-6 semanas).

Fase 2: aumento de la espasticidad, retorno neurológico, disreflexia autonómica.

Fase 3: estabilización de la pérdida y recuperación de las funciones.

PARÁLISIS CEREBRAL

Falta persistente de control postural con movimiento escaso.

Debido a daños no progresivos del SNC antes de los 3 años de edad.

De origen prenatal, perinatal o posnatal.

Encefalopatía estática que puede conducir al desarrollo de limitaciones neuromusculoesqueléticas progresivas.

Puede deberse a infección, traumatismos, hipoxia craneal o consanguinidad.

A menudo asociada a insuficiencia placentaria, prematuridad, hemorragia intraventricular de grado III o IV o LPV.

El diagnóstico es difícil durante la lactancia: a menudo se diagnostica entre los 8 y los 12 meses de edad.

Categorías descriptivas de la parálisis cerebral (tablas 2-32 a 2-34)

TABLA 2-32 Parálisis cerebral descrita según el tono muscular	
Espástica	Aumento del tono muscular, por lo general en la musculatura antigravitatoria
	El desequilibrio muscular en las articulaciones puede provocar limitaciones en la amplitud de movimiento de muchas articulaciones
Atáxica	Disminución generalizada del tono muscular; inicialmente se puede diagnosticar al lactante el «síndrome del bebé flácido»
	Base de sustentación amplia característica en las posiciones que soportan peso
	Ataxia y descoordinación provocadas por la disminución de la base de sustentación a medida que el menor adopta posturas más erguidas
	Ocasionalmente se presentan contracturas durante la abducción de la cadera
	Puede asociarse a un seguimiento visual deficiente y a un retraso en el habla
	Alta asociación con el desarrollo cerebeloso anómalo
Atetoide	Movimientos asociados a inestabilidad postural y tono muscular fluctuante, especialmente evidentes durante el habla, la alimentación y las actividades de los miembros superiores
	Alta asociación con incompatibilidad Rh materno-infantil e hiperbilirrubinemia
	Capacidad cognitiva dentro de los límites esperados
	Puede haber pérdida de audición
Mixta	Por lo general, denota la presencia de atetosis y espasticidad, pero puede utilizarse para describir otras combinaciones

TABLA 2-33 Parálisis cerebral descrita según la distribución	
Diplejía	Afectación, principalmente de los miembros inferiores
	Marcha caracterizada por longitud de zancada corta, aducción y rotación interna excesivas de la cadera y flexión plantar del tobillo
	Movimientos recíprocos de los miembros inferiores en el gateo y disociación en todas las posiciones difíciles de alcanzar
	Alta asociación con la prematuridad
	Vinculada con dificultades motoras orales, déficits visuales y problemas de aprendizaje
Tetraplejía	Afectación de las cuatro extremidades, así como de la musculatura de garganta, cuello y tronco
	La hipotonía neonatal y la dificultad para alimentarse pueden ser los primeros síntomas; a menudo, la hipotonía evoluciona gradualmente hacia el desequilibrio muscular y la espasticidad durante el primer año
	Indicadores neuromotores para la intervención anticipada: posición hiperextendida de la cabeza en decúbito prono acompañada de escasa capacidad para flexionar o enderezar la cabeza en decúbito supino, codos flexionados y colocados muy por detrás de los hombros en decúbito prono acompañados de incapacidad para alcanzar o extender las manos hasta la línea media en decúbito supino; escaso movimiento aislado de los dedos, piernas extendidas con mínima dorsiflexión de los tobillos
	Puede asociarse a convulsiones, subluxación de cadera, déficits cognitivos, visuales, auditivos y motores orales, así como a una mala nutrición
Hemiplejía	Un lado del cuerpo afectado, especialmente el tronco y las extremidades
	El menor a menudo tiende a ignorar el lado afectado y a compensar con el lado opuesto
	Retraso leve en el desarrollo motor, si existe
	Es frecuente la deformidad en equino secundaria al acortamiento de los tendones de Aquiles, que puede reducirse al mínimo mediante una intervención anticipada
	Un mayor esfuerzo con el lado no afectado puede provocar reacciones asociadas: retracción escapular del miembro superior, rotación externa del hombro, flexión del codo, aducción del miembro inferior, rotación interna y flexión plantar
	Asociada a estrabismo, convulsiones, trastornos del habla y del lenguaje, del aprendizaje y de la percepción

TABLA 2-34 Niveles del sistema *Gross Motor Function Classification System: Expanded and Revised* (GMFCS-E&R) para clasificar la función motora gruesa

Antes del 2.º cumpleaños

I. Los lactantes entran y salen de la sedestación, y también se sientan en el piso con las dos manos libres para manipular objetos. Gatean sobre las manos y las rodillas, tiran para ponerse de pie y dan pasos sujetándose de los muebles. Caminan entre los 18 meses y los 2 años de edad sin necesidad de ningún dispositivo de movilidad asistida.

II. Los lactantes se mantienen sentados en el piso, pero pueden usar las manos como apoyo para mantener el equilibrio. Se arrastran boca abajo o gatean sobre las manos y las rodillas. Pueden tirar para ponerse de pie y dar pasos sujetándose de los muebles.

III. Los lactantes se mantienen sentados en el piso cuando la parte baja de la espalda está apoyada, y también ruedan y se arrastran hacia adelante.

IV. Los lactantes controlan la cabeza, pero necesitan apoyo del tronco para sentarse en el piso; pueden rodar hasta decúbito supino y también podrían hacerlo hasta decúbito prono.

V. Las deficiencias físicas limitan el control voluntario del movimiento. Los lactantes son incapaces de mantener posturas antigravitatorias de la cabeza y el tronco en decúbito prono y sedestación. Necesitan ayuda de un adulto para rodar.

Entre el 2.º y el 4.º cumpleaños

I. Los niños se sientan en el piso con las dos manos libres para manipular objetos. Los movimientos para sentarse y levantarse del piso se realizan sin ayuda de un adulto. Los niños caminan como método preferido de movilidad sin necesidad de ningún dispositivo de movilidad asistida.

II. Los niños se sientan en el piso pero pueden tener dificultades con el equilibrio cuando ambas manos están libres para manipular objetos. Los movimientos para sentarse y levantarse se realizan sin ayuda de un adulto. Tiran para ponerse de pie sobre una superficie estable. Como métodos preferidos de movilidad, los niños gatean sobre las manos y las rodillas con un patrón recíproco, se desplazan sujetándose de los muebles y también caminan utilizando un dispositivo de movilidad asistida.

III. Los niños se mantienen sentados en el piso a menudo en «W» (sentados con las caderas y las rodillas flexionadas y rotadas internamente) y pueden necesitar la ayuda de un adulto para sentarse. Se arrastran sobre su estómago o gatean sobre manos y rodillas (frecuentemente sin movimientos recíprocos de las piernas) como sus principales métodos de automovilidad. Pueden tirar para ponerse de pie sobre una superficie estable y recorrer distancias cortas. Pueden caminar distancias cortas en interiores utilizando un dispositivo de movilidad (andadera) y la ayuda de un adulto para guiarse y girar.

IV. Los niños se sientan en el piso cuando se les coloca, pero son incapaces de mantener la alineación y el equilibrio sin utilizar las manos como apoyo.

Los niños suelen necesitar equipos de adaptación para sentarse y levantarse. La automovilidad para distancias cortas (dentro de una habitación) se consigue rodando, arrastrándose sobre el estómago o gateando sobre manos y rodillas sin movimiento recíproco de las piernas.

V. Las deficiencias físicas restringen el control voluntario del movimiento y la capacidad para mantener posturas antigravitatorias de la cabeza y el tronco. Todas las áreas de la función motora están limitadas. Las limitaciones funcionales para sentarse y levantarse no se compensan totalmente mediante el uso de equipos de adaptación y tecnología de asistencia. En el nivel V, no tienen movimiento independiente y son transportados. Algunos logran la automovilidad utilizando una silla de ruedas eléctrica con adaptaciones amplias.

Entre el 4.º y el 6.º cumpleaños

I. Los niños se suben y se bajan de una silla y se sientan en ella sin necesidad de apoyarse con las manos. Los niños pasan de estar sentados en el piso o una silla a la bipedestación sin necesidad de objetos de apoyo. También caminan dentro y fuera de casa y suben escaleras. Surge la capacidad para correr y saltar.

II. Los niños se sientan en una silla con las dos manos libres para manipular objetos. Los niños pasan del piso a la bipedestación y de la silla a la bipedestación, pero seguido necesitan una superficie estable para empujarse o levantarse con los brazos. Caminan sin necesidad de un dispositivo portátil de movilidad en interiores y recorren distancias cortas en superficies planas al aire libre. Suben escaleras apoyándose de un barandal, pero son incapaces de correr o saltar.

III. Los niños se sientan en una silla normal, pero pueden necesitar apoyo pélvico o del tronco para maximizar la función de las manos. Se sientan y se levantan de la silla utilizando una superficie estable para recargarse o levantarse con los brazos. Caminan con un dispositivo de movilidad por superficies planas y suben escaleras con ayuda de un adulto. Con frecuencia, son transportados cuando viajan largas distancias o al aire libre cuando el terreno es irregular.

TABLA 2-34 Niveles del sistema *Gross Motor Function Classification System: Expanded and Revised* (GMFCS-E&R) para clasificar la función motora gruesa *(continuación)*

IV. Los niños se sientan en una silla, pero necesitan asientos adaptables para controlar el tronco y maximizar la función de las manos. Se sientan y levantan de la silla con la ayuda de un adulto o de una superficie estable para empujarse con los brazos. En el mejor de los casos, pueden caminar distancias cortas con un andador y la supervisión de un adulto, pero tienen dificultades para girar y mantener el equilibrio en superficies irregulares. Son transportados en la comunidad y pueden lograr la automovilidad utilizando una silla de ruedas eléctrica.

V. Las deficiencias físicas restringen el control voluntario del movimiento y la capacidad para mantener posturas antigravitatorias de la cabeza y el tronco. Todas las áreas de la función motora están limitadas. Las limitaciones funcionales para sentarse y levantarse no se compensan totalmente mediante los equipos de adaptación y la tecnología asistencial. En el nivel V, los niños no disponen de medios de desplazamiento independientes y son transportados. Algunos logran la automovilidad utilizando una silla de ruedas eléctrica con adaptaciones amplias.

Entre el 6.° y el 12.° cumpleaños

I. Los niños caminan en la casa, la escuela, al aire libre y en la comunidad. Son capaces de subir y bajar aceras sin ayuda física y también suben escaleras sin barandal. Realizan habilidades motoras gruesas como correr y saltar, pero la velocidad, el equilibrio y la coordinación son limitados. Pueden participar en actividades físicas y deportivas en función de sus elecciones personales y de factores ambientales.

II. Los niños caminan en la mayoría de los entornos. Pueden tener dificultades para caminar largas distancias y mantener el equilibrio en terrenos irregulares, pendientes, zonas apiñadas, espacios reducidos o al transportar objetos. Suben y bajan las escaleras tomando el barandal o, de no haberlo, con ayuda física. Al aire libre y en la comunidad, pueden caminar con ayuda física, un dispositivo de movilidad de mano o utilizar movilidad con ruedas cuando recorren largas distancias. En el mejor de los casos, tienen una capacidad mínima para realizar habilidades motoras gruesas como correr y saltar. Las limitaciones en el rendimiento de las habilidades motoras gruesas pueden requerir adaptaciones para permitir la participación en actividades físicas y deportivas.

III. Los niños caminan utilizando un dispositivo portátil de movilidad en la mayoría de los entornos interiores. Cuando están sentados, pueden necesitar un cinturón de seguridad para alinear la pelvis y mantener el equilibrio. Las transferencias de sedestación a bipedestación y de piso a bipedestación requieren la ayuda física de una persona o una superficie de apoyo. Cuando recorren largas distancias, utilizan algún tipo de movilidad con ruedas. Los niños pueden subir y bajar escaleras sujetándose de un barandal con supervisión o ayuda física. Las limitaciones para caminar pueden requerir adaptaciones que permitan la participación en actividades físicas y deportivas, incluida la autopropulsión de una silla de ruedas manual o la movilidad motorizada.

IV. Los niños utilizan métodos de movilidad que requieren asistencia física o movilidad motorizada en la mayoría de los entornos. Necesitan asientos adaptables para el control del tronco y la pelvis y asistencia física para la mayoría de las transferencias. En casa, los niños se desplazan por el piso (rodando, arrastrándose o gateando), caminan distancias cortas con ayuda física o utilizan movilidad con ruedas. Cuando están en posición, pueden utilizar un andador de apoyo corporal en casa o en el colegio. En la escuela, al aire libre y en la comunidad, son transportados en silla de ruedas manual o usan movilidad eléctrica. Las limitaciones en la movilidad requieren adaptaciones que permitan la participación en actividades físicas y deportivas, incluida la asistencia física o la movilidad motorizada.

V. Los niños son transportados en silla de ruedas manual en todos los entornos. Tienen una capacidad limitada para mantener posturas antigravitatorias de cabeza y tronco y controlar los movimientos de brazos y piernas. La tecnología de asistencia mejora la alineación de la cabeza, la sedestación, la bipedestación o la movilidad, pero las limitaciones no se compensan totalmente con los equipos. Las transferencias requieren la asistencia física completa de un adulto. En casa, pueden desplazarse distancias cortas por el piso o ser llevados en brazos por un adulto. Pueden lograr la movilidad autónoma utilizando la movilidad eléctrica con amplias adaptaciones para los asientos y el acceso. Las limitaciones en la movilidad requieren adaptaciones que permitan la participación en actividades físicas y deportivas, incluida la asistencia física y el uso de movilidad eléctrica.

Entre el 12.° y el 18.° cumpleaños

I. Los jóvenes caminan en casa, la escuela, al aire libre y en la comunidad. Son capaces de subir y bajar aceras sin ayuda física y escaleras sin utilizar barandales. Los jóvenes realizan habilidades motoras gruesas como correr y saltar, pero la velocidad, el equilibrio y la coordinación son limitados. Pueden participar en actividades físicas y deportivas en función de sus elecciones personales y de factores ambientales.

II. Los jóvenes caminan en la mayoría de los entornos. Los factores ambientales (como las irregularidades del terreno, las pendientes, las distancias largas, las exigencias de tiempo y la aceptabilidad de los compañeros) y las preferencias personales influyen en las opciones de movilidad. En la escuela o el trabajo, pueden caminar utilizando un dispositivo portátil de movilidad por seguridad. Al aire libre y en la comunidad, pueden optar por movilidad sobre ruedas para recorrer largas distancias. Suben y bajan las escaleras con apoyo del barandal o con ayuda física. Las limitaciones en el rendimiento de las habilidades motoras gruesas pueden requerir adaptaciones para permitir la participación en actividades físicas y deportivas.

(continúa)

TABLA 2-34 Niveles del sistema *Gross Motor Function Classification System: Expanded and Revised* (GMFCS-E&R) para clasificar la función motora gruesa *(continuación)*

III. Los jóvenes son capaces de caminar utilizando un dispositivo portátil de movilidad. En comparación con los individuos de otros niveles, los pacientes del nivel III muestran una mayor variabilidad en los métodos de movilidad dependiendo de la capacidad física y de factores ambientales y personales. Cuando están sentados, pueden necesitar un cinturón de seguridad para alinear la pelvis y mantener el equilibrio. Las transferencias de sentado a bipedestación y del piso a bipedestación requieren la ayuda física de una persona o una superficie de apoyo. En la escuela, pueden autopropulsarse en una silla de ruedas manual o utilizar movilidad eléctrica. En el exterior y en la comunidad, son transportados en silla de ruedas o recurren a la movilidad eléctrica. Pueden subir y bajar escaleras sujetándose de una barandilla con supervisión o ayuda física. Las limitaciones para caminar pueden requerir adaptaciones que permitan la participación en actividades físicas y deportivas, incluida la autopropulsión con una silla de ruedas manual o la movilidad motorizada.

IV. Los jóvenes utilizan la movilidad sobre ruedas en la mayoría de los entornos. Necesitan asientos adaptables para el control de la pelvis y el tronco. Se requiere la ayuda física de una o dos personas para las transferencias. Pueden apoyar el peso con las piernas para ayudar en las transferencias en bipedestación. En interiores, pueden caminar distancias cortas con ayuda física, utilizar movilidad con ruedas o, cuando están en posición, utilizar una andadera de apoyo corporal. Son físicamente capaces de manejar una silla de ruedas eléctrica. Cuando no es posible o no se dispone de una silla de ruedas eléctrica, son transportados en una silla de ruedas manual. Las limitaciones en la movilidad requieren adaptaciones que permitan la participación en actividades físicas y deportivas, incluida la asistencia física o la movilidad motorizada.

V. Los jóvenes son transportados en silla de ruedas manual en todos los entornos. Están limitados en su capacidad para mantener posturas antigravitatorias de cabeza y tronco y controlar los movimientos de brazos y piernas. La tecnología de asistencia se utiliza para mejorar la alineación de la cabeza, la sedestación, la bipedestación y la movilidad, pero las limitaciones no se compensan totalmente con los equipos. Para las transferencias se requiere la ayuda física de una o dos personas o un elevador mecánico. Pueden lograr la movilidad autónoma mediante la movilidad eléctrica con amplias adaptaciones para sentarse y controlar el acceso. Las limitaciones en la movilidad requieren adaptaciones que permitan la participación en actividades físicas y deportivas, incluida la asistencia física y el uso de movilidad eléctrica.

Otros

Tipos raros de PC que no corresponden a las categorías anteriores, incluidas otras formas de PC discinética o atónica, que pueden ser transitorias en el lactante pequeño pero evolucionar posteriormente a espasticidad o atetosis.

Pronóstico

Los niños con hemiplejía y algunos con diplejía o ataxia consiguen caminar sin ayuda; los niños con diplejía, algunos con atetosis y algunos con tetraplejía consiguen caminar con bastones, muletas o andaderas con ruedas.

La hipotonía y la hipermovilidad articular con ataxia pueden disminuir con la edad y el aumento del nivel funcional.

Signos tempranos y reconocimiento de la parálisis cerebral (tabla 2-35)

El diagnóstico de PC puede ser difícil de establecer definitivamente en los primeros 6 meses.

DISTONÍA

Contracciones musculares involuntarias rápidas, sostenidas o repetitivas.

Pueden ser movimientos temblorosos o posturas fijas anómalas.

Puede estar relacionada con factores genéticos (distonía primaria) o con lesiones congénitas, traumatismos, intoxicaciones, neoplasias, factores neurológicos, metabólicos o infecciosos (distonía secundaria) que afectan a los núcleos basales.

Puede ser dolorosa debido a calambres continuos y espasmos musculares.

Exacerbación con el esfuerzo físico, la actividad o la fatiga.

Clasificada por características clínicas y etiología (si se conocen) (tabla 2-36).

TABLA 2-35 Signos tempranos y reconocimiento de la parálisis cerebral

Neonatal	3 meses	6 meses	9 meses	12 meses
Lactante en situación de riesgo por dificultades durante el embarazo, el parto o el curso neonatal	Dificultad para alimentarse; puede haber interposición lingual	Retraso en los hitos motores; patrones anómalos (p. ej., se da la vuelta extendiendo la columna en lugar de hacerlo por segmentos)	Retraso en el desarrollo	Aumento de la rotación interna, aducción y extensión de las piernas en bipedestación
Succión o deglución débiles o ausentes	Irritabilidad Tono generalmente hipotónico (bebé flácido)	Uso preferente unilateral de la mano o empuñada	Movimiento atípico Arrastre: solo movimientos de los brazos; movimientos no recíprocos; asimétricos	Marcha de puntillas Movimientos atetoides
Episodios de bradicardia o apnea	Reflejos tendinosos profundos aumentados	Escasos movimientos espontáneos; incapacidad para llevar las manos a la línea media o alcanzar objetos	Alcance: dedos separados y muñeca extendida; temblor	Lateralidad
Signos de irritación cerebral, como llanto agudo o nerviosismo	Reflejos primitivos persistentes o espontáneos		Pataleo: patadas no recíprocas	
El tono puede estar disminuido	El menor mantiene una o ambas manos empuñadas	Persistencia de reflejos primitivos	Brazos flexionados	
Convulsiones	Debido al tono extensor, hay mejor control de la cabeza en decúbito prono que en decúbito supino	Arqueamiento o fuerte tendencia a levantarse		
Los reflejos primitivos, como el de Moro y la marcha automática, pueden ser difíciles de provocar	Dificultad para mantener la posición media de la cabeza en decúbito supino	El lactante se siente rígido al manipularlo Difícil de vestir		
	Estrabismo			

TABLA 2-36 Tipos de distonía clasificados por partes del cuerpo afectadas

Generalizada	Comienza distalmente en piernas o manos pero afecta gran parte del cuerpo
Focal o multifocal	Ocurre en determinada zona o zonas del cuerpo (manos, ojos, mandíbula, etc.)
Segmentaria	Afecta dos partes del cuerpo contiguas, por ejemplo, un lado del cuerpo
Hemidistonía	Afecta un lado del cuerpo

ESPINA BÍFIDA

Malformación de la médula espinal o de las vértebras (generalmente torácicas o lumbares) como consecuencia de un defecto del tubo neural.

El fracaso del cierre del tubo neural superior en las semanas 3 o 4 de gestación provoca anencefalia, incompatible con la vida.

La falla en el cierre del tubo neural inferior a las 3 o 4 semanas de gestación provoca espina bífida.

Existen pruebas sólidas del papel del ácido fólico en la prevención de la espina bífida (se recomienda a las mujeres que planeen embarazarse que tomen entre 400 y 800 µg [0.4-0.8 mg] de ácido fólico al día antes y durante al menos el primer trimestre del embarazo).

Las concentraciones elevadas de alfafetoproteína (AFP) en el líquido amniótico y la sangre de la madre durante el embarazo se identifican como un marcador de defectos del tubo neural.

Riesgo significativo de hidrocefalia asociada a la malformación de Arnold-Chiari (el tronco encefálico y el cerebelo se hernian a través del foramen magno).

Con el crecimiento, riesgo de médula espinal anclada en la zona quirúrgica original.

Espina bífida oculta

El aspecto externo de la piel sobre el defecto vertebral puede ser normal; también puede presentarse un mechón de pelo, un hoyuelo o una concavidad que desciende hasta la médula espinal.

Típicamente, solo un defecto vertebral, sin fusión de los arcos vertebrales.

No hay compromiso de la médula espinal ni debilidad.

Espina bífida quística

El aspecto externo es el de un quiste lleno de líquido.

Hay cuatro tipos (tabla 2-37).

TABLA 2-37 Espina bífida quística	
Meningocele	El quiste solo contiene líquido cefalorraquídeo (LCR)
	La médula espinal permanece en el lugar adecuado
	Poca o ninguna debilidad tras una reparación quirúrgica simple
Mielomeningocele o meningomielocele o mielodisplasia	El quiste contiene LCR y la médula espinal se hernia en su interior
	Dependiendo de la localización y de la extrusión de la médula espinal, los síntomas van desde una debilidad leve y un control limitado del intestino y la vejiga hasta una paraplejía completa, asociada a hidrocefalia que requiere una derivación ventriculoperitoneal para drenar el LCR
	Tipo más frecuente de espina bífida
Mielomeningocele e hidromielia	Igual que el anterior pero con un conducto central muy distendido con LCR
Diastematomielia	Desarrollo de dos hemimédulas espinales, a menudo separadas por un espolón óseo o un bloque formado por una vértebra formada de manera incompleta
	Es posible que no presente síntomas neurológicos hasta que el crecimiento provoque el anclaje de la médula y aparezcan secuelas neurológicas como escoliosis de aparición rápida, hipertonía de los miembros inferiores y síntomas urológicos

Limitaciones funcionales y deficiencias asociadas

- Disminución de la movilidad y la sensibilidad por debajo del nivel de la lesión
- Deformidades musculoesqueléticas, como pie zambo y escoliosis
- Deficiencias cognitivas, incluidas la discapacidad intelectual, de aprendizaje y los trastornos del lenguaje
- Discapacidad visual
- Trastornos convulsivos
- Disfunción intestinal o vesical
- Úlceras en la piel
- Sensibilidad al látex

OTROS TRASTORNOS DEL NEURODESARROLLO

Hemiplejía alternante de la infancia

Mutación en el gen *ATP1A3* en la mayoría de los casos.

Suele aparecer antes de los 18 meses de edad.

Episodios repetidos de hemiplejía de corta duración que pueden afectar un lado o ambos; con paresia, debilidad y alteraciones sensoriales.

Movimientos oculares anómalos y otros problemas que a menudo se consideran crisis epilépticas; sin evidencia en el EEG.

Posible retraso o regresión del desarrollo; a veces temporal.

Distonías, posible ataxia.

Las personas con hemiplejía alternante de la infancia pueden desarrollar un trastorno convulsivo y corren un alto riesgo de sufrir un estado epiléptico.

TRASTORNOS CARDIOVASCULARES Y PULMONARES
ANOMALÍAS CARDÍACAS Y VASCULARES ASOCIADAS A LACTANTES Y NIÑOS

Anomalías estructurales cardiovasculares asociadas al detenimiento del desarrollo durante los días 18 a 50 de gestación.

La infección por rubéola es una causa documentada, pero el consumo de drogas y alcohol por parte de la madre, la exposición a radiaciones, otras infecciones maternas y la diabetes materna también se han sugerido como factores contribuyentes.

Asociación significativa con la trisomía 21 o síndrome de Down.

Conducto arterioso permeable

Falla del conducto arterioso para cerrarse poco después del nacimiento, lo que provoca el flujo sanguíneo de alta presión de la aorta hacia la arteria pulmonar y una derivación de izquierda a derecha.

Se asocia a menudo a la prematuridad.

Suele cerrarse con medicamentos, aunque puede ser necesaria la cirugía.

La permeabilidad de la aorta puede mantenerse con medicamentos (prostaglandina) para preservar la vida cuando existen anomalías más graves como el síndrome de hipoplasia del ventrículo izquierdo o la transposición de grandes vasos.

Defectos del tabique auricular

Una o múltiples aberturas en la pared que separa las dos aurículas, lo que disminuye el flujo sanguíneo que va directamente a los ventrículos y provoca una derivación de izquierda a derecha de leve a moderada.

El foramen oval permeable es el defecto más frecuente del tabique auricular.

Frecuentemente no se interviene debido al efecto mínimo en la cardiodinámica y que se logra un cierre final con el tiempo.

Defectos del tabique interventricular

Una o múltiples aberturas en la pared que separa los ventrículos, que suelen dar lugar a una importante derivación de izquierda a derecha y a la transmisión de las altas presiones características del hemicardio izquierdo al lecho vascular pulmonar.

Se produce congestión pulmonar, lo que reduce al mínimo la eficacia de la oxigenación como resultado de la congestión de los vasos.

El aumento de la resistencia vascular pulmonar con el tiempo puede crear hipertensión pulmonar y dar lugar a una derivación de derecha a izquierda, seguida de cianosis.

El parche quirúrgico casi siempre está indicado.

Coartación de la aorta

Estrechamiento de la aorta conforme se acerca al conducto arterioso.

Aumento de la resistencia al flujo sanguíneo en el ventrículo izquierdo con disminución del flujo sanguíneo hacia las extremidades.

Al igual que la estenosis aórtica, puede provocar la reapertura del foramen oval y la creación de una derivación auricular de izquierda a derecha.

Se requiere corrección quirúrgica.

Tetralogía de Fallot

Incluye defecto septal ventricular, estenosis pulmonar e hipertrofia ventricular derecha; dextroposición aórtica.

La derivación significativa de derecha a izquierda es la causa más frecuente de cianosis en los niños mayores de 2 años.

Limitaciones de ejercicio moderadamente graves hasta que se complete la corrección quirúrgica por etapas.

Transposición de los grandes vasos

División incompleta del tronco de salida cardíaco del embrión, dando lugar a que la aorta salga del ventrículo derecho y la arteria pulmonar del izquierdo.

Defectos septales necesarios para mantener la vida.

Cianosis en reposo y restricción grave para hacer ejercicio.

Corrección quirúrgica por etapas.

No necesariamente implica una reducción o limitación del ejercicio.

Síndrome del hemicardio izquierdo hipoplásico

El hemicardio izquierdo es incapaz de proporcionar el flujo sanguíneo suficiente para mantener la vida.

El mantenimiento químico de la permeabilidad del conducto arterioso o la creación de una comunicación interauricular preservan la vida hasta que pueda realizarse un trasplante de corazón.

Comunicación auriculoventricular

Los tabiques auricular y ventricular no están completamente formados.

Las cuatro cavidades del corazón se comunican libremente.

ANOMALÍAS PULMONARES

Asma

Enfermedad pulmonar crónica con tres componentes:

- Obstrucción reversible de las vías respiratorias
- Inflamación de las vías respiratorias
- Aumento de la hiperreactividad de las vías respiratorias

Características

Contracción del músculo liso bronquial.

Edema e inflamación de la mucosa.

Hipersecreción de moco.

Mayor riesgo para los hombres.

Los hispanos y los afroamericanos tienen mayor riesgo que los caucásicos.

Puede haber obesidad.

Hábito tabáquico materno como factor de riesgo.

Clasificaciones

Intermitente leve: los síntomas aparecen menos de dos veces por semana; asintomático entre exacerbaciones.

Persistente leve: los síntomas se presentan más de dos veces por semana y pueden afectar la intensidad de las actividades.

Persistente moderado: los síntomas ocurren a diario; uso continuo de inhalador; las exacerbaciones pueden afectar la intensidad de las actividades.

Persistente grave: síntomas continuos; actividad física limitada; exacerbaciones frecuentes.

TRASTORNOS TEGUMENTARIOS Y HERIDAS

QUEMADURAS

Causas

Térmicas (causa principal)

Eléctricas

Químicas

Inhalación

Radioactivas

Maltrato

- Aproximadamente el 10% de los casos
- Generalmente, por quemaduras de cigarrillos y escaldaduras

Clasificación de la gravedad de las quemaduras (tabla 2-38)

- Por tamaño: qué parte del cuerpo se quema, porcentaje total de superficie corporal.
  - Regla de los «9» o tabla de Lund y Browder: no existe una fórmula consensuada para evaluar el porcentaje total de superficie corporal en los niños, ya que el tamaño de la cabeza y de las piernas tienen proporciones distintas a las de los adultos; para los lactantes y los niños se utilizan variantes de la regla de los «9» o de las tablas de Lund y Browder para adultos.
  - Regla de las palmas: como alternativa, se puede hacer una estimación utilizando el tamaño de la palma de la mano de una persona como equivalente al 1% de la superficie corporal; se suele utilizar para las zonas de quemaduras más pequeñas.
- Por su tipo, extensión y profundidad.

Etapas de recuperación

Emergente: mantenimiento del funcionamiento fisiológico.

Aguda: médicamente estables; centrado en la prevención de infecciones y deficiencias secundarias como contracturas.

Rehabilitación: énfasis en la función y la apariencia.

TABLA 2-38 Clasificación de las quemaduras					
	Espesor parcial		**Espesor total**		**Espesor total más tejido subyacente**
	Superficiales		Profundas		Características
Clasificación	Primer grado	Primer grado	Segundo grado	Tercer grado	Cuarto grado
Profundidad de la quemadura	Solo superficie de la piel	Epidermis y una pequeña parte de la dermis	Epidermis y una porción más profunda de la dermis	Toda la epidermis y la dermis	Epidermis, dermis y estructuras subyacentes de grasa, músculo, hueso
Apariencia	Roja, seca; palidece al presionar	Roja, ampollas, húmeda; palidece al presionar	Blanca y roja jaspeada; moteada; ampollas	Blanca, marrón-negra; seca, dura; no se blanquea con la presión	Blanca, marrón-negra; seca, dura; no se blanquea con la presión
Sensibilidad	Dolorosa	Muy dolorosa	Muy dolorosa	No hay dolor ni sensación de temperatura	No hay dolor ni sensación de temperatura
Tipo de quemadura	Quemadura solar, escaldadura breve	Escaldaduras, llamarada	Escaldaduras, llamarada	Llama, contacto con objetos calientes	Llama, contacto con objetos calientes

Adaptada con autorización de Ratliffe, K. T. (1998). *Clinical Pediatric Physical Therapy: A Guide for the Physical Therapy Team* (p. 297). St. Louis: Mosby. Copyright © 1998 Elsevier.

OTRAS HERIDAS

A menudo relacionadas con lesiones, enfermedades o afecciones crónicas: úlceras (por presión en decúbito y diabéticas); heridas de bala; heridas quirúrgicas; control de cicatrices; zonas de amputación; infecciones que afectan la piel; cáncer de piel.

DISCAPACIDADES DEL DESARROLLO

Enfermedad que aparece antes de los 22 años, se prolonga indefinidamente y provoca limitaciones funcionales. Esta definición engloba algunos de los trastornos comentados anteriormente, como la PC. Sin embargo, también se ajusta a trastornos como la discapacidad intelectual, que puede deberse a diversas causas.

DISCAPACIDAD INTELECTUAL

Funcionamiento intelectual y habilidades de adaptación significativamente por debajo del promedio (tabla 2-39).

Inicio antes de los 18 años (durante los años de desarrollo).

TABLA 2-39 Clasificación de la discapacidad intelectual		
Clasificación	Coeficiente intelectual aproximado	Nivel de apoyo necesario a lo largo de la vida
Leve	55-70	Intermedio
Moderada	40-55	Limitado pero recurrente
Grave	25-40	Amplio y continuo
Profunda	Por debajo de 25	Constante

Déficits concurrentes en habilidades para la vida: comunicación, autocuidado, vida en el hogar, social e interpersonal, uso de recursos comunitarios, autodirección, habilidades académicas funcionales, trabajo, ocio, salud y seguridad.

El retraso en todas las áreas del desarrollo suele ser similar, a menos que esté asociado a otra discapacidad, por ejemplo, la PC.

Prevalencia

Aproximadamente entre el 1% y 2% de la población.

Los niños más que las niñas (proporción aproximada de 1.5:1).

Discapacidades asociadas

La discapacidad intelectual leve se observa con frecuencia de forma aislada.

La discapacidad intelectual moderada, grave y profunda suele venir acompañada de otras deficiencias como disfunciones neuromotoras, deficiencias visuales, convulsiones y trastornos del comportamiento.

Causas

Determinar la causa de la discapacidad intelectual leve en niños es difícil; puede ser por factores genéticos y ambientales.

Es más probable que los niños que requieren un apoyo amplio tengan una causa biológica conocida.

* Las causas más frecuentes son los síndromes de Down, el del cromosoma X frágil y el de alcoholismo fetal.
* Por lo general, cuanto más temprana es la lesión biológica, mayor es el grado de discapacidad.

Pronóstico

Un CI de entre 70 y 85 se considera promedio bajo. Las personas en este rango pueden no ser elegibles para recibir servicios o apoyos; asistirán a clases regulares y pueden tener dificultades para mantenerse al día, pero es de esperarse que se gradúen del bachillerato, tengan una formación profesional y trabajen, se casen y sean independientes.

Un CI de entre 55 y 70 se considera en el rango leve. Las personas en este rango asistirán a la escuela, pero a menudo recibiendo apoyos, modificaciones y adaptaciones. Muchos aprenderán a leer alrededor del tercer grado y a hacer operaciones matemáticas sencillas. Pueden aprender tareas domésticas y habilidades ocupacionales. Muchos adultos jóvenes en esta franja toman clases en campus universitarios y, ya adultos, viven solos con supervisión ocasional, sobre todo bancaria, etcétera. Algunos se casarán y tendrán hijos.

Un CI de entre 40 y 55 se considera en el rango moderado y requiere más apoyos. Probablemente necesitarán una vida supervisada cuando sean adultos. Pueden trabajar bajo estrecha vigilancia.

Un cociente intelectual inferior a 40 se considera grave, y las personas necesitarán una supervisión estrecha cuando sean adultas y entrenamiento laboral en situaciones de trabajo. Algunos tendrán dificultades de comunicación, problemas de comportamiento, etcétera.

Para un diagnóstico preciso de discapacidad intelectual, las habilidades adaptativas también deben retrasarse.

TRASTORNOS DEL ESPECTRO AUTISTA

Los síntomas suelen aparecer entre los 18 meses y los 3 años de edad.

Criterios diagnósticos (cuadro 2-4).

Alteraciones concomitantes (tabla 2-40).

CUADRO 2-4 Criterios del DSM-5 para el diagnóstico de trastornos del espectro autista

---

1. Déficit de comunicación e interacción social en múltiples contextos.
   a. Posibles déficits en la reciprocidad socioemocional
   b. Déficit de comunicación no verbal
   c. Déficits en el desarrollo, mantenimiento y comprensión de las relaciones
2. Patrones repetitivos restringidos de comportamiento, interés o actividades. La persona debe demostrar dos de los cuatro criterios siguientes:
   a. Movimientos, uso de objetos o habla estereotipados o repetitivos (alinear juguetes, ecolalia, etc.)
   b. Insistencia en la uniformidad, adhesión inflexible a rutinas o patrones ritualizados de comportamiento verbal o no verbal (dificultades con las transiciones, rituales de saludo, etc.)
   c. Intereses muy restringidos y fijos, anómalos en intensidad o enfoque (intereses persistentes, fuerte apego o preocupación por objetos inusuales, etc.)
   d. Hiper- o hiporreactividad a los estímulos sensoriales o interés inusual por los aspectos sensoriales del entorno (respuestas adversas a sonidos o texturas, indiferencia aparente al dolor o la temperatura, etc.)
3. Los síntomas deben estar presentes desde el período de desarrollo temprano.
4. Los síntomas deben causar un deterioro clínicamente significativo en el ámbito social, laboral u otras áreas importantes del funcionamiento actual.
5. Las alteraciones no se explican mejor por una discapacidad intelectual o retraso global del desarrollo.

Reimpresa con autorización del *Manual Diagnóstico y Estadístico de los Trastornos Mentales, 5.ª edición* (Copyright ©2013). American Psychiatric Association. Todos los derechos reservados.

SÍNDROME DE RETT (*VÉASE* PÁGINA 32)

TRASTORNO DESINTEGRATIVO INFANTIL O SÍNDROME DE HELLER

Pérdida de múltiples áreas de funcionamiento después de al menos 2 años de desarrollo típico.

Características conductuales del autismo y la discapacidad intelectual.

PROBLEMAS DE APRENDIZAJE

Definición (según la ley Individuals with Disabilities Education Act [IDEA])

Trastorno en uno o más de los procesos psicológicos básicos implicados en la comprensión o en el uso del lenguaje (hablado o escrito) y que se manifestará en una capacidad deficiente para escuchar, pensar, hablar, leer, escribir, deletrear o hacer cálculos matemáticos.

Incluye discapacidades perceptivas, dislexia, afasia y dispraxia.

Coexiste con otras discapacidades, sobre todo con el TDAH y el trastorno del procesamiento sensorial.

La mayoría de los sistemas educativos exigen una discrepancia significativa entre capacidad y rendimiento.

Discapacidades asociadas

Funcionamiento ejecutivo: dificultad para utilizar estrategias de resolución de problemas; requiere desarrollar habilidades de organización, planificación, comportamiento orientado al futuro, control de los impulsos, vigilancia, inhibición.

Memoria: dificultad para escuchar, recordar y repetir estímulos auditivos.

TABLA 2-40 Alteraciones frecuentemente concomitantes con los TEA	
Trastorno	**Características**
Trastorno por déficit de atención con hiperactividad	Niños con falta de atención, impulsividad e hiperactividad inadecuadas para su desarrollo
Trastornos de la comunicación	Dificultad para dar a conocer sus intenciones mediante el habla u otras formas de expresión (gestos, signos, tecnología de asistencia) o para comprender el habla o la escritura
	Trastornos del habla (trastorno de la producción) o del lenguaje (receptivo o expresivo)
	Pragmática: comunicación funcional y socialmente adecuada
	Trastornos del procesamiento: déficit del SNC en el procesamiento de la información
Epilepsia	Dos convulsiones no provocadas de cualquier tipo
Trastornos gastrointestinales	Estreñimiento, diarrea, reflujo, regurgitación alimentaria, selectividad alimentaria, intolerancia o alergia alimentaria
Discapacidad intelectual	Inteligencia (< 70) y capacidad de adaptación por debajo del promedio
Dificultades de aprendizaje	*Inteligencia por lo menos promedio; dificultad o incapacidad para adquirir y utilizar habilidades académicas (lenguaje oral, lectura, lenguaje escrito y matemáticas)*
Trastornos de la planificación motora o dispraxia	Dificultad para planificar, coordinar e iniciar movimientos y acciones
	La planificación y la praxia motrices requieren:
	• Ideación (generación de la idea de un movimiento)
	• Planificación motriz (organización de la acción)
	• Ejecución (hacer realmente el movimiento)
	La causa puede deberse al procesamiento sensorial subyacente
	Trastornos o lesiones del SNC
	Puede ser un componente básico del TEA
	Características:
	• Dificultad para mover los ojos, caminar, saltar, brincar
	• Tienden a chocar contra los objetos
	• Dificultad con la motricidad fina
	• Pueden ser sensibles al tacto
	En los niños mayores, la dispraxia puede contribuir a:
	• Dificultad para coordinar habilidades motoras sofisticadas necesarias para los deportes
	• Dificultades del habla
	• Dificultades de escritura
	• Dificultad para desarrollar relaciones sociales
	Marcha de puntillas
Obesidad	Índice de masa corporal > percentil 95
Trastornos psiquiátricos (trastornos del estado de ánimo, ansiedad, depresión, TOC, esquizofrenia)	Patrones de síntomas psicológicos o conductuales que interfieren en el comportamiento, la interacción y las AVD
	La ansiedad, más frecuente; la esquizofrenia, menos usual en niños con TEA
Trastornos del procesamiento sensorial	Incapacidad para organizar y procesar la información sensorial del cuerpo (visual, auditiva, gustativa, olfativa, táctil, vestibular) y del entorno
	Se han descrito tres categorías:
	• Con respuesta disminuida
	• Con respuesta excesiva
	• Búsqueda de sensaciones
Trastornos del sueño	Dificultad para iniciar o mantener el sueño
Trastornos por tics	Pueden estar relacionados con el síndrome de Tourette

* AVD: actividades de la vida diaria; SNC: sistema nervioso central; TEA: trastorno del espectro autista; TOC: trastorno obsesivo-compulsivo.

TRASTORNO POR DÉFICIT DE ATENCIÓN CON HIPERACTIVIDAD

Factores de riesgo

Antecedentes familiares de comportamiento impulsivo y mal modulado.

Exposición prenatal a opiáceos, estimulantes, anfetaminas, nicotina o alcohol.

Parto prematuro, bajo peso al nacer o complicaciones médicas neonatales.

Otitis media recurrente.

Retraso en la adquisición del lenguaje o de las habilidades motoras.

Microcefalia.

Alertas respecto al comportamiento

Patrones de sueño deficientes.

Comportamiento difícil de calmar y modular.

Dificultades en la alimentación.

Irritabilidad.

Inquietud y dificultad para sentarse quieto.

Impulsividad.

Oposicionista.

Alteraciones en la relación padres-hijos.

Posible TDAH sin el componente de hiperactividad.

Dificultades asociadas

Habilidades sociales: dificultades en las habilidades sociales basadas en la percepción, lectura de señales sociales sutiles; los niños tienden a aislarse socialmente.

Emocionales y de comportamiento: trastorno de conducta, retraimiento, baja autoestima, depresión, ansiedad, se frustra con facilidad.

Motricidad: dificultades en la motricidad gruesa, fina, visual y perceptiva (*véase* sección «Trastornos del procesamiento sensorial»).

TRASTORNOS DEL PROCESAMIENTO SENSORIAL

El procesamiento sensorial es el mecanismo por el cual las sensaciones entrantes se transmiten, organizan y modulan dentro del SNC, lo que contribuye a que una persona dé respuestas adaptativas.

Sistemas sensoriales implicados

Táctil: sentido del tacto

Discriminación: propiocepción consciente, presión táctil, vibración.

Protección: detección de lesiones en la piel.

Praxia

La capacidad para planificar desde el punto de vista motor un acto motor nuevo, no habitual.

Relacionado con la interpretación de las aferencias táctiles o la modulación de las aferencias táctiles.

Sobrerregistro

¿El menor:

* Parece demasiado sensible a las texturas ásperas de los alimentos?
* Está vestido o desvestido?
* Evita usar las manos o participar en juegos complicados?
* Parece buscar pelea?
* Parece demasiado sensible a la temperatura de los alimentos o el agua?
* Parece que le molestan las etiquetas de la ropa, las costuras, etcétera?

Como lactante, ¿el menor:

- Lloraba en exceso?
- Tenía dificultad para establecer ciclos de sueño-vigilia?

Subregistro
¿El menor:

- Parece no darse cuenta de cortes, magulladuras?
- Mordisquea objetos o ropa excesivamente?
- Toca todo?

Tanto el exceso como la falta de registro pueden ocurrir en la misma persona de forma simultánea.

Propioceptivo
Comprensión de la posición de las articulaciones y del cuerpo en el espacio.

La propiocepción adecuada ayuda a moverse con fluidez y contribuye a la praxia.

Vestibular
Sistema de equilibrio, balance, movimiento contra la gravedad; sentido de la posición del cuerpo y del movimiento en el espacio.

Se ha implicado en el desarrollo de la postura corporal, el tono muscular, el control oculomotor, la integración de reflejos y las reacciones de equilibrio.

Un funcionamiento adecuado produce la capacidad para moverse eficazmente contra la gravedad.

Las dificultades se traducen en problemas de equilibrio/coordinación, inseguridad gravitatoria o intolerancia al movimiento.

Signos o indicadores del trastorno del procesamiento sensorial

Sensibilidad excesiva al tacto, al movimiento, a las imágenes o a los sonidos.

Poca reactividad a los estímulos sensoriales.

Nivel de actividad inusualmente alto o bajo.

Problemas de coordinación (motricidad gruesa y fina).

Retrasos en el habla o el lenguaje, en las habilidades motoras o en el rendimiento académico.

Mala organización del comportamiento.

Pobre autoconcepto.

Conceptos de procesamiento sensorial

Procesamiento sensorial: proceso de captación de estímulos sensoriales y su organización en el cerebro. Permite que los sentidos estén interconectados, necesario para interpretar una situación con precisión y dar una respuesta adecuada.

Respuesta adaptativa: respuesta intencionada y dirigida a un objetivo ante una experiencia sensorial.

Modulación sensorial: controla el nivel de intensidad y configuración de la sensación entrante e influye en nuestro registro de esta; equilibrio de inhibición y excitación en el cerebro.

Los cuatro perfiles sensoriales de Dunn

Observador: poco receptivo y umbral sensorial alto; parece tener poco afecto, poca energía.

Sensor: respuesta excesiva con umbral sensorial bajo; dificultad para habituarse a la información sensorial.

Buscador: umbral sensorial alto; ansía una mayor aportación sensorial; inquieto y muy activo.

Evitador: umbral sensorial bajo; el estímulo sensorial le resulta incómodo; evita la estimulación sensorial adicional.

RETRASO EN EL DESARROLLO

No se alcanzan los hitos del desarrollo esperados según la secuencia típica de desarrollo; a menudo se asocia a hipotonía.

Puede resolverse con medidas correctivas, pero puede dar lugar a discapacidad permanente, como la discapacidad intelectual; incluso si se resuelve, los niños corren un mayor riesgo de padecer discapacidades intelectuales.

TRASTORNOS DEL DESARROLLO DE LA COORDINACIÓN

Trastorno del movimiento no asociado a una discapacidad conocida, como PC, discapacidad intelectual o trastorno genético.

Asociado a DA, trastorno del procesamiento sensorial, TDAH.

Con frecuencia los niños son poco coordinados y dispráxicos.

Se desconoce la causa, pero se sospecha de ineficacia del SNC.

ENVEJECIMIENTO DE LAS PERSONAS CON DISCAPACIDADES DEL DESARROLLO

Se calcula que más de medio millón de adultos mayores de 60 años padecen discapacidades del desarrollo.

La esperanza de vida y las enfermedades relacionadas con la edad son similares a las de los adultos de la población general.

Las personas con déficits cognitivos graves, deficiencias motoras graves o pluridiscapacidad tienen una esperanza de vida menor.

Mayor incidencia de la enfermedad de Alzheimer en los adultos con síndrome de Down.

Mayor incidencia de osteoporosis y discinesia tardía en individuos que han utilizado medicación psicotrópica durante mucho tiempo.

Mayor incidencia de obesidad en las mujeres con discapacidad intelectual que en la población general.

Los adultos con PC presentan las siguientes alteraciones musculoesqueléticas: contracturas, escoliosis, subluxación de cadera, luxación, fracturas patológicas, dolor crónico o postural (a menudo asociado a un ajuste inadecuado de la silla de ruedas), osteoporosis, estenosis de la columna cervical.

CÁNCER

Aumento de la incidencia del cáncer infantil; cada año se diagnostica a unos 15 000 niños en los Estados Unidos.

Disminución de la mortalidad (menos de 2000 muertes al año en niños en los Estados Unidos).

Se define como la proliferación descontrolada de células cancerosas, causante de diversos síntomas.

CAUSAS

Mayormente desconocidas.

Mutaciones genéticas.

Posible exposición a factores ambientales, incluida la radiación; menos frecuente en la población infantil.

PREOCUPACIONES RELACIONADAS CON LA FISIOTERAPIA

- Pérdida de AdM
- Dolor
- Disfunción postural
- Trastornos de la marcha
- Debilidad muscular
- Deficiencias sensoriales
- Deterioro del equilibrio
- Deficiencia de las habilidades motoras
- Poca resistencia

TIPOS

Leucemias

Tipo más frecuente.

Cáncer de los tejidos que producen las células sanguíneas, incluida la médula ósea y el sistema linfático.

Afecta con mayor frecuencia a niños de 2 a 6 años.

Los niños con síndrome de Down tienen muchas más probabilidades de contraer leucemia que los niños sin síndrome de Down.

Inicio repentino o gradual.

Las características incluyen debilidad, fatiga y equimosis con dolor articular.

Leucemia linfoide aguda

Origen en las células linfáticas.

Tipo más frecuente: afecta entre el 80% y el 90% de los niños con leucemia.

Leucemia mielógena aguda

Origen en la médula ósea.

Cáncer de cerebro y otros cánceres del sistema nervioso central

Tumor sólido más frecuente.

Diferenciados por tejido implicado y por localización (tabla 2-41).

TABLA 2-41 Tipos de tumores del sistema nervioso central en los niños

Tipo de tumor	Síntomas	Pronóstico	Tratamiento
Astrocitoma: afecta a casi el 50% de los niños con tumores cerebrales; dos tipos principales:			
• Cerebeloso: alrededor del 10%-20%	Ataxia, torpeza, marcha torpe, vómitos, cefalea, irritabilidad, cambios de personalidad, fatiga, anorexia	Tasa de curación del 70%-90%	Cirugía
• Supratentorial: alrededor del 35%	Alteraciones visuales, convulsiones, cefalea, vómitos, irritabilidad, cambios de personalidad, fatiga, anorexia	Tasa de curación del 75-85% para bajo grado, menor para alto grado	Cirugía; radioterapia; quimioterapia
Meduloblastoma: alrededor del 15%; suele aparecer en el cerebelo	Ataxia, cefalea, vómitos, irritabilidad, cambios de personalidad, fatiga, anorexia	Tasa de curación del 50%; más alta para grado bajo, más baja para grado alto	Cirugía; radioterapia
Glioma del tronco encefálico: alrededor del 15%	Disfunción de nervios craneales, trastornos de la marcha	Malo	Radioterapia
Ependimoma: alrededor del 5%-10%	Convulsiones, ataxia, torpeza, hemiparesia, hidrocefalia en lactantes, cefalea, vómitos, irritabilidad, cambios de personalidad, fatiga, anorexia	Tasa de curación del 50%	Cirugía; radioterapia
Craneofaringioma: afecta al 6%-9% de los niños con tumores del SNC	Alteraciones visuales, cefalea, vómitos, alteraciones endocrinas	Tumor benigno	Cirugía; radioterapia
Neuroblastoma: se origina en el sistema nervioso simpático y suele localizarse en las glándulas suprarrenales o en los ganglios paraespinales; se presenta en niños pequeños	Dolor, masa abdominal, diarrea persistente, dolor óseo, palidez, debilidad, irritabilidad, anorexia, pérdida de peso	75% en niños menores de 1 año, 50% en niños mayores de 1 año; en algunos niños, el tumor remite espontáneamente	Cirugía; quimioterapia; radioterapia

Reimpresa con autorización de Ratliffe, K. T. (1998). *Clinical Pediatric Physical Therapy: A Guide for the Physical Therapy Team* (p. 406). St. Louis: Mosby. Copyright © 1998 Elsevier.

Linfomas

Enfermedad de Hodgkin

Más frecuente en la adolescencia.

Más frecuente en los niños que en las niñas.

Inflamación de los ganglios linfáticos periféricos con mitosis hasta la médula ósea, el bazo, el hígado, los pulmones y el mediastino.

El pronóstico es excelente con detección y tratamiento oportunos.

Linfomas no hodgkinianos

Más frecuente en niños pequeños.

Más frecuente en varones.

Afecta con frecuencia el abdomen y el mediastino.

El pronóstico es excelente.

Tumor de Wilms (nefroblastoma)

Tumor de riñón: puede afectar a uno o a ambos riñones.

Ciertas trastornos genéticos pueden aumentar el riesgo.

Los niños en situación de riesgo deben someterse a pruebas de detección cada 3 meses hasta cumplir 8 años de edad.

Cáncer de hueso

Osteosarcoma

- Suele producirse en los huesos largos (fémur, tibia, rodilla y parte superior del húmero) cerca de los cartílagos de crecimiento.
- Puede metastatizar en los pulmones y, en menor grado, en la glándula suprarrenal, el cerebro y el corazón.
- El tipo más frecuente de cáncer de hueso en los niños.
- Más frecuente en varones.
- Ocurre con mayor frecuencia entre los 10 y los 20 años de edad.

Familia de tumores del sarcoma de Ewing

- Principalmente en o alrededor de los huesos o tejidos blandos; con mayor frecuencia en las extremidades, la columna vertebral y la pelvis, pero puede encontrarse en cualquier parte.
- Puede hacer metástasis a otras zonas: médula ósea, pulmones, riñones, corazón, glándulas suprarrenales y otros tejidos blandos.
- Segundo tumor óseo maligno más frecuente en los niños y adolescentes.
- Más frecuente en los varones.
- Mayor riesgo en los niños sometidos a radioterapia u otros tratamientos contra el cáncer, o que presentan determinadas afecciones genéticas.
- Se presenta con mayor frecuencia entre los 5 y los 20 años de edad.

Condrosarcoma

- Se produce en el cartílago.
- Más a menudo en la cadera, el fémur y el hombro.
- Poco frecuente en la población pediátrica.

Histiocitoma fibroso maligno

- Puede comenzar en el hueso o en los tejidos blandos; a menudo en las extremidades o el abdomen.
- Poco frecuente en la población pediátrica.

Tumores de tejidos blandos

Rabdomiosarcoma

En músculos o tejidos conjuntivos.

Sarcoma de tejidos blandos más frecuente en la población pediátrica.

Localizaciones más frecuentes: cabeza y cuello, órganos genitourinarios, extremidades.
Ocurre sobre todo en los niños menores de 10 años, pero también en adolescentes.

Retinoblastoma

Suele diagnosticarse antes de los 5 años.

La mayoría de los casos son causados por una mutación en el gen *RB1*.

Puede ser hereditaria o no; la forma hereditaria conlleva una menor tasa de curación y un mayor riesgo de afecciones
y cánceres asociados.

3

MEDICIONES

Los fisioterapeutas reconocen desde hace tiempo la importancia de la medición y la recopilación de información precisa para determinar las necesidades de los pacientes pediátricos con discapacidades del desarrollo, disfunciones musculoesqueléticas y otras afecciones. A lo largo de los años, los tipos de mediciones que se realizan a los niños han evolucionado. Tradicionalmente, los terapeutas utilizaban los hallazgos clínicos para tomar decisiones de intervención. Ahora, se incorpora un método basado en resultados funcionales para determinar las necesidades del abordaje y se recurre a pruebas normalizadas para precisar las desviaciones respecto a las normas esperadas para la edad, así como mediciones y observaciones clínicas que documentan las variaciones y las deficiencias estructurales. También se incorporan los resultados de las mediciones sobre los efectos de las intervenciones. El propósito de este capítulo es permitir al lector la comprensión básica del proceso de medición, la variedad de herramientas empleadas y, en resumen, las estrategias de medición clínica empleadas habitualmente para la fisioterapia pediátrica.

DEFINICIÓN

En este capítulo, el término *medición* comprende las estrategias de examen, evaluación, valoración y cribado (detección sistemática). Cada una de estas estrategias de recopilación de información tiene una finalidad distinta, tal como se define a continuación. En general, las estrategias utilizadas por los fisioterapeutas para recopilar información se describen en el modelo de gestión de pacientes y clientes presentado en la *Guide to Physical Therapists Practice 3.0* (la *Guía*) de la American Physical Therapy Association (APTA).

OBJETIVOS (FIG. 3-1)

- Identificar el riesgo.
- Hacer un diagnóstico.
- Determinar la idoneidad para la prestación del servicio.
- Planificar la intervención.
- Documentar la situación actual y los cambios a lo largo del tiempo.
- Realizar las investigaciones.
- Supervisar programas.
  - En virtud de la Individuals with Disabilities Education Act (IDEA), cada estado debe informar los resultados de la primera infancia. Para los niños desde el nacimiento hasta los 3 años de edad que reciben servicios de intervención temprana y los niños de 3 a 6 años de edad que reciben educación preescolar especial y servicios relacionados, cada estado comunica sus avances con base en tres resultados globales:
    - Habilidades socioemocionales positivas (incluidas las relaciones sociales).
    - Adquisición y uso de conocimientos y destrezas (incluidos el lenguaje, la comunicación y la alfabetización tempranos).
    - Uso de comportamientos adecuados para satisfacer las propias necesidades.
  - Es posible que los terapeutas tengan que recopilar información para ayudar a su estado a informar estos datos con exactitud.

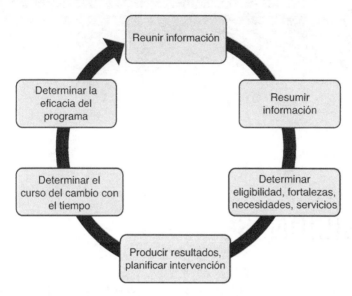

FIGURA 3-1 Proceso de evaluación y valoración.

- Para recopilar la información, pueden utilizarse diversas herramientas y estrategias. Cada estado o jurisdicción desarrolla un sistema basado en sus necesidades y recursos, pero puede incluir:
  - Evaluaciones basadas en un plan de estudios
  - Evaluaciones basadas en normas
  - Observación
  - Informe del cuidador
- Muchos estados recogen esta información mediante el *Child Outcomes Summary Form* (formulario del resumen de resultados en la infancia), en el que se registran las respuestas a dos preguntas:
  - ¿En qué medida el menor muestra un funcionamiento adecuado para su edad en una variedad de entornos y situaciones respecto a este resultado? (calificación del 1 al 7)
  - ¿El menor ha mostrado alguna habilidad o comportamiento nuevo relacionado con [este resultado] desde el último resumen de resultados? (Sí-No)

▰ ESTRATEGIAS DE RECOPILACIÓN DE INFORMACIÓN

EXAMEN

Según la *Guía*, el examen es el primer elemento de la gestión del paciente y el cliente. Es obligatorio antes de cualquier intervención y se realiza a todos los clientes. El examen inicial consta de tres componentes:

- Antecedentes del paciente o el cliente.
- Revisión de los sistemas pertinentes.
- Pruebas y mediciones:
  - La *Guía* enumera 26 categorías o áreas que puede examinar el terapeuta (tabla 3-1).

EVALUACIÓN

La *Guía*

Una *evaluación* es un juicio clínico realizado por un fisioterapeuta a partir de los datos recopilados en el examen. Refleja la gravedad de la enfermedad, la posibilidad de afectación multisistémica, la presencia de enfermedades preexistentes y la estabilidad de la enfermedad.

Los resultados del examen se interpretan y utilizan para determinar el diagnóstico dentro del ámbito de la práctica de la fisioterapia, el pronóstico y el plan de cuidados.

TABLA 3-1 La *Guía*: categorías de pruebas y mediciones		
Capacidad aeróbica/resistencia	Marcha	Postura
Características antropométricas	Integridad tegumentaria	Amplitud de movimiento
Tecnología asistencial	Integridad y movilidad articulares	Integridad de los reflejos
Equilibrio	Funciones mentales	Autocuidado y vida doméstica
Circulación (arterial, venosa, linfática)	Movilidad (incluida la locomoción)	Integridad sensorial
Vida comunitaria, social y cívica	Función motora	Integridad ósea
Integridad de los nervios craneales y periféricos	Rendimiento muscular (fuerza, potencia, resistencia, longitud)	Ventilación y respiración
Educación/vida	Desarrollo neuromotor y procesamiento sensorial	Vida laboral
Factores medioambientales	Dolor	

IDEA, Parte C: Programa para lactantes y preescolares con discapacidad

Cada año se realiza una evaluación para determinar si los niños cumplen los requisitos para recibir los servicios definidos por cada estado. La elegibilidad puede establecerse mediante:

- Retraso documentado del desarrollo (criterio de elegibilidad, p. ej., porcentaje de retraso, que varía según el estado)
- Enfermedad preexistente (por lo general, se determina con una lista de diagnósticos, que varía según el estado)
- Opinión clínica informada:
    - Uso de información cualitativa y cuantitativa para ayudar a determinar la elegibilidad con base en aspectos difíciles de medir sobre el estado de desarrollo actual y la posible necesidad de intervención temprana, como el desarrollo atípico, las deficiencias y los factores personales que crean barreras para el desarrollo.

IDEA, Parte B: Apoyo a la educación para todos los niños con discapacidad (educación especial y servicios relacionados para niños de 3 a 21 años de edad)

Es un proceso utilizado para determinar si un menor tiene alguna discapacidad (de la lista de categorías de discapacidad emitida por el Department of Educaction de los EE.UU.), si esta discapacidad está interfiriendo con la educación pública gratuita y apropiada del estudiante, y también para recopilar la información que ayude a determinar las necesidades de educación especial del paciente y los servicios relacionados y para guiar las decisiones relacionadas con la programación educativa del menor.

Este proceso se realiza cada 3 años a petición del equipo (*véase* cap. 6, «Cuestiones administrativas», para mayor información sobre los requisitos).

VALORACIÓN

La *Guía*

Cuantificación de una variable identificada durante el examen o de forma continua durante la intervención.

IDEA, Partes C y B

Procedimientos en curso utilizados para la planificación de programas.

Identificación de las preocupaciones, prioridades y recursos de la familia, de otros cuidadores, del personal educativo y de los proveedores de servicios de la comunidad.

Valoración auténtica

Documentación sistemática del comportamiento a lo largo del tiempo y en una variedad de actividades y rutinas que ocurren de forma natural.

Se utiliza para identificar las competencias funcionales dentro de un contexto.

Se recoge información de diversas personas, como la familia y los cuidadores, y se sintetiza para crear un panorama completo de las habilidades del menor.

Abordajes de valoración (tabla 3-2)

TABLA 3-2 Resumen de los abordajes de valoración de uso más frecuente				
	Ascendente	Descendente	Basado en la rutina	Basado en el juicio	Ecológico
Descripción	Recopila información sobre deficiencias y limitaciones de las actividades	Recopila información sobre las barreras que impiden y facilitan la consecución de resultados	Recopila información sobre el rendimiento en el entorno natural	Recopila información sobre la función de los cuidadores familiares	Identifica temas de rendimiento a partir de la información recopilada a lo largo del tiempo, en distintos entornos y en distintos ámbitos
Respuestas	¿Qué deficiencias o limitaciones de actividad tiene el menor?	¿Qué factores facilitan la consecución del resultado o crean una barrera?	¿Qué rutinas y actividades son significativas?	¿Qué es una función típica y significativa para un niño?	¿Cómo se desenvuelve un niño en su entorno?
Enfoque en la CIF	Función/estructura corporales Limitaciones de actividad	Función/estructura corporales, actividad, participación	Actividad, participación	Actividad, participación	Participación

CIF: *Clasificación Internacional del Funcionamiento, de la Discapacidad y de la Salud.*

Abordaje ascendente (fig. 3-2A)

Modelo tradicional basado en el déficit o en la deficiencia.

El profesional evalúa al paciente y determina las fortalezas, las necesidades y las áreas deficitarias; el profesional define los objetivos con base en los resultados y establece las estrategias de intervención.

Se aplica principalmente para identificar deficiencias y limitaciones de la actividad.

A menudo se utiliza durante el proceso de diagnóstico.

Abordaje descendente (fig. 3-2B)

Modelo basado en resultados.

Primero se determinan los resultados deseados; el equipo identifica los obstáculos que interfieren para lograr cada resultado, las fortalezas del menor y la familia que pueden ayudarle a lograr los resultados, así como las estrategias para mejorar el rendimiento, sortear los obstáculos y alcanzar el resultado deseado.

La evaluación continua tiene lugar en cualquier momento, es decir, se identifican los obstáculos y las fortalezas y se adaptan las estrategias de intervención.

Se utiliza principalmente para la planificación de programas.

Especialmente útil para niños con afectación neuromotora o cognitiva compleja.

Abordaje basado en las rutinas

Identifica los factores específicos del menor y del entorno que interfieren o favorecen la realización de una tarea funcional específica dentro de una rutina concreta.

Juzga las capacidades de un menor en el marco de actividades y rutinas que se desarrollan de forma natural.

El uso de rutinas favorece la delimitación de resultados funcionales y estrategias de intervención.

Abordaje basado en el juicio

Completado por los padres o cuidadores.

Permite al terapeuta obtener información específica sobre la tarea de las personas que ven al menor con regularidad.

Aporta información sobre qué comportamientos se consideran la actuación típica del menor y de una forma que sea significativa para la familia y los cuidadores.

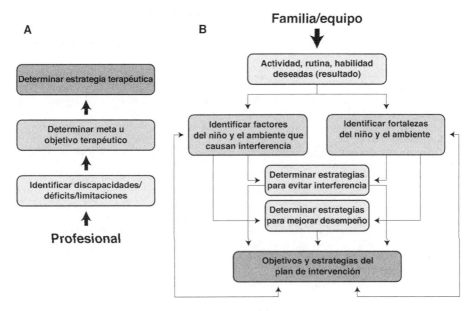

FIGURA 3-2 A. Abordaje ascendente. **B.** Abordaje descendente.

Abordaje ecológico y naturalista

Diseñado para determinar la capacidad del menor para realizar una actividad funcional.

Tiene en cuenta el contexto: el entorno físico, social y psicológico en el que se desarrolla una tarea.

Ofrece oportunidades para la iniciativa propia, la elección y la resolución de problemas.

Hace hincapié en el comportamiento adaptativo.

Proporciona una descripción del repertorio de habilidades del menor.

Normas de evaluación

Todo procedimiento o estrategia utilizado para recabar información sobre un menor debe respetar cuatro normas fundamentales (cuadro 3-1).

CRIBADO

La *Guía*

Los cribados se realizan para determinar la necesidad de contar con:

*   Servicios de prevención primaria, secundaria o terciaria
*   Otros exámenes, intervenciones, consultas
*   Derivación a otro profesional sanitario

IDEA

Las pruebas de detección se realizan como parte del programa Child Find para localizar a los niños con riesgo de retraso en el desarrollo, discapacidad o limitación funcional, tal y como se define en las Partes C y B.

CUADRO 3-1 Normas de evaluación

1. Utilidad
   A. ¿Ayuda la evaluación a identificar resultados, metas u objetivos factibles para el menor y la familia?
   B. ¿Ayuda la información de la evaluación a seleccionar o utilizar métodos o abordajes de intervención?
   C. ¿Contribuye la evaluación a valorar los efectos de la intervención?
2. Aceptabilidad
   A. ¿La evaluación identifica resultados, metas y objetivos que se consideran valiosos y adecuados para la familia, los cuidadores y la sociedad?
   B. ¿Los métodos y materiales de evaluación son aceptables para los participantes?
   C. ¿La evaluación detecta cambios notables en la función?
3. Inclusividad
   A. ¿Se utilizan varios tipos de materiales y abordajes de evaluación?
   B. ¿Se recopila información de varios entornos y fuentes, especialmente de los miembros de la familia?
   C. ¿Se realizan evaluaciones en más de una ocasión?
4. Exhaustividad
   A. ¿Se agrupa la información y se comparten las perspectivas?
   B. ¿La dinámica del equipo favorece la colaboración y la negociación?
   C. ¿Las decisiones se basan en el consenso del equipo?

MÉTODOS PARA MEDIR O RECOPILAR INFORMACIÓN

Véase la tabla 3-3.

USO DE PRUEBAS NORMALIZADAS

La información recopilada suele centrarse en el menor.

El examinador respeta las instrucciones específicas, la administración y la puntuación de cada ítem.

Las pruebas deben poseer características psicométricas sólidas.

Los resultados suelen dar lugar a una puntuación normalizada o a una edad de desarrollo.

Requiere capacitación para administrar la prueba e interpretar los resultados.

Puede referirse a normas o a criterios (tabla 3-4).

CARACTERÍSTICAS PSICOMÉTRICAS DE LAS PRUEBAS NORMALIZADAS (TABLA 3-5)

Se refiere a la construcción, los procedimientos, la fiabilidad y la validez de una herramienta.

Puntuaciones

Proporcionan información sobre el rendimiento de un menor en comparación con los otros niños o con criterios específicos.

Puntuaciones normalizadas (fig. 3-3, p. 99, y tabla 3-6, p. 99)

Comparar las puntuaciones obtenidas por un menor con las obtenidas en la misma prueba por una población específica de niños.

Según la distribución normal de las puntuaciones.

Método preciso para comparar la puntuación de un menor con la de sus pares.

TABLA 3-3 Métodos utilizados para recopilar información	
Fuente	**Información recopilada**
Revisión de gráficos	Demografía
	Antecedentes médicos
	Antecedentes del desarrollo
	Antecedentes educativos y de intervenciones
Entrevistas, cuestionarios e informes	Percepción de los familiares y otros cuidadores importantes
	Desempeño típico durante actividades y rutinas naturales
	Monitorización del programa
Observaciones naturalistas	Capacidades y destrezas a lo largo del tiempo, contextos e interacciones múltiples
	Identifican temas transversales a situaciones
	Identifican los puntos fuertes y las estrategias usadas para superar los desafíos
Observaciones clínicas	Neuromotor
	Musculoesquelético
	Tegumentario
	Cardiopulmonar
Herramientas y pruebas normalizadas	Identifican el riesgo o la necesidad de recopilar más información
	Comparan al menor con sus pares o según un criterio
	Miden el cambio a lo largo del tiempo
	Determinan el estado actual del desarrollo o funcional

TABLA 3-4 Instrumentos de medición normalizados	
Basados en normas	**Basados en criterios**
Puntuación normalizada	Puntuación mínima
Compara el rendimiento individual con el del grupo	Compara los resultados con los criterios descritos
Se desea una distribución normal de las puntuaciones	Variabilidad de las puntuaciones no obtenidas, dominio de las competencias deseadas
Maximiza las diferencias entre individuos	Discrimina entre evaluaciones sucesivas de un individuo
Requiere de habilidades diagnósticas del examinador	Proporciona información para planificar la terapia/instrucción
Puede no ser sensible a los efectos de la terapia o la instrucción	Puede ser sensible a los efectos de la intervención
No se ocupa del análisis de tareas	Depende del análisis de la tarea
Sumativa	Formativa

Adaptada con autorización de Cook, D.G. (1991). The assessment process. In W. Dunn (Ed.), *Pediatric Occupational Therapy: Facilitating Effective Service Delivery.* Thorofare, NJ: Slack Incorporated.

Puntuación de equivalencia de edad y grado

- Se utiliza para determinar a qué edad recibe el niño «medio» la puntuación bruta recibida por el niño examinado.
- Puede proporcionar una valoración inexacta del rendimiento del menor.

Modificación de la administración o puntuación de instrumentos normalizados

Dado que la mayoría de las herramientas normalizadas no se han desarrollado específicamente para niños con discapacidad o desarrollo atípico, puede ser necesario modificarlas. Sin embargo, hay consecuencias que los terapeutas deben tener en cuenta.

TABLA 3-5 Características psicométricas de los instrumentos normalizados	
Propiedad	**Descripción**
Validez (cuatro C y una P)	Grado en que puede inferirse una interpretación significativa a partir de una medición
Constructo	¿La medida representa con precisión el rasgo que se va a estudiar?
Relacionados con criterios	Grado de correlación de la característica en cuestión con otros indicadores o criterios de medida
Concurrente	Dos pruebas administradas al mismo tiempo para determinar la correlación
Contenido	Relación entre los ítems o calificaciones de la prueba y la definición del constructo que se va a evaluar
Predictivo	Correlación entre una medida tomada en un momento determinado y otra medida tomada en un momento futuro
Fiabilidad	Se refiere a la concordancia o repetibilidad de la medición
Prueba-repetición de la prueba	Coherencia de mediciones repetidas separadas en el tiempo
Interevaluador	Indica la concordancia de las mediciones realizadas por diferentes examinadores: porcentaje de concordancia, coeficiente de correlación intraclase (CCI), kappa
Exactitud	Se refiere a la exactitud con la que la herramienta determina si existe un problema
Sensibilidad	Capacidad para identificar un hallazgo positivo (disfunción)
Especificidad	Capacidad para identificar un hallazgo negativo (ausencia de disfunción)
Capacidad de respuesta	Capacidad de una medición para detectar un cambio clínico; depende de la sensibilidad al cambio
Error estándar de medición	Función de la fiabilidad de una prueba. Mide cuánto se espera que varíe la puntuación observada en un menor aunque este no cambie: el 95% de las puntuaciones caerán dentro de ±2 errores estándar
Intervalos de confianza	Indica el intervalo en el que se situará el 95% de la puntuación de una prueba. Suele utilizar el 90% o el 95%
Cambio mínimo detectable	Diferencia más pequeña en las puntuaciones que sería mayor que por azar solo. Importante para determinar el cambio a lo largo del tiempo o con una intervención específica
Teoría de la respuesta al ítem (TRI) y análisis de Rasch	Métodos de construcción de pruebas que diferencian la dificultad de los ítems y la capacidad de estos para detectar diferencias entre subgrupos
	• El análisis de Rasch es un tipo de TRI. Estos métodos ponen a prueba la fiabilidad, la validez y la dificultad de los ítems con individuos de subgrupos como los niños con discapacidad

Tipos de modificaciones

Véase la tabla 3-7 (p. 100).

Consecuencias de las modificaciones

* Dificultad para comparar al menor con otros niños.
* Normas o escalas de puntuación inexactas.
* Puede alterar la fiabilidad y validez de la prueba.
* Dificultad para medir el cambio o la eficacia de la intervención.

Consideraciones sobre las modificaciones

* Conozca el propósito de recolectar la información y reconsidere su uso de esta herramienta para su propósito de recopilación de información para este menor en particular.
* Reconsidere la necesidad de hacer modificaciones.
* Consulte el manual para obtener orientación o las investigaciones actuales.
* Tómese el tiempo necesario para aprender a administrar la prueba adecuadamente.
* Evite utilizar puntuaciones cuando haya modificado la administración o la puntuación.
* Registre todas las modificaciones y sea coherente con los cambios que realice con un menor en particular durante las administraciones posteriores.

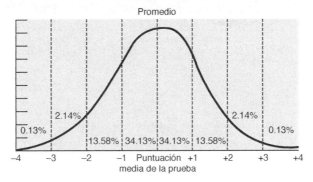

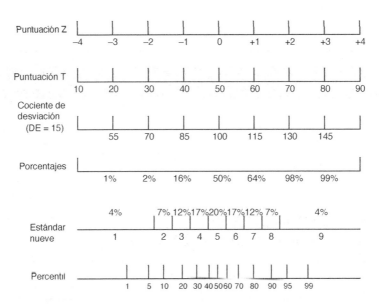

FIGURA 3-3 Curva de Bell.

TABLA 3-6 Tipos de puntuaciones normalizadas	
Puntuación	**Definición**
Desviación o cociente de desarrollo	• Permite comparar las puntuaciones en función de la edad • Basada en normas • Normalmente distribuido • La media suele ser 100, con una desviación estándar (DE) de 15
Rangos de percentiles	• Clasificación basada en el porcentaje de individuos de la muestra normativa que recibieron una puntuación superior o inferior a la puntuación recibida
Estándar nueve	• Puntuación de un dígito (1-9) basada en la media y la DE del grupo • DE de 2 y media de 5
Puntuación T	• Equivale a un cociente de desviación y una puntuación Z, aunque la media es 50 con una DE de 10
Puntuación Z	• Equivale al cociente de desviación y la puntuación T con una media de 0 y una DE de 1. Indica el número de unidades de DE que una puntuación se sitúa por encima o por debajo de la media

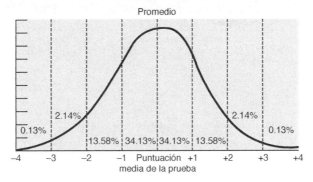

Puntuación estándar

Promedio

2.14%   2.14%
0.13%   0.13%
13.58% 34.13% 34.13% 13.58%

−4   −3   −2   −1   Puntuación   +1   +2   +3   +4
media de la prueba

TABLA 3-7 Modificaciones en la administración de las pruebas	
Tipo	Ejemplos
Administración	Reformular las instrucciones
	Dar demostraciones
	Hacer pruebas adicionales
	Sustituir materiales
	Proporcionar señales
Cronometraje	Dar más tiempo
	Administrar pruebas a lo largo de varios días
Puntuación	Aceptar el informe de los padres
	Hacer suposiciones sobre la capacidad en un ítem a partir del rendimiento en otro
	Puntuación mediante observación
	Puntuación en función de la edad de desarrollo, no cronológica
Aplicación	Utilización fuera del rango de edad
	Uso en niños con discapacidad para quienes las pruebas no han sido validadas
	Interpretación de los cambios a lo largo del tiempo

Mediciones utilizadas por los fisioterapeutas pediátricos

La siguiente sección contiene descripciones de una amplia variedad de herramientas, pruebas y procedimientos clínicos que pueden servir a los fisioterapeutas pediátricos para recopilar información. Se organizan según el marco de la *Clasificación Internacional del Funcionamiento, de la Discapacidad y de la Salud* (CIF, *International Classification of Functioning, Disability, and Health*) (fig. 3-4). La sección de «Instrumentos de medición» contiene una serie de tablas en las que se clasifican las pruebas por grupos de edad y referencia a normas o criterios. La sección también contiene información detallada sobre las pruebas normalizadas utilizadas habitualmente por los fisioterapeutas pediátricos ordenadas alfabéticamente.

CLASIFICACIÓN INTERNACIONAL DEL FUNCIONAMIENTO, DE LA DISCAPACIDAD Y DE LA SALUD

La CIF es un marco para organizar la información sobre la función y la discapacidad de una persona. Se basa en la premisa de que el funcionamiento y la discapacidad son el resultado de la interacción entre las alteraciones a la salud de una persona y su entorno, que incluye factores personales y sociales. La CIF se ha incorporado a la *Guía 3.0* y es la norma internacional para describir las funciones de una persona.

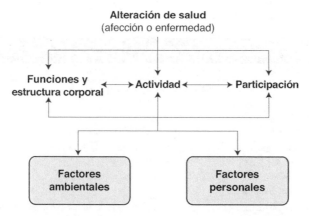

FIGURA 3-4 Clasificación internacional del funcionamiento. Organización Mundial de la Salud (2000): Clasificación internacional del funcionamiento, de la discapacidad y de la salud. Ginebra: OMS.

FUNCIONES Y ESTRUCTURA DEL CUERPO

Los fisioterapeutas recopilan información sobre la estructura y el funcionamiento del cuerpo para identificar deficiencias fisiológicas, musculares, neurológicas, cardiopulmonares o tegumentarias subyacentes que influyen en el desarrollo, el funcionamiento y la participación. Las áreas evaluadas se basan en las necesidades del menor, la preocupación o diagnóstico actual y los antecedentes. La información recopilada tiene componentes cualitativos y cuantitativos. La interpretación de estas mediciones se utiliza junto con el historial del paciente o los resultados de pruebas normalizadas, otras observaciones e información de la familia y otros cuidadores con la finalidad de crear un plan de intervención adecuado y completo.

Antropometría

* Composición corporal (índice de masa corporal [IMC])
* Estatura/peso/perímetro cefálico
* Longitud/circunferencia de las extremidades

Equilibrio (tabla 3-8)

TABLA 3-8 Instrumentos pediátricos de uso frecuente para la evaluación del equilibrio

Nombre	Descripción
Escala de equilibrio en pediatría (PBS, *Pediatric Balance Scale*)	Adaptada de la *Escala de equilibrio de Berg* Evalúa el equilibrio en niños de 5 a 15 años con deficiencias motoras de leves a moderadas Equilibrio dinámico y estático Puntuaciones sumadas. Una puntuación más alta indica un mejor equilibrio
Levántate y anda cronometrada (TUG, *timed up and go*)	Evalúa el equilibrio y la capacidad para andar y refleja los cambios a lo largo del tiempo
Prueba cronometrada de subir y bajar escaleras (TUDS, *Timed Up and Down Stairs*)	Evalúa la velocidad y la destreza en el uso de escaleras
Tiempo desde el piso hasta la bipedestación-Normal (TFTS-N)	Evalúa la velocidad y la destreza en la transición de decúbito supino a bipedestación
Evaluación clínica temprana del equilibrio (ECAB, *Early Clinical Assessment of Balance*)	Determina el equilibrio de los niños pequeños con parálisis cerebral • Evalúa el control postural de la cabeza y el tronco: enderezamiento de la cabeza, reacciones de defensa, reacciones de equilibrio • Evalúa el control postural en sedestación y bipedestación: equilibrio en sedestación, de sedestación a bipedestación, bipedestación sin apoyo con los ojos cerrados, bipedestación sin apoyo con los pies juntos, giro de 360° y subir un escalón Distingue entre todos los niveles del GMFCS
Prueba clínica pediátrica de la interacción sensorial y el equilibrio (P-CTSIB, *Pediatric Clinical Test for Sensory Interaction and Balance*)	Determina qué sistema sensorial afecta el equilibrio en bipedestación estacionaria Se observa el balanceo postural en bipedestación durante un período máximo de 30 s en cada una de las seis condiciones (*véase* fig. 3.5, p. 114) La puntuación se basa en la cantidad de balanceo y la cantidad de tiempo que el individuo se mantiene erguido. Registra también los cambios de percepción (mareos, náuseas) y las estrategias de movimiento utilizadas para mantener la estabilidad La mayoría de los niños mayores de 9 años mantienen fácilmente la estabilidad en todas las condiciones La dependencia anómala de la visión o el aumento del balanceo en las condiciones 3 a 6 indican un déficit de interacción sensorial
Alcance funcional o prueba de alcance pediátrico (PRT, *Pediatric Reach Test*)	El menor se pone de pie sin ayuda; se mide su capacidad para estirarse hacia delante todo lo posible sin dar un paso. Mide la distancia alcanzada Las puntuaciones de alcance por debajo de los valores críticos pueden indicar un retraso

GMFCS: *Sistema de clasificación de la función motora gruesa*; PC: *parálisis cerebral*; TFTS-N: *Timed Floor to Stand-Normal*.

Pruebas de función y equilibrio vestibulares

- Prueba de nistagmo posrotatorio
- Posición de extensión en prono
- Prueba de Romberg
- Batería de pruebas para ataxia sobre el piso

Sistema cardiopulmonar

Pruebas de función pulmonar

Se utiliza para determinar el funcionamiento de los pulmones, la cantidad de aire que pueden retener, el intercambio de aire y la eficacia del intercambio gaseoso.

- Capacidad vital forzada (CVF)
- Volumen espiratorio forzado en 1 segundo (VEF_1)
- Cociente entre VEF_1 y CVF (VEF_1/CVF)
- Flujo espiratorio forzado ($FEF_{25-75\%}$)
- Tasa de flujo espiratorio máximo (TFEM)
- Volumen residual (VR)
- Capacidad residual funcional (CRF)

Observaciones clínicas (tabla 3-9)

TABLA 3-9 Observaciones del estado cardiopulmonar

Tórax	Inmóvil: observe la forma y la simetría del tórax; observe si hay tórax en embudo, tórax en quilla y escoliosis
	En movimiento: determine el esfuerzo respiratorio; compare el hemitórax derecho y el izquierdo para comprobar la simetría
	Sincronía: compare los movimientos torácicos y abdominales
	Retracciones: note la retracción del tórax durante la inspiración
	Aspecto general: observe las anomalías óseas
Cabeza y cuello	Aleteo nasal, balanceo de la cabeza, sonidos audibles (gruñidos espiratorios), color, cianosis, palidez
Tos y estornudos	Provocar la tos o el estornudo mediante la estimulación oral de la faringe nasal para determinar la eficacia
Ruidos respiratorios	Utilizar el estetoscopio para la auscultación

La fuerza, la postura, la flexibilidad y la resistencia deben medirse tanto en niños mayores como en adolescentes.

Signos vitales (tabla 3-10)

TABLA 3-10 Valores típicos de los signos vitales en los niños

Cardiovascular

	Del nacimiento a 1 mes	Hasta 3 años	> 3 años
Frecuencia cardíaca (lpm)	100-160 (lactante prematuro: 120-170)	100-180	70-150
Presión arterial (mmHg)			
Sistólica	60-90 (lactante prematuro: 55-75)	75-130	90-140
Diastólica	30-60 (lactante prematuro: 35-45)	45-90	50-80

Respiratorio

Edad	Respiraciones por minuto
Del nacimiento a 1 mes	35-55 (lactante prematuro: 40-70)
Hasta 6 años	20-30
6-10 años	15-25
10-16 años	12-30

Esfuerzo percibido

Tabla de evaluación del esfuerzo percibido de los niños (CERT, *Perceived Exertion Children's Effort Rating Table*):

* Determina la intensidad de ejercicio percibida durante una actividad física.
* El menor valora el esfuerzo desde 1 (muy, muy fácil) hasta 10 (tan difícil que voy a parar).
* Investigación limitada.

Resistencia y gasto de energía (tabla 3-11)

TABLA 3-11 Pruebas de gasto energético y resistencia aeróbica	
Índice de gasto energético modificado	El menor camina cómoda y rápidamente mientras lleva un monitor cardíaco
	La frecuencia cardíaca y distancia recorrida se registran al cabo de 3 min
	Frecuencia cardíaca dividida por la distancia caminada dividida por 3 min = IGE modificado
Prueba de marcha de 6 min	El menor camina lo más rápido posible durante 6 min
	Se registra la distancia recorrida
Prueba de marcha de 30 s	El menor camina lo más rápido posible durante 30 s
	Se registra la distancia recorrida
Prueba de empuje de 6 min	Niños a partir de 7 años
	Niños con niveles II-IV del GMFCS
	Autopropulsarse en una silla de ruedas manual
	El menor recorre la mayor distancia posible en 6 min (ritmo propio)
Escala de resistencia en la actividad inicial (EASE, *Early Activity Scale for Endurance*)	Cuestionario informado por los padres para determinar la capacidad del menor con parálisis cerebral para mantener la actividad sin cansarse
Correr de ida y vuelta (*Shuttle Run*)	
Levántate y anda cronometrada (TUG)	Todas se utilizan para determinar la movilidad segura del menor durante las actividades rutinarias. Se pide a los niños que realicen una tarea y se registra el tiempo que tardan en realizarla
Subir y bajar escaleras cronometrada (TUDS)	
Del piso a la bipedestación normal (TFTS-N)	
Levántate y anda cronometrada modificada (MTUG)	Valores de cambio mínimo detectable para niños con síndrome de Down y PC con niveles GMFCS I-III disponibles

GMFCS: *Sistema de clasificación de la función motora gruesa*; IGE: *índice de gasto energético*; PC: *parálisis cerebral.*

Coordinación

Las baterías de pruebas normalizadas de motricidad gruesa y fina a menudo incluyen una o varias subpruebas de coordinación.

Motricidad fina

* Diadococinesia
* Capacidad para hacer pinzas con los dedos
* Capacidad para cruzar la línea media
* Coordinación ojo-mano
* Movimientos alternos rápidos

Motricidad gruesa

* Coordinación ojo-pie
* Contacto talón-dedo

Observación clínica de habilidad motora y postural (COMPS, Clinical Observation of Motor and Postural Skills)

Cribado para indicar déficits sutiles de coordinación en niños de 5 a 9 años. Áreas evaluadas: movimientos lentos, rotación del brazo, contacto dedo-nariz, postura de extensión en decúbito prono, reflejo tónico asimétrico del cuello, postura de flexión en decúbito supino.

Estado físico (tabla 3-12)

Componentes del estado físico:

- Resistencia cardiorrespiratoria
- Fuerza y resistencia muscular
- Flexibilidad
- Composición corporal

TABLA 3-12 Pruebas del estado físico	
Prueba de aptitud física de Brockport: evaluación sanitaria para jóvenes discapacitados	Se utiliza en niños con discapacidad
	Compatible y utilizable junto con FITNESSGRAM
	Adoptada por el Programa Presidencial de Acondicionamiento Físico de los Jóvenes
	Recursos en Internet
FITNESSGRAM	Evalúa estándares de aptitud física referenciados por criterios
	Desarrollado por el Cooper Institute for Aerobics Research
	Mide la fuerza, la resistencia, la capacidad aeróbica, la flexibilidad, la composición corporal y la actividad

Contraindicaciones para la prueba de esfuerzo

Incluye, pero no se limita a:

- Estado febril agudo.
- Cardiopatía inflamatoria aguda: pericarditis, miocarditis, cardiopatía reumática aguda.
- Insuficiencia cardíaca congestiva no controlada.
- Niño asmático que presenta disnea en reposo, o cuyo VEF o FEM es inferior al 60% de la estatura.
- Enfermedad renal aguda.
- Hepatitis aguda.
- Diabéticos insulinodependientes que no tomaron la insulina prescrita o que presentan cetoacidosis.
- Sobredosis de fármacos que afecten la respuesta cardiorrespiratoria al ejercicio, por ejemplo, toxicidad por digitálicos o quinidina, salicilismo o antidepresivos.

Fuerza muscular

Observación

- Lactantes/niños pequeños

Limitado a grupos musculares funcionales y no a músculos individuales.

Centrarse en la información esencial: estimar mediante la observación de la acción muscular en posiciones antigravitatorias-arco de movimiento contra la gravedad, es decir, adoptar la posición de manos y rodillas, levantar los glúteos, llevar los pies a la boca.

Inspeccionar la simetría en el rendimiento.

Observar movimientos compensatorios.

Pruebas musculares manuales (PMM)

- Niños

Tenga en cuenta el peso y el tamaño corporal a la hora de considerar el nivel de resistencia.

Observe la simetría en el rendimiento.

Registre los movimientos compensatorios.

Las acciones articulares aisladas y las pruebas musculares específicas deben limitarse a los niños con un desarrollo del lenguaje adecuado para seguir las instrucciones tradicionales de PMM, de aproximadamente 7 años de edad o más.

Dinamometría

Las mediciones de fuerza más utilizadas son la prensión de la mano, la flexión y extensión del codo, la flexión y extensión de la rodilla y la flexión plantar.

Métodos clínicos o de laboratorio para las pruebas de fuerza.

Tres métodos: isométrico, isocinético e isotónico máximo de repetición única.

Dinamometría isocinética

- El menor se coloca en la máquina isocinética, con brazos en palanca que reflejan el brazo en palanca del músculo o músculos que se están probando.
- El dinamómetro controla o mide la velocidad del movimiento, mientras el menor intenta moverse lo más rápidamente posible.
- Ventajas: permite medir la fuerza muscular en todo el arco de movimiento. Se pueden obtener mediciones objetivas de fuerza excéntrica o concéntrica e isotónica/isométrica.
- Desventajas: los equipos son costosos y ocupan mucho espacio. La medición de la fuerza de grupos musculares más pequeños, especialmente en los niños pequeños, puede presentar dificultades. El equipamiento requiere experiencia y tiempo para adaptarlo a cada paciente.
- Puede ser más beneficioso en un entorno de investigación o en un laboratorio de la marcha.

Dinamometría isométrica (manual)

- Utilice una prueba de «lograr o ceder» («make or break»). Prueba de lograr: el paciente realiza un esfuerzo máximo contra una resistencia durante un tiempo determinado. Prueba de ceder: el examinador empuja el dinamómetro contra la extremidad del menor hasta que supera su esfuerzo muscular máximo y la articulación cede. Se ha demostrado que producen valores de resistencia más elevados.
- Las pruebas de «lograr» tienen mayor fiabilidad interrogativa e intraobservador que las pruebas de «ceder». La fiabilidad mejora cuando se realizan tres pruebas y se utiliza la media de las dos segundas.
- Se requieren procedimientos normalizados para garantizar la fiabilidad entre evaluadores.
- Ventajas: es posible medir objetivamente incluso las pequeñas ganancias o pérdidas de fuerza. Puede utilizarse en niños a partir de los 28 meses. Hay algunos datos normativos disponibles.
- Desventajas: las mediciones pueden ser poco fiables, sobre todo entre evaluadores. Se utiliza con niños capaces de seguir instrucciones. Especialmente útil tras una lesión ortopédica o una intervención quirúrgica.
- Se utiliza para controlar los avances y adaptar los programas de ejercicios.
- Valores de referencia de pares para niños y adolescentes (5-15 años) disponibles.

Una (única) repetición máxima (1RM)

- Cantidad máxima de fuerza que puede generarse en una contracción máxima.
- Se utiliza para determinar la fuerza máxima del menor.

Potencia muscular (tabla 3-13)

La *potencia* es la capacidad para generar tanta fuerza como sea posible, lo más rápidamente posible. En los niños pequeños o niños con discapacidades del desarrollo, la potencia puede y debe evaluarse en posiciones de desarrollo funcional. Por ejemplo:

Maniobra de cuclillas a bipedestación:

- Hacer la sentadilla: control excéntrico de los grupos musculares gastrocnemio y cuádriceps.
- Levantarse hasta la bipedestación: control excéntrico de los isquiotibiales y concéntrico de los cuádriceps. Erguido completo: control concéntrico del grupo muscular glúteo.
- Repetir varias veces la maniobra de sentadilla a bipedestación: potencia repetitiva.
- El paciente arranca y se detiene a diferentes velocidades: velocidad de contracción.

TABLA 3-13 Potencia muscular	
Isométrica	Capacidad para mantener una posición contra la gravedad o una resistencia conocida. Aplique fuerza al músculo en una amplitud acortada
Isotónica	Capacidad del músculo para moverse en toda su amplitud con una resistencia aplicada en todo momento
Excéntrica	Capacidad para resistir una fuerza cuando el músculo se alarga
Concéntrica	Capacidad para resistir una fuerza cuando el músculo se acorta
Repetitiva	Capacidad para producir la potencia adecuada durante 10 repeticiones
Velocidad de contracción	Capacidad de adaptación rápida en toda la amplitud

Tono muscular

El tono muscular puede variar en diferentes zonas o lados del cuerpo y puede cambiar en relación con las actividades y la posición.

Escala modificada de Ashworth *(tabla 3-14)*

TABLA 3-14 Escala modificada de Ashworth	
Puntuación	**Descripción**
0	Sin aumento del tono
1	Ligero aumento del tono muscular, que se manifiesta por una captura y liberación o una resistencia mínima al final de la AdM cuando las partes afectadas se mueven en flexión o extensión
1+	Ligero aumento del tono muscular, manifestado por un tope, seguido de una resistencia mínima durante el resto (menos de la mitad) de la AdM
2	Aumento más marcado del tono muscular en la mayor parte del AdM, pero las partes afectadas se mueven con facilidad
3	Aumento considerable del tono muscular, movimiento pasivo difícil
4	Partes afectadas rígidas en flexión o extensión

AdM: amplitud de movimiento.

Escala de Tardieu

Evalúa la resistencia al movimiento pasivo a velocidad lenta y rápida diferenciando entre factores no neurales y factores neurales. Mide el punto de resistencia a una velocidad de estiramiento rápida.

Escala de distonía de Barry-Albright

Escala ordinal de cinco puntos que mide la gravedad de las posturas y los movimientos involuntarios en ocho regiones corporales: la boca, el cuello, el tronco, los ojos y cada miembro superior e inferior.

Sistema descriptivo del tono muscular (*Descriptive System of Muscle Tone*)

Véase la tabla 3-15.

Evaluaciones neurológicas (para una descripción más detallada de las herramientas seleccionadas, *véase* la sección «Instrumentos de medición»)

Assessment of Preterm Infants' Behavior (APIB)

General Movement Assessment (GMA)

Infant Motor Screen (IMS)

Neonatal Behavioral Assessment Scale, 2.ª edición (NBAS)

Neonatal Neurobehavioral Examination (NNE)

Neurological Assessment of the Preterm and Full-Term Newborn Infant (NAPFI)

Neurological Exam of the Full Term Infant (NEFTI)

Neurobehavioral Assessment of Preterm Infants (NAPI)

Newborn Behavioral Observation System (NBOS)

Newborn Individualized Developmental Care and Assessment Program (NIDCAP)

NICU Network Behavioral Assessment (NNNS)

Quick Neurological Screening Test (QNST)

Dolor

Véase la tabla 3-16 (p. 108).

Postura

Tortícolis (tortícolis muscular congénita [TMC])

Observe si el lactante presenta asimetría en decúbito supino y prono y sentado. Típicamente, los lactantes con tortícolis flexionan lateralmente la cabeza hacia la derecha y rotan la cara y la barbilla hacia la izquierda, pero lo contrario también es frecuente.

TABLA 3-15 Tono muscular: sistema descriptivo

	Hipotonía			Normal	Hipertonía			Tono intermitente
	Grave	Moderada	Leve		Leve	Moderada	Grave	
Activa	Incapacidad para resistir la gravedad; falta de co-contracción en las articulaciones proximales; movimientos voluntarios limitados	Disminución del tono principalmente en los músculos axiales y en los músculos proximales de las extremidades; interfiere con la duración del mantenimiento de una postura	La disminución del tono interfiere con la co-contracción muscular axial; retrasa el inicio del movimiento	Ajuste postural rápido e inmediato durante el movimiento; capacidad para usar los músculos en patrones sinérgicos y recíprocos para la estabilidad y la movilidad en función de la tarea	Retraso en el ajuste postural; mala coordinación; lentitud de movimientos	Limitación de la velocidad, la coordinación, la variedad de patrones de movimiento y la AdM activa	Rigidez de los músculos en patrones estereotipados; limita la AdM activa; poca o ninguna capacidad para moverse contra la gravedad, patrones de movimiento muy limitados	Resistencia ocasional e impredecible a los cambios posturales que alterna con un ajuste normal; puede tener dificultades para iniciar un movimiento activo o mantener la postura
Pasiva	Hiperextensibilidad articular; ausencia de resistencia al movimiento impuesta por el examinador; AdM pasiva completa o excesiva	Leve resistencia al movimiento solo en las extremidades distales; hiperextensibilidad de las articulaciones del codo y de la rodilla	Resistencia leve en los segmentos proximal y distal; AdM completa	Las partes del cuerpo resisten el desplazamiento; mantienen momentáneamente la nueva postura cuando se colocan	Resistencia al cambio de postura en parte o en toda la AdM; escasa capacidad de acomodación a los movimientos pasivos	Resistencia al cambio de postura en toda la amplitud; AdM pasiva limitada en alguna articulación	AdM limitada; el examinador no puede vencer la resistencia del músculo para completar la amplitud total	Resistencia imprevisible a los movimientos impuestos alternando con ausencia total de resistencia

AdM: amplitud de movimiento. Reimpresa con autorización de Wilson, J.M. (1991). Cerebral palsy. In S. Campbell (Ed.), *Pediatric Neurologic Physical Therapy* (2nd ed., p. 313). New York: Churchill Livingstone. Copyright © 1991 Elsevier.

CAPÍTULO 3

TABLA 3-16 Escalas de medición del dolor para niños

Mediciones informadas

Llora, necesita oxígeno, aumento de los signos vitales, expresión, insomnio (CRIES)	Neonatos	Escala de Likert de intensidad de cada ítem
Escala conductual de dolor de caras, piernas, actividad, llanto y consolabilidad (FLACC)	De 2 meses a 7 años	Se utiliza con niños incapaces de comunicar su dolor. Escala de Likert de 10 puntos de cinco criterios: cara, piernas, actividad, llanto, consolabilidad
Escala de Oucher	5-12 años	Escala vertical de 100 puntos de seis fotografías de caras de niños que indican la intensidad del dolor
Escala de caras de dolor	6-8 años	Imágenes de caras que indican la intensidad del dolor
Escala visual analógica	A partir de los 5 años	El menor indica la intensidad del dolor en un continuo vertical u horizontal
Escalas de comportamiento		
Escala de dolor del Children's Hospital of Eastern Ontario (CHEOPS)	Cualquier edad	Seis conductas observadas (llanto, expresiones faciales, quejas verbales, posición del tronco, conducta de tocar y posición de las piernas) puntuadas en una escala de 1 a 3 puntos. Se proporcionan definiciones operativas
Calificación de Gauvain-Piquard	2-6 años	15 comportamientos divididos en tres subescalas: dolor, comportamiento y alteraciones psicomotoras

Métodos fisiológicos

- Frecuencia cardíaca-EEG
- Presión arterial
- Frecuencia respiratoria
- Tasa metabólica
- Oxigenación $TCPO_2$

Evaluar la amplitud de movimiento (AdM) pasiva y activa del cuello y los miembros superiores para determinar si existen limitaciones o contracturas.

Valorar el desarrollo motor para determinar la influencia de la tortícolis en la adquisición de los hitos del desarrollo.

Evaluar las caderas para detectar una posible luxación (maniobras de Barlow y Ortolani) y comprobar la alineación de la columna vertebral.

Componentes clave que se deben evaluar:

- Forma craneal mediante la Argenta Clinical Classification Scales of Deformational Brachycephaly and Deformational Plagiocephaly.
- AdM cervical, pasiva y activa por medio del transportador artrodial.
- Tolerancia al decúbito prono.
- Adquisición de habilidades para el desarrollo.
- Dolor, fuerza, integridad de la piel.

Para obtener información detallada sobre la TMC, consulte: Kaplan, S., Coulter, C., & Fetters, L. (2013). Physical Therapy Management of Congenital Muscular Torticollis: An Evidence-Based Clinical Practice Guideline. Available from https://pediatricapta.org/includes/fact-sheets/pdfs/Physical_Therapy_Management_of_Congenital_Muscular.2.pdf.

Escoliosis

El paciente debe llevar una cantidad mínima de ropa.

Alinee al menor con una plomada (física o imaginaria).

El menor debe adoptar una postura natural de pie con los pies juntos.

Evalúe la flexibilidad de la cadera: prueba de Thomas.

Pregunte sobre las limitaciones funcionales o el dolor durante la práctica de deportes, baile u otras actividades.

Observe la posición de la cabeza, el tronco, las caderas y las piernas de frente, de espaldas y de lado, tomando nota de cualquier asimetría:

- Asimetría de la altura de los hombros

- Prominencia escapular
- Líneas de cintura asimétricas/protuberancia de la cadera
- Asimetría pélvica
- Distancia desigual entre los brazos y el cuerpo
- Altura desigual de las rodillas
- Cifosis torácica o lordosis lumbar excesivas

Prueba de flexión hacia delante (prueba de flexión anterior de Adam):

- Siéntese o arrodíllese detrás del menor con los ojos a la altura de la cintura.
- Pida al paciente que se incline hacia adelante desde la cintura hasta que la columna esté aproximadamente paralela al suelo, las rodillas estén rectas y los brazos cuelguen con las palmas juntas.
- Observe si hay una joroba costal unilateral compensatoria.

Cifosis

Observe si hay una flexión excesiva hacia adelante de la columna cervical, torácica o lumbar.

Lordosis

Observe si aumenta la inclinación pélvica anterior.

Observe si aumenta la flexión de la cadera.

Herramientas utilizadas para evaluar la parálisis cerebral (tabla 3-17)

TABLA 3-17 Herramientas de alineación postural para niños y adultos con parálisis cerebral	
Escala de postura y capacidad postural (PPAS, *Posture and Postural Ability Scale*)	Niños y adultos con parálisis cerebral
	Evaluación de las asimetrías posturales en cuatro posiciones: decúbito prono, decúbito supino, sentado y de pie
	Observación en los planos frontal y sagital
	Mantenimiento de la postura calificado en una escala ordinal de 7 puntos
Valoración segmentaria del control del tronco (SATCO, *Segmental Assessment of Trunk Control*)	Puede utilizarse con niños de los niveles III-V del GMFCS
	Se usa a partir de los 3 meses de edad
	Identifica el apoyo necesario para sentarse y para realizar las tareas de los miembros superiores
	Evalúa la postura de forma estática, activa y reactiva
	Recomienda la puntuación a partir de una videograbación
	Evalúa el control de siete segmentos del tronco: control de la cabeza, columna torácica superior, torácica media, torácica inferior, lumbar superior, lumbar inferior, alineación completa de la columna
Escala de discapacidad del tronco (TIS, *Trunk Impairment Scale*)	Edades 5-9 años, niveles I-IV del Sistema de clasificación de la función motora gruesa (GMFCS)
	Evalúa el equilibrio dinámico y estático, así como la coordinación del tronco

Amplitud de movimiento

Para medir con precisión la AdM articular en lactantes y niños pequeños se debe tener en cuenta lo siguiente:

- Falta de consenso sobre los valores típicos de la AdM articular y la metodología.
- Variación en la fiabilidad comunicada de las mediciones goniométricas, posiblemente debida a diferencias entre goniómetros (tamaño, sistema numérico y material).
- Puntos de referencia óseos no completamente desarrollados y cubiertos por un aumento de grasa en los lactantes, lo que dificulta la palpación y la alineación del goniómetro.
- El edema, el dolor, las adherencias, los déficits de fuerza y la hipertrofia muscular pueden afectar la precisión de la medición.

Niños nacidos de término

Miembros superiores: similar a los adultos, aunque la extensión del codo puede estar limitada hasta 30° al nacer.

Miembros inferiores: existe una variación sustancial en las mediciones comunicadas de la AdM de los miembros inferiores. En el paciente nacido de término existe la tendencia al aumento de la flexión al nacimiento debido a factores neurales (maduración del sistema nervioso central [SNC]), mecánicos (posición) y ambientales (compresión intrauterina). Este sesgo flexor disminuye con el tiempo (tabla 3-18).

TABLA 3-18 Valor promedio y rango de la amplitud de movimiento del miembro inferior seleccionado, desde el nacimiento hasta los 5 años: lactantes de término (en grados)

	Nacimiento	>6 semanas	3 meses	6 meses	1 año	3 años	5 años
Limitación de la extensión de la cadera	34.2	19	7	7	7	7	7
Abducción de la cadera							
En flexión de 90°	72.7						
En extensión	55.5				59.3	59.3	54.3
	(32-91)						
Aducción de la cadera	6.4				30.5	30.5	23.8
Rotación externa de la cadera	91.9						
En flexión	90	48	45	53.1	58	56	38.5
En extensión	(45-137)						
Rotación interna de la cadera	64						
En flexión	33	24	26	24	37.5	39	34
En extensión	(35-100)						
Limitación de la extensión de la rodilla	17.9				5.4	5.4	5.4
	(0-43.3)						
Ángulo poplíteo	27		18	10.5	0		
	(20-40)		(15-30)	(5-15)	0		

Valores de tendencia central y rango de valores declarados (grados)

Niños nacidos prematuros

Falta del sesgo flexor por falta de compresión intrauterina, inmadurez del SNC y posicionamiento extensor.

Aunque el sesgo extensor disminuye ligeramente con el tiempo, los niños nacidos prematuros nunca muestran la flexión extrema que se observa en los niños nacidos de término (tabla 3-19).

TABLA 3-19 Valor medio (e intervalo) de mediciones de articulaciones seleccionadas en grados: prematuros

	Nacimiento	4 meses	8 meses	12 meses
Extensión de cadera	166.6	161.4	163.1	164.1
	(155-175)	(150-178)	(120-180)	(90-180)
Abducción (extensión) de la cadera	62.2	61.4	61.1	67.9
	(50-90)	(40-90)	(35-90)	(15-90)
Ángulo poplíteo	50.8	144.0	144.1	146
	(125-180)	(112-180)	(117-180)	(125-175)
Angulo de dorsiflexión	127.5	127.7	122.9	118.5
	(105-145)	(101-150)	(90-160)	(102-160)
Signo de la bufanda	1.52 cm	−0.08 cm	0.27 cm	1.2 cm
	(0 a +4 cm)	(−5 a +4 cm)	(−4 a +4 cm)	(1-2 cm)
Extensión del codo	178.6	174.5	179.8	180
	(165-180)	(160-180)	(175-180)	
Extensión de muñeca	98	103.7	100.2	101.2
	(95-120)	(90-135)		(90-130)

Pruebas para medir la amplitud de movimiento y la flexibilidad
de las articulaciones (tabla 3-20)

TABLA 3-20	Pruebas para medir la amplitud de movimiento de las articulaciones del miembro inferior
Nombre	**Propósito**
Prueba de Craig	Determina la anteversión del fémur
Prueba de Ely	Mide la flexibilidad del recto femoral
Línea bisectriz del talón	Determina la presencia y el grado de metatarso aducto
Prueba de Ober	Flexibilidad de la banda IT/TFL
Prueba de Ryder	Mide la anteversión femoral
Elevación de pierna recta	Determina la flexibilidad de los isquiotibiales
Prueba de Thomas	Determina la flexibilidad del recto femoral o del iliopsoas
Prueba del eje transmaleolar	Determina la torsión tibial

IT: iliotibial; TFL: tensor de la fascia lata.

CAPÍTULO 3

Reflejos, reacciones de enderezamiento y reacciones automáticas

Los reflejos primitivos y las reacciones de enderezamiento, automáticas y de equilibrio deben evaluarse de acuerdo con los criterios establecidos por los autores del instrumento de medición neuromotor seleccionado, por ejemplo, la NBAS para los neonatos de término, la PDMS-2 para lactantes y niños muy pequeños o la IMS para los lactantes prematuros.

Pruebas sensoriales

Lactantes: se utilizan para determinar la sensibilidad indemne. Aplique estímulos nocivos (p. ej., pinchazos) cuando el lactante esté somnoliento y observe si se retrae, llora, se sobresalta o hace muecas. Proceda de distal a proximal. La respuesta de retirada flexora es indicativa de la respuesta a nivel de la médula espinal.

Niños con traumatismo craneoencefálico: la respuesta del menor a estímulos sensoriales específicos cambia a medida que cambia el grado de conciencia. Los estímulos a través de vías auditivas, visuales, olfativas, gustativas y dolorosas intactas evocan una respuesta en todos los niveles excepto en el grado V.

- Grado IV: respuesta generalizada a cualquier estímulo; la respuesta es la misma independientemente del estímulo.
- Grado III: respuesta individualizada a estímulos específicos; a menudo se produce un retraso antes de la respuesta (tabla 3-21).
- Grado II: pruebas específicas de propiocepción; discriminación de agudo-romo y de dos puntos limitadas por la cognición y la edad del menor.

Procesamiento sensorial

- DeGangi-Berk Test of Sensory Integration (TSI)
- Perfiles sensoriales
  - Perfil sensorial del lactante/niño pequeño
  - Perfil sensorial del lactante 2
  - Perfil sensorial del niño pequeño 2
  - Perfil sensorial del niño 2
  - Perfil sensorial breve 2
  - School Companion Sensory Profile 2
  - Formularios para cuidadores en español
- Sensory Integration and Praxis Test (SIPT)
- Sensory Processing Measure (SPM)

TABLA 3-21 Respuesta localizada a estímulos sensoriales: grado de conciencia III

Tracto sensorial	Ejemplos de estímulos	Respuesta
Auditivo	Voz	Abrir los ojos
	Campana	Mirar hacia el estímulo
	Aplausos	Girar la cabeza hacia/lejos del estímulo
Visual	Amenaza cerca de los ojos	Parpadeo
	Objeto brillante	Enfoque y seguimiento
	Juguete familiar	
	Persona conocida	
Olfativo	Amoníaco	Hacer muecas o dar la espalda
Gustativo	Azúcar	Sonrisa
	Limón	Mueca
Dolor	Apretar los músculos del vientre	Alejar la extremidad
	Apretar el lecho ungueal, pinchar	Mirar hacia el dolor

Reimpresa con autorización de Blaskey, J. (1991). Head trauma. In S. Campbell (Ed.), *Pediatric Neurologic Physical Therapy* (2nd ed., p. 221). New York: Churchill Livingstone. Copyright © 1991 Elsevier.

Visuomotora y percepción

Véase la tabla 3-22.

Alineamiento de las extremidades

Luxación de cadera

Véanse la tabla 3-23 (p. 114) y la figura 3-6 (p. 114).

Otras consideraciones sobre la alineación de las articulaciones del miembro inferior

* Rodilla hiperextendida: hiperextensión de rodilla.
* Rodilla valga (piernas en «X»): rodillas inclinadas medialmente.
* Rodilla vara (piernas en «O»): rodillas inclinadas lateralmente.
* Supinación del pie: el pie gira medialmente, asociado a un arco alto si es excesivo.
* Pronación del pie: el pie gira lateralmente, asociado a un arco bajo si es excesivo.
* Inversión del pie: el pie gira hacia adentro con respecto a la parte inferior de la pierna.
* Eversión del pie: el pie gira hacia afuera en relación con la parte inferior de la pierna.
* Metatarso aducto: el antepié se aduce en la articulación tarsometatarsiana.

Análisis biomecánico

Véase la tabla 3-24 (p. 115).

ACTIVIDADES (PARA UNA DESCRIPCIÓN MÁS DETALLADA DE LAS HERRAMIENTAS SELECCIONADAS, *VÉASE* LA SECCIÓN «INSTRUMENTOS DE MEDICIÓN»)

Mediciones exhaustivas del desarrollo motor

* Alberta Infant Motor Scale (AIMS)
* Bruininks-Oseretsky Test of Motor Proficiency, 2.ª edición (BOTP-2)
* Gross Motor Function Measure (GMFM)
* Gross Motor Performance Measure
* Peabody Developmental Motor Scales 2.ª edición (PDMS-2)
* Test of Gross Motor Development, 3.ª edición (TGMD-3)
* Test of Infant Motor Performance (TIMP)
* Movement Assessment Battery for Children, 2.ª edición (MABC-2)

TABLA 3-22 Pruebas de percepción visual motora		
Nombre	**Rango de edad**	**Propósito**
Prueba de habilidades de percepción visual (TVPS-4, *Test of Visual Perceptual Skills 4*)	5-21 años	Opción múltiple que requiere un mínimo de respuestas verbales o motoras (señalar). Dieciocho elementos en siete categorías: • Discriminación visual • Memoria visual secuencial • Memoria visual • Visual figura-fondo • Relaciones visuoespaciales • Cierre visual • Constancia visual de la forma y capacidades de la teoría de Cattell-Horn-Carrol: 　* Visualización 　* Flexibilidad de cierre 　* Memoria visual 　* Capacidad de memoria
Prueba de integración visuomotora (VMI, *Beery-Buktenica Developmental Test of Visual-Motor Integration*, 6.ª ed.)	2-99 años	Formato corto y formato completo Evalúa la capacidad para percibir visualmente y copiar un conjunto de formas geométricas de dificultad progresiva Pruebas complementarias de percepción visual y coordinación motora utilizadas para indicar la contribución motora/no motora y la necesidad de pruebas adicionales. Puede comparar las puntuaciones en las tres áreas evaluadas
Prueba de evaluación visuoperceptiva no motora 4 (MVPT-4, *Motor Free Visual Perception Test-4*)	4-80 años o más	Evaluación visual-perceptiva no motora; 45 ítems agrupados en 5 categorías: • Discriminación visual • Relaciones espaciales • Memoria visual • Figura-fondo • Cierre visual
Prueba de habilidades visuomotoras 3 (*Test of Visual-Motor Skills-3*)	3-90 años o más	Evalúa las habilidades visuomotoras mediante la copia de 39 diseños geométricos de complejidad creciente para identificar errores. Se identifican nueve tipos de errores: • Cierres incorrectos • Ángulos incorrectos • Calidad de la línea • Longitudes de línea • Conexiones de línea • Modificación del tamaño o de la parte • Adición o supresión de una parte • Rotación o inversión • Error de solapamiento de formas Los resultados pueden presentarse como puntuaciones normalizadas, rangos percentiles o equivalentes de edad. Cuando se utilizan junto con una prueba de percepción visual, las pruebas diferencian entre una deficiencia principalmente visuomotora y una dificultad perceptiva
Prueba del desarrollo de percepción visual 4 (*DevelopmentalTest of Visual Perception-4*) (Frostig)	4-12 años	Determina la capacidad de percepción visual no motora y de integración visuomotora. Cinco subpruebas: • Coordinación ojo-mano • Copiado • Figura-fondo • Cierre visual • Constancia de la forma

TABLA 3-23 Pruebas utilizadas para determinar la luxación de cadera

Ortolani	Barlow	Prueba de Galeazzi/signo de Alis
Examina la reductibilidad de la cadera o el retorno de la cabeza femoral luxada al acetábulo	Examina la capacidad de luxación de la cadera	Examina la luxación de cadera para determinar la displasia de desarrollo de cadera
Lactante en posición supina	Lactante en posición supina	Lactante en posición supina
Cadera y rodillas en 90° de flexión	Rodillas y caderas flexionadas a 90°	Rodillas y caderas flexionadas hacia arriba con los talones apoyados en la superficie
Sujete el muslo con el dedo medio sobre el trocánter mayor y el pulgar en la cara medial del muslo	Sujete el muslo con el pulgar medialmente sobre el trocánter menor	Compruebe visualmente la diferencia de altura de las rodillas
La otra mano estabiliza la pelvis	La otra mano estabiliza la pelvis	Si una está más bajo, puede haber luxación de cadera
Levante suavemente el muslo para alinear la cabeza femoral y el acetábulo y abducir la cadera para deslizar la cabeza sobre el borde acetabular hasta la cavidad	Aplique una suave presión hacia abajo mientras abduce la cadera	
El examinador sentirá un «chasquido» definido	Cuando la cabeza femoral se desliza sobre el borde del acetábulo, se siente un sutil «chasquido»	

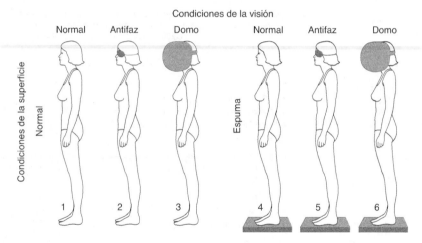

FIGURA 3-5 Secuencia de seis condiciones para probar la influencia de la interacción sensorial en el equilibrio.

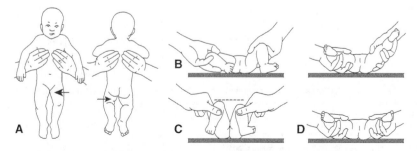

FIGURA 3-6 Signos de luxación de cadera. **A.** Pliegues cutáneos asimétricos. **B.** Limitación de la abducción. **C.** Acortamiento aparente de un muslo. **D.** Examen para producir la reducción o la luxación.

TABLA 3-24 Métodos para analizar la biomecánica articular	
Cinemática	Análisis descriptivo de un patrón de movimiento mediante la posición de una articulación o segmento, los ángulos articulares, el tiempo, las velocidades de desplazamiento (lineal, angular) y las aceleraciones
Técnicas de imagen	Sofisticados sistemas de análisis del movimiento, que suelen encontrarse en laboratorios de control motor o de análisis de la marcha. Existen tres tipos: cinematografía, videografía, sistema optoléctrico
Cinética	Representa el patrón de fuerzas que subyace al movimiento
Electromiografía	Describe la actividad eléctrica de un músculo; la interpretación requiere el correspondiente análisis del movimiento

CAPÍTULO 3

Herramientas de desarrollo multidominio integrales

* Assessment, Evaluation, and Programming System for Infants and Children, 2.ª edición (AEPS)
* Carolina Curriculum for Infants and Toddlers with Special Needs, 3.ª edición
* Carolina Curriculum for Preschoolers with Special Needs, 2.ª edición
* Battelle Developmental Inventory, 2.ª edición (BDI-2)
* Bayley Scales of Infant Development-III (BSID-III)
* Brigance Inventory of Early Development, III
* Developmental Assessment of Young Children, 2.ª edición (DAYC-2)
* Functional Independence Measure for Children (WeeFIM)
* Hawaii Early Learning Profile (HELP-Strands)
* Infant-Toddler Developmental Assessment (IDA-2)
* Miller Assessment of Preschoolers (MAP)
* Miller Function and Participation Scales (M-FUN)
* Mullen Scales of Early Learning: AGS Edition (MSEL-AGS)
* Pediatric Evaluation of Disability Inventory (PEDI-CAT)
* Transdisciplinary Play-Based Assessment, 2.ª edición (TPBA-2)

Herramientas para la evaluación del desarrollo

* Ages & Stages Questionnaires (ASQ-3)
* Ages & Stages Questionnaires, Social-Emotional ASQ:SE-2
* Bayley Infant Neurodevelopmental Screener (BINS)
* Screening Test for Evaluating Preschoolers
* Harris Infant Motor Test (HINT)
* Motor Skills Acquisition in the First Year and Checklist
* Parents' Evaluation of Developmental Status (PEDS)

Herramientas específicas para la detección del trastorno del espectro autista
* Modified Checklist for Autism Spectrum Disorder in Toddlers (M-CHAT) (M-CHAT-R o M-CHAT-R/F)
* Pervasive Developmental Disorders Screening Test-II (PDDST-II)
* Screening Tool for Autism in Toddlers and Young Children (STAT)
* Social Communication Questionnaire (SCQ)

Mediciones específicas de la motricidad fina

Véase la tabla 3-25.

TABLA 3-25 Mediciones específicas de motricidad fina	
Valoración de la mano no dominante (AHA, *Assisting Hand Assessment*)	Se utiliza para niños con PC hemipléjica o lesión del plexo braquial. Se graba en video una sesión de juego semiestructurada y se puntúan 22 acciones observables para evaluar las habilidades de juego típicas en lugar de la capacidad. Dos versiones: • Niños pequeños: 18 meses a 5 años • Escolares: juego de mesa para niños de 6 a 12 años • Las actividades incluyen uso general, ítems de uso del brazo, prensión-liberación, ajustes de motricidad fina, coordinación, ritmo; requiere formación especializada para convertirse en evaluador certificado
Prueba de función de la mano de Jebsen Taylor	Consta de siete ítems utilizados para evaluar la motricidad fina, las tareas funcionales ponderadas y las tareas funcionales no ponderadas • Escribir una frase corta (24 letras, dificultad de lectura de tercer grado) • Dar la vuelta a una tarjeta de 7.5 × 12.5 cm • Recoger pequeños objetos comunes • Alimentación simulada • Apilar fichas • Recoger latas grandes y ligeras • Recoger latas grandes y pesadas Prueba de la mano dominante y no dominante La prueba de función de la mano de Jebsen modificada (MJT) consta de tres ítems: • Dar la vuelta a cinco cartas • Apilar cuatro conos • Poner cinco alubias rojas en un cuenco para simular la alimentación
Evaluación de Melbourne 2 (MA2)	Prueba referenciada por criterios de la calidad de la función unilateral del miembro superior en cuatro subescalas: amplitud de movimiento, precisión, destreza y fluidez Se utiliza en niños con afecciones neurológicas de entre 2.5 y 15 años
Prueba de la clavija de nueve agujeros	Evalúa la destreza de los dedos registrando la velocidad a la que una persona coloca/quita las clavijas
Evaluación de Shriner del miembro superior (SHUEE, *Shriner's Upper Extremity Evaluation*)	Se utiliza en niños con parálisis cerebral hemipléjica (3-18 años) para la planificación de programas. Análisis basado en video de segmentos del miembro superior: codo, antebrazo, muñeca, dedos y pulgar durante actividades bimanuales

PC: parálisis cerebral.

Movilidad

Evaluaciones observacionales de la movilidad y la marcha

Véase la tabla 3-26.

Sistemas de análisis del movimiento

Véase la tabla 3-27.

Motricidad bucal y alimentación

Observación de la función bucal

• Mordida y masticación
• Coordinación succión-deglución
• Resistencia
• Autoalimentación
• Uso de utensilios
• Ingesta de líquidos

TABLA 3-26 Escalas de evaluación de la movilidad

Evaluación de la movilidad funcional	Se utiliza con adolescentes mayores de 13 años que han sufrido una amputación o resección del miembro inferior
	Evalúa el dolor, los apoyos necesarios, la satisfacción con la calidad de la marcha, la participación en el trabajo, la escuela o los deportes, la prueba de correr-caminar de 9 minutos y la TUG y TUDS con' HR y RPE
Escala de movilidad funcional	Evalúa la capacidad para caminar a 5, 50 y 500 m, que representan los entornos doméstico, escolar y comunitario
	Para la parálisis cerebral de niveles III-V del GMFCS
	De 4 a 18 años
	Puede utilizar dispositivos de ayuda
Escala revisada de Hammersmith (RHS, *Revised Hammersmith Scale*)	Niños a partir de 2 años
	Niños con atrofia muscular espinal de tipos 2 y 3 (no ambulatorios)
	Versión ampliada: añade ítems adaptados de la Gross Motor Function Measure (GMFM)
Valoración de alta movilidad (HiMAT, *High-Level Mobility Assessment Tool*)	Cuantifica los resultados de movilidad de alto nivel tras una LCT: caminar hacia atrás, hacia un lado, saltar, brincar, brincar en una pierna
Valoración de la ambulación de North Star (NSAA, *North Star Ambulatory Assessment*)	Para niños con distrofia muscular
	17 ítems valorados en una escala de 3 puntos. Los ítems van desde la capacidad para mantenerse de pie hasta saltar, correr, trepar
Escala observacional de la marcha (OGS, *Observational Gait Scale*)	Para niños con parálisis cerebral
	Evalúa la marcha en las fases de apoyo y balanceo
Pista de obstáculos normalizada para marcha (SWOC, *Standardized Walking Obstacle Course*)	Evalúa la capacidad funcional de deambulación en niños que pueden seguir instrucciones y no utilizan un dispositivo de ayuda
Prueba de obstáculos cronometrada (TOAT)	Mide la capacidad para desplazarse sobre superficies, coger un objeto, pasar por encima, alrededor y por debajo de obstáculos
Subir y bajar escaleras cronom. (TUDS)	Evalúa la movilidad durante el uso de escaleras
Levántate y anda cronometrado (TUG)	Evalúa la movilidad durante la bipedestación, la marcha y la vuelta a la posición sentada
TUG modificado (MTUG)	TUG para niños con parálisis cerebral o síndrome de Down
Tiempo hasta levantarse del piso (TRF, *Timed Rise from Floor*)	Para niños a partir de 7 años
	El menor pasa de la posición supina a la vertical
	Útil para niños con distrofia muscular y otros trastornos neuromusculares

FC: frecuencia cardíaca; GMFCS: Gross Motor Function Classification System (sistema de clasificación de la función motora gruesa); LCT: lesión cerebral traumática; TOAT, Timed Obstacle Ambulation Test.

TABLA 3-27 Sistemas de análisis de la marcha

Análisis observacional de la marcha

Evaluación visual de los parámetros de la marcha; observación anterior, lateral y posterior

Naturalista, mínima intrusión en el comportamiento espontáneo del menor

Grabación en video o cinematografía

Registro dinámico de la locomoción mediante videograbación para documentar los parámetros de la marcha; se usa junto con otras técnicas de evaluación de la marcha. La colocación de la cámara es fundamental para la precisión

Digitalización

Se aplica a datos grabados en video que proporcionan información cinemática sobre la posición estática y los ángulos cambiantes de las articulaciones; también se utiliza con otras evaluaciones de laboratorio de la marcha; la precisión depende de la calidad de la videograbación; la colocación de la cámara en relación con el movimiento es fundamental; pueden ser necesarias varias cámaras

(continúa)

TABLA 3-27 Sistemas de análisis de la marcha *(continuación)*

Grabación de huellas

Muchos métodos poco costosos: pisar agua, polvo, tinta o pintura y caminar sobre una superficie firme o empapelada

Junto con la grabación en video, puede proporcionar medios completos de evaluación objetiva de la marcha en el entorno clínico; puede indicar la longitud del paso y de la zancada, la base de apoyo y el ángulo de la punta del pie hacia fuera o hacia dentro; utilizando un cronómetro, también puede medir parámetros temporales como la velocidad y la cadencia

Bipedestador o superficie de apoyo de plexiglás espejado

Los patrones de contacto del pie pueden fotografiarse en bipedestación y durante la marcha

Medio relativamente económico para registrar la presión del pie mediante fotografía; generalmente se limita a la bipedestación estática

Rendimiento de datos limitado en proporción al gasto en equipamiento, aunque puede ser útil para orientar en la fabricación y ajuste de ortesis

Pedobarógrafo

Generalmente disponible en el laboratorio de la marcha; datos más elaborados y precisos que los de otros métodos de presión en contacto con el pie; costoso; visualización gráfica de los datos; mide la presión bajo el pie utilizando una esterilla elástica sobre una placa de vidrio con iluminación en los bordes

Grabación en plataforma o placa de fuerza

Mide las fuerzas de reacción del suelo proporcionando datos cinéticos; consiste en una superficie rígida con transductores subyacentes que miden el desplazamiento de la superficie; los datos de la placa de fuerza pueden utilizarse para evaluar los cambios de energía que se producen cuando el centro de masa sube y baja

Pasarela instrumentada

La instrumentación se halla dentro de la pasarela, no sobre la persona; se usa para medir el momento y la colocación del contacto del pie; si se emplea con haces fotoeléctricos, también puede medir la velocidad de la marcha

Electrogoniometría

Dispositivos de medición directa aplicados al menor; electrogoniómetros de uso frecuente: potenciómetros y calibres extensométricos flexibles; proporcionan datos cinemáticos que relacionan los ángulos articulares y el tiempo, o las relaciones angulares de más de una articulación; los más utilizados para la rodilla

Electromiografía

Medición directa de los patrones de activación muscular, generalmente utilizada junto con el registro simultáneo de otros parámetros de la marcha

Sistemas cinemáticos

Se emplean para registrar la posición de los segmentos corporales, los ángulos de las articulaciones y las velocidades y aceleraciones correspondientes; hay varias opciones disponibles: sistemas fotográficos o videográficos con capacidad de digitalización, sistemas de televisión/ordenador, sistemas opticoeléctricos y escáneres opticoelectrónicos; proporcionan datos sobre múltiples movimientos articulares en condiciones controladas en laboratorio; especialmente útiles para la investigación y el análisis de la marcha de referencia antes de la cirugía ortopédica

Sistema combinado de análisis cinemático y cinético del movimiento

Proporciona la capacidad para combinar los datos de la placa de fuerza (cinética) con la información cinemática, lo que permite evaluar el segmento de la extremidad como un sistema mecánico total

Evaluación de los costos energéticos de la locomoción

Varios métodos disponibles: medición del consumo de oxígeno o de la producción de dióxido de carbono con un sistema de medición y recogida de gases; estimación del costo energético empleando datos cinemáticos mediante la estimación de la masa de las partes del cuerpo × distancia recorrida × aceleración; monitorización de la frecuencia cardíaca en función de la velocidad para determinar el índice de costo fisiológico; y utilización de datos cinéticos (fuerzas de reacción del suelo) así como datos cinemáticos para estimar el costo energético con cálculos de dinámica inversa

Véase también el capítulo 1, «Crecimiento y desarrollo», donde se describen los cambios de la marcha a lo largo de la primera infancia.

Escalas para evaluar la motricidad bucal y la alimentación (tabla 3-28)

TABLA 3-28 Evaluaciones de la alimentación	
Escala de evaluación conductual de la función oral en la alimentación	Escala referenciada por criterios que evalúa el funcionamiento oral y la alimentación en nueve parámetros: • Cierre de la mandíbula • Cierre de los labios sobre la cuchara • Control de la lengua • Cierre de los labios al tragar • Deglución de la comida sin pérdidas excesivas • Masticación de la comida (control de la lengua/mandíbula) • Sorber líquidos • Deglución de líquidos sin pérdidas excesivas • Deglución de la comida sin toser Desarrollado para niños con pluridiscapacidad
Valoración de las habilidades tempranas de alimentación (EFS, *Early Feeding Skills Assessment*)	Evalúa la preparación y tolerancia del lactante a la alimentación oral
Escala de valoración oral-motora neonatal (NOMAS, *Neonatal Oral-Motor Assessment Scale*)	Mide los componentes de la succión nutritiva y no nutritiva: frecuencia, ritmicidad, desplazamiento mandibular, configuración lingual y movimiento lingual. Agrupa las habilidades del lactante como disfuncionales o desorganizadas
Escala oral-motora de alimentación (*Oral Motor Feeding Rating Scale*)	Identifica patrones de movimiento atípicos durante ocho situaciones de alimentación: • Lactancia materna • Biberón • Alimentación con cuchara • Beber en taza • Morder (galleta blanda) • Morder (galleta dura) • Masticar • Beber con una pajilla

Juego (tabla 3-29)

TABLA 3-29 Escalas de juego
Escala de Knox revisada sobre el juego preescolar (RKPPS, *Revised Knox Preschool Play Scale*)
Herramienta normalizada que evalúa las habilidades de juego apropiadas para la edad de los niños (desde el nacimiento hasta los 72 meses). Incluye dos observaciones de 30 min del menor en diferentes entornos: una en interiores y otra en exteriores. Consta de 4 dimensiones y 12 categorías de conductas de juego: Gestión del espacio: motricidad gruesa, factores de interés Gestión de materiales: manipulación, construcción, finalidad, atención Simulacro/simbólico: imitación, dramatización Participación: tipo, cooperación, humor y lenguaje
Prueba de ser juguetón (ToP, Test *of Playfulness*)
Mide el juego de niños y jóvenes de 6 meses a 18 años. Compuesto por 29 ítems que se puntúan observando el juego libre en entornos interiores y exteriores. Los ítems se puntúan en una escala de Likert de 4 puntos en tres componentes: alcance, intensidad y destreza

Operación de la silla de ruedas (tabla 3-30)

TABLA 3-30 Pruebas de habilidad en silla de ruedas	
Prueba de empuje en un solo impulso (1SPT, *One-Stroke Push Test*)	Mide la distancia que puede recorrer una silla de ruedas cuando el menor realiza un movimiento con ambas manos
	Observa también el método de propulsión
Empuje de 6 min (6MPT, *6-Minute Push Test*)	Mide la distancia recorrida en 6 min en un recorrido de 10 m
Prueba de propulsión en silla de ruedas (WPT, *Wheelchair Propulsion Test*)	Tiempo récord para recorrer 10 m con una silla de ruedas; número de ciclos y métodos de propulsión
Prueba de habilidades en silla de ruedas (WST, *Wheelchair Skills Test*)	Se utiliza con sillas manuales, eléctricas y *scooter*
	Registra el funcionamiento de la silla en diversas superficies, incluidos los bordillos

PARTICIPACIÓN (PARA UNA DESCRIPCIÓN MÁS DETALLADA DE LAS HERRAMIENTAS SELECCIONADAS, *VÉASE* LA SECCIÓN «INSTRUMENTOS DE MEDICIÓN»)

Multidominio

- Activities Scale for Kids (ASK)
- Assessment of Life Habits (LIFE-H)
- Canadian Occupational Performance Measure (COPM)
- Children's Assessment of Participation and Enjoyment (CAPE)
- Choosing Outcomes and Accommodations for Children, 3.ª edición (COACH)
- Miller Function and Participation Scales (M-FUN)
- Participation and Environment Measure: Children and Youth (PEM-CY)
- Preferences for Activities of Children (PAC)
- School Function Assessment (SFA)
- Supports Intensity Scale for Children (SIS-C)

Herramientas específicas para la tecnología de asistencia (tabla 3-31)

TABLA 3-31 Herramientas utilizadas para evaluar la tecnología de asistencia (TA)	
Nombre	**Descripción**
Evaluación y planificación de tecnologías asistenciales para personas con discapacidades graves o múltiples (*Lifespace Access Profile*)	Describe los pasos necesarios para una selección eficaz de las TA. Utiliza descripciones detalladas de los puntos fuertes de la persona en diversas áreas, los recursos tecnológicos de que dispone y los entornos en los que se utiliza la tecnología
Puntos de tecnología educativa	Conjunto de preguntas para ayudar a los equipos a seleccionar y aplicar eficazmente los servicios de TA
Tecnología de asistencia para la actividad humana (HAAT, *Human Activity Assistive Technology*)	Tiene en cuenta las habilidades del menor, la tarea y el contexto o las limitaciones de la actividad
Empareja a la persona y la tecnología (modelo MPT)	Proceso centrado en la persona e impulsado por el usuario que se utiliza para poner en contacto a las personas con la TA. Se trata de una serie de cuestionarios que tienen en cuenta el entorno, las preferencias del usuario y las funciones y características de la TA
Estudiante, entorno, tarea y herramienta (SETT, *The Student, Environment, Task and Tools*)	Proceso de colaboración en equipo empleado para llegar a un consenso sobre la necesidad de TA del menor, el tipo que necesita y las intervenciones necesarias para apoyar la TA. Tiene en cuenta al menor que va a utilizar la tecnología asistencial, dónde se va a usar y para qué se va a emplear

Evaluaciones basadas en rutinas

Proceso de entrevista de la familia, los cuidadores y los profesores y observación del menor en distintos contextos y entornos de aprendizaje.

Promueven la definición de resultados funcionales que sean significativos para la familia, los cuidadores y el menor. Enfatizan:

* Compromiso: ¿cómo y cuánto participa el niño?
* Independencia: ¿cuánto hace el niño por sí mismo?
* Relaciones sociales: ¿cómo se comunica y se lleva con los demás?
* ¿Cuál es el grado de satisfacción del cuidador con su rendimiento?

EVALUACIONES BASADAS EN RUTINAS

* Entrevista basada en rutinas
* Measure of Engagement, Independence, Social Relationships in Routines (MEISR)
* Scale for Assessment of Family Enjoyment Within Routines (SAFER)
* Satisfaction with Home Routines Evaluation (SHoRE)
* Scale for Teachers Assessment of Routines Engagement (STARE)
* Scale for Assessment of Teachers' Impressions of Routines Engagement (SATIRE)
* Vanderbilt Ecological Congruence of Teaching Opportunities in Routines (VECTOR)
* Matriz contextual basada en los activos

FACTORES PERSONALES, CONTEXTUALES Y AMBIENTALES

Calidad de vida (tabla 3-32)

TABLA 3-32 Mediciones de la calidad de vida

Prioridades del cuidador e índice de salud infantil de la vida con discapacidades

Cuestionario cumplimentado por el cuidador

Documenta las perspectivas de los cuidadores sobre el estado de salud, la comodidad, el bienestar y la facilidad para cuidar a niños con discapacidades graves del desarrollo

37 ítems divididos en 6 dominios:

1. Actividades de la vida diaria/cuidados personales (nueve ítems)

2. Colocación, traslado y movilidad (ocho ítems)

3. Confort y emociones (nueve ítems)

4. Comunicación e interacción social (siete ítems)

5. Salud (tres ítems)

6. Calidad de vida general (un ítem)

Sección adicional 7: valora la importancia de la contribución de cada ítem a la calidad de vida del menor

Disponible en línea

Cuestionario de calidad de vida para niños con parálisis cerebral

Niños con parálisis cerebral (PC) de 4 a 12 años

Versiones de autoinforme y de representante del cuidador

Evalúa:

Bienestar social

Aceptación

Percepciones de funcionamiento, participación, salud física, bienestar emocional

(continúa)

TABLA 3-32 Mediciones de la calidad de vida *(continuación)*

DISABKIDS

Mide la calidad de vida relacionada con la salud (CVRS) e incluye un módulo genérico, un módulo genérico crónico y un módulo específico para cada enfermedad. El módulo genérico procede del KIDSCREEN y es apto para todos los niños. El módulo genérico crónico es para niños/adolescentes con enfermedades crónicas

Módulos específicos para parálisis cerebral y fibrosis quística (FQ)

KIDSCREEN: Cuestionario de calidad de vida relacionada con la salud para niños y adolescentes de 8 a 18 años

Mediciones autoinformadas para evaluar la salud y el bienestar subjetivos

Aplicable a niños y adolescentes sanos y enfermos crónicos de entre 8 y 18 años

Mide las dimensiones de la CVRS: bienestar físico y psicológico, estados de ánimo y emociones, autopercepción, autonomía, relaciones con los padres y vida familiar, apoyo social y compañeros, entorno escolar, aceptación social (acoso escolar), recursos económicos

Tres versiones de distintas extensiones:

- KIDSCREEN-52: diez dimensiones de CVRS
- KIDSCREEN-27: cinco dimensiones de CVRS
- Índice KIDSCREEN-10: derivado de la versión de 27 ítems utilizada para el cribado

Utilizado internacionalmente, disponible en varios idiomas

Disponible en línea

Inventario pediátrico sobre calidad de vida (PEDS QL, *Pediatric Quality of Life Inventory*)

- Método modular para medir la CVRS en niños y adolescentes sanos y con enfermedades agudas y crónicas
- Niños de 2 a 18 años
- Dimensiones de la salud definidas por la Organización Mundial de la Salud y desempeño escolar
- Escalas básicas genéricas (23 ítems)
- Funcionamiento físico
- Funcionamiento emocional
- Funcionamiento social
- Funcionamiento académico

Puntuación total: puntuación de salud física y psicosocial

Módulos específicos de la alteración

- Disponible para asma, cáncer, cardiología, parálisis cerebral, diabetes y reumatología

Mediciones adicionales para alteraciones específicas

Medición de la calidad de vida de los niños con epilepsia

Inventario de calidad de vida para adolescentes con epilepsia

Impacto de la epilepsia pediátrica en la familia

CVRS en la epilepsia infantil

Cuestionario sobre resultados relacionados con la hidrocefalia (HRQoL, *Hydrocephalus Outcome Questionnaire*)

CVRS en niños con espina bífida

Estado de salud (físico y psicosocial) (tabla 3-33)

TABLA 3-33 Mediciones del estado de salud

Perfil de salud y enfermedad en pediatría (CHIP, *Child Health and Illness Profile***)**

Familia de cuestionarios autocumplimentados utilizados para describir la salud y el bienestar de los jóvenes

El CHIP-CE lo cumplimentan los niños de 6 a 11 años y sus padres. Describe los aspectos de la salud en los que pueden influir los sistemas sanitarios, los sistemas sanitarios escolares y los esfuerzos de promoción de la salud:

- Satisfacción
- Confort
- Resiliencia
- Evitación de riesgos

El CHIP-AE se utiliza con adolescentes de 11 a 17 años de edad

Autoinforme que evalúa la salud en cinco ámbitos: Satisfacción, Confort, Evitación de riesgos, Resiliencia y Logros. También existe un dominio opcional de Trastornos

Los dominios del CHIP-AE se dividen en 14 subdominios

Cuestionario de salud infantil (CHQ, *Child Health Questionnaire***)**

Mide el estado de salud funcional, el bienestar y los resultados sanitarios de niños de 0 a 18 años

12 dominios de la salud: comportamiento, dolor físico, salud general, salud mental, impacto emocional en los padres, funcionamiento físico, impacto en los padres, rol emocional/conductual, rol físico y autoestima

Puntuaciones de resumen físico y psicosocial

Versión de autoinforme y cumplimentada por el cuidador

Índice de salud de niños que viven con discapacidad (CPCHILD, *Child Health Index of Life with Disabilities***)**

Se utiliza con niños y adolescentes con parálisis cerebral grave

Perspectivas de los cuidadores sobre las limitaciones de la actividad, el estado de salud, el bienestar y la facilidad de los cuidados; 36 ítems en 6 secciones: cuidados personales; postura, transferencias y movilidad; comunicación e interacción social; comodidad, emociones y comportamiento; salud; y calidad de vida general clasificada según el grado de dificultad

Autovaloración ocupacional infantil (COSA, *Child Occupational Self-Assessment***)**

Diseñado para captar las percepciones de los jóvenes sobre su sentido de la competencia y la importancia de las actividades cotidianas

25 ítems relacionados con el hogar, la escuela y la comunidad. Temas relacionados con el autocuidado, el juego y el ocio, así como el aprendizaje

Inventario sobre la adaptación temprana (*Early Coping Inventory***): medida del comportamiento adaptativo**

Instrumento de observación

Evalúa el comportamiento de afrontamiento de los niños que se desarrollan entre los 4 y los 36 meses

Los 48 ítems se dividen en tres categorías:

- Organización sensoriomotora
- Comportamientos reactivos
- Comportamientos autoiniciados

Valoración de la niñez temprana de Devereux (DECA, *Devereux Early Childhood Assessment***)**

El Centro Devereux produce una variedad de herramientas relacionadas con la edad para medir y promover el desarrollo social y emocional, fomentar la resiliencia y desarrollar habilidades en los niños desde el nacimiento hasta la edad escolar, y promover la resiliencia de los adultos que cuidan de ellos

Varias versiones también en español

- Devereux Early Childhood Assessment (DECA) Infant and Toddler Program
- Devereux Early Childhood Assessment for Preschoolers, 2.ª edición (DECA-P2)
- Devereux Early Childhood Assessment-Clinical
- Devereux Student Strengths Assessment (DESSA)

Instrumentos de medición

Esta sección incluye plantillas para una serie de herramientas utilizadas habitualmente por los fisioterapeutas para recopilar información sobre los niños, jóvenes y adultos jóvenes a los que atienden o herramientas que pueden ser de interés porque ofrecen una perspectiva única. Cada herramienta se presenta con información sobre ella, su autor o autores, su propósito, los ámbitos abordados, el rango de edad, la administración y una sección de comentarios para obtener información adicional exclusiva de esa herramienta en particular. Están ordenadas alfabéticamente.

Esta sección comienza con una extensa, aunque no exhaustiva, lista de herramientas (Tabla 3-34) utilizadas o encontradas a menudo en fisioterapia pediátrica. Algunas herramientas de la tabla se utilizan más en algunas zonas geográficas o en algunos ámbitos de servicio que en otros, y se incluyen algunas que ya no se imprimen, pero que siguen en circulación y se utilizan ampliamente.

La tabla de herramientas se presenta por ámbito de la CIF (Función/estructura corporal, Actividad y participación y Contexto personal y ambiental), con subcategorización de las áreas abordadas dentro de cada ámbito general de la CIF. Estas clasificaciones se basan libremente en las categorías de pruebas y mediciones de la *Guía*. Algunas herramientas pueden abordar varias áreas, pero se enumerarán en su categoría más reconocida. Las herramientas para determinar la laxitud o hipermovilidad articular se agrupan dentro de la subcategoría de amplitud de movimiento. También se incluyen los rangos de edad (cuando se especifica en el manual).

Tenga en cuenta que algunas de las herramientas que figuran en la tabla se describen con más detalle en el cuerpo del capítulo[1] o se presentan como plantilla[2] en la sección siguiente.

TABLA 3-34 Herramientas de medición por categorías de la CIF

Componente medido	Herramienta	Rango de edad
Función y estructura del cuerpo		
Antropometría	Argenta Clinical Classification Scales of Deformational Brachycephaly and Deformational Plagiocephaly	No especificado
Equilibrio	Escala del equilibrio de Berg	Adultos
	Dynamic Gait Index (DGI)	No especificado
	Early Clinical Assessment of Balance (ECAB)[1]	Desde el nacimiento hasta los 5 años
	Pediatric Balance Scale (PBS)[1]	Edad escolar
	Pediatric Clinical Test of Sensory Interaction for Balance (P-CTSIB)[1]	4-9 años
	Pediatric Reach Test (PRT)	No especificado
Comportamiento	Behavior Assessment System for Children, 2.ª edición (BASC-2) (incluye escalas de valoración del profesor, escalas de valoración de los padres, autoinforme de personalidad, sistema de observación del alumno e historia estructurada del desarrollo [SDH])	2 años, 21 meses De los 6 años a la edad universitaria
Coordinación	Clinical Observations of Motor and Postural Skills (COMPS)[1]	5-15 años
	Developmental Coordination Disorder Questionnaire (DCDQ)	5-15 años
Resistencia	Borg's Rating of Perceived Exertion (RPE)[1]	No especificado
	Children's Effort Rating Table (CERT)	6-9 años
	Early Activity Scale for Endurance (EASE)[1]	1-5 años
	Six-Minute Push Test (6MPT)[1]	No especificado
	Six-Minute Walk Test (6MWT)[1]	No especificado

TABLA 3-34 Herramientas de medición por categorías de la CIF *(continuación)*

Componente medido	Herramienta	Rango de edad
Estado físico	FitnessGram[1]	Edad escolar
	Presidential Youth Fitness Program (PYFP)	Edad escolar
	Brockport Physical Fitness Test: A Health-Related Assessment for Youngsters with Disabilities[1]	10-17 años
Componentes de la marcha (muchas de estas herramientas pueden utilizarse con o sin ayudas para la deambulación)	Análisis observacional de la marcha	Capacidad para caminar
	Grabación en video o cinematografía[1]	Capacidad para caminar
	Digitalización[1]	Capacidad para caminar
	Grabación de huellas[1]	Capacidad para caminar
	Bipedestador o superficie de apoyo de plexiglás espejado[1]	Capacidad para caminar
	Pedobarógrafo[1]	Capacidad para caminar
	Grabación en plataforma o placa de fuerza[1]	Capacidad para caminar
	Pasarela instrumentada[1]	Capacidad para caminar
	Electrogoniometría[1]	Capacidad para caminar
	Electromiografía[1]	Capacidad para caminar
	Sistemas cinemáticos[1]	Capacidad para caminar
	Sistema combinado de análisis cinemático y cinético del movimiento[1]	Capacidad para caminar
	Observational Gait Scale (OGS)[1]	Capacidad para caminar
Tono muscular	Escala de Ashworth modificada[1]	No especificado
	Escala de Tardieu[1]	No especificado
Neuromotor	Movement Assessment of Infants (MAI)	1-18 meses
	Harris Infant Neuromotor Test (HINT)[2]	3-12 meses
	Infant Motor Screen (IMS)[2]	4-6 meses corregida
	Infant Neurological International Battery (INFANIB)[2]	1-18 meses
	Test of Infant Motor Performance (TIMP)[2]	1-4 meses
Neuroconductual	Neonatal Individualized Developmental Care, Assessment and Programming (NIDCAP)	Del nacimiento a 4 semanas tras el parto
	Neurobehavioral Assessment of the Preterm Infant (NAPI)	32-37 EPC
	Assessment of Preterm Infants' Behavior (APIB)	Prematuros hasta 1 mes tras el parto
	Neonatal Intensive Care Unit Network Neurobehavioral Scale (NNNS)[2]	30-48 semanas de EPC
	Neonatal Neurobehavioral Examination (NNE)[2]	32-42 semanas de EPC
	Neurological Assessment of the Preterm and Full-Term Newborn Infant, 2.ª edición (NAPFI)[2]	Nacimiento a la edad de término
	Newborn Behavioral Observation System (NBOS)[2]	36 semanas edad corregida a 2 meses

(continúa)

CAPÍTULO 3

TABLA 3-34 Herramientas de medición por categorías de la CIF *(continuación)*

Componente medido	Herramienta	Rango de edad
Dolor	Children's Hospital of Eastern Ontario Pain Scale (CHEOPS)[1]	1-5 años
	Cries, Requires Oxygen, Increased Vital Signs, Expression, Sleeplessness (CRIES)[1]	Del nacimiento a los 6 meses
	Escala de dolor mediante las caras[1]	3-12 años
	Faces, Legs, Activity, Crying, Consolability Behavioral Pain Scale (FLACC)[1]	De 2 meses a 7 años
	Escala de Gauvain-Picquard[1]	2-6 años
	Escala numérica individualizada del dolor	12 años
	Neonatal Infant Pain Scale (NIPS)	Del nacimiento a los 12 meses
	Numeric Pain Rating Scale (NPRS)	12 años
	Escala de Oucher[1]	3-12 años
	Escala visual análoga[1]	12 años
Postura	Clinical Observations of Motor and Postural Skills (COMPS)[1]	5-15 años
	Lista de control de movimientos de Meade[2]	4-6 meses
	Posture and Postural Ability Scale (PPAS)[1]	No especificado
	Segmental Assessment of Trunk Control (SATCo)[1]	No especificado
	Sitting Assessment for Children with Neuromotor Dysfunction (SACND)[2]	2-10 años
	Spinal Alignment and Range of Motion Measure (SAROMM)[2]	2-18 años
Praxia	Prueba de praxia ideacional	3-5 años
Amplitud de movimiento	Escala de hipermovilidad de Beighton	No especificado
	Selective Control Assessment of the Lower Extremity (SCALE)	No especificado
	Spinal Alignment and Range of Motion Measure (SAROMM)[2]	2-18 años
	Medición de la tortícolis	No especificado
Procesamiento sensorial	Sensory Integration and Praxis Test (SIPT)[2]	De 4 a 8 años, 11 meses
	Sensory Processing Measure (SPM)[2]	2-5 años y 5-12 años
	Perfil sensorial (toda una familia de herramientas)[2] (Incluye versiones para lactante, niño pequeño, niño, adolescente/adulto, corta, acompañante escolar y cribado)	Según la herramienta desde el nacimiento hasta la edad adulta
	Test of Sensory Functions in Infants (TSFI)	4-18 meses
	DeGangi-Berk Test of Sensory Integration (TSI)	3-5 años
	Infant Toddler Symptom Checklist (ITSC)[2]	7-30 meses
Vestibular	Prueba de nistagmo posrotatorio	De 4 a 8 años, 11 meses, y también puede utilizarse en niños de 2 a 4 años
	Posición de extensión en decúbito prono	De 4 a 8 años, 11 meses
	Prueba de Romberg	Capacidad para permanecer quieto y seguir instrucciones
	Batería de pruebas de ataxia en el suelo	9-18 años

TABLA 3-34 Herramientas de medición por categorías de la CIF *(continuación)*

Componente medido	Herramienta	Rango de edad
Actividad		
Comportamiento adaptativo (incluye AVD)	Activities Scale for Kids (ASK)[2]	5-15 años
	Adaptive Behavior Assessment System, 2.ª edición (ABAS-II)	0 años, 89 meses
	Functional Independence Measure for Children (WeeFIM)[2]	0-3 años
	Pediatric Evaluation of Disability Inventory Computer Adaptive Test (PEDI-CAT)[2]	0-20 años
	Scales of Independent Behavior—Revised (SIB-R)[2]	3 meses a > 90 años
	Schools Assessment of Motor and Process Skills, 2.ª edición (School AMPS-2)[2]	3 años
	Vineland Adaptive Behavior Scales, 3.ª edición (Vineland-3)	0-6 años
	Support Intensity Scale for Children (SIS-C)[2]	5-16 años
Habilidades de desarrollo: multidominio	Ages & Stages Questionnaires, 3.ª edición (ASQ-3)[2]	1-66 meses
	Ages & Stages Questionnaires: Social Emotional, 2.ª edición (ASQ:SE-2)	1-72 meses
	Assessment, Evaluation, and Programming System (AEPS) para el período entre el nacimiento y los tres años, 2.ª edición[2]	0-3 años
	Assessment, Evaluation, and Programming System (AEPS) para niños de 3 a 6 años, 2.ª edición[2]	3-6 años
	Battelle Developmental Inventory, 2.ª edición (BDI-2)[2]	0-84 meses
	Bayley Infant Neurodevelopmental Screener (BINS)	3-24 meses
	Bayley Scales of Infant Development-III (BSID-III)[2]	1-42 meses
	Brigance Early Childhood Screens III	0-35 meses, 3-5 años, grados K y 1
	Brigance Inventory of Early Development III (IED III)	0-7 años
	Carolina Curriculum for Infants and Toddlers with Special Needs (CCITSN), 3.ª edición[2]	0-24 meses
	Carolina Curriculum for Preschoolers with Special Needs (CCPSN), 2.ª edición[2]	24-60 meses
	Denver Developmental Screening Test-II (DDST)	0-6 años
	Developmental Assessment of Young Children, 2.ª edición (DAYC-2)[2]	0 años, 5 meses
	Developmental Programming for Infants and Young Children (DPIYC)[2]	0-3 meses/36-60 meses
	Early Learning Accomplishment Profile (E-LAP)	0-36 meses
	HELP 0-3 Hawaii Early Learning Profile[2]	0-3 años
	AYUDA 3-6 Hawaii Early Learning Profile for Preschoolers, 2.ª edición[2]	3-6 años
	Learning Accomplishment Profile,3.ª edición (LAP-3)	36-72 meses nivel funcional
	Miller Assessment of Preschoolers (MAP)[2]	2 años, 9 meses a 5 años, 8 meses
	Miller Function and Participation Scales (M-FUN)[2]	2 años, 6 meses a 7 años, 11 meses
	Mullen Scales of Early Learning: Edición AGS (MSEL: AGS)[2]	0 años, 5 meses
	Transdisciplinary Play Based Assessment, 2.ª edición (TPBA 2)[2]	De 6 meses a 6 años
	Vineland Adaptive Behavior Scales, 2.ª edición (Vineland-3)	0-6 años
	Vulpe Assessment Battery—Revised (VAB-R)[2]	0-6 años

(continúa)

TABLA 3-34 Herramientas de medición por categorías de la CIF *(continuación)*

Componente medido	Herramienta	Rango de edad
Motricidad fina	Assisting Hand Assessment (AHA)[1]	18 meses a 12 años
	Erhardt Developmental Test of Prehension (EHTP)	Todos los niños
	Jebsen-Taylor Hand Function Test[1]	Adultos
	Melbourne Unilateral Upper Limb Function (MUUL)[1]	
	Nine-Hole Peg Test (9-HPT)[1]	No especificado
	Shriner's Upper Extremity Evaluation (SUEE)[1]	
Movilidad	High Level Mobility Assessment Tool (HiMAT)[1]	
	Six-Minute Walk Test (6MWT)[1]	
	Standardized Walking Obstacle Course (SWOC)[1]	
	Timed Chair Stand Test (CS)	No especificado
	Timed Floor to Stand-Normal (TFTS-N)[1]	No especificado
	Timed Obstacle Ambulation Test (TOAT)[1]	No especificado
	Timed Rise from Floor (TRF)	No especificado
	Timed Up and Down Stairs (TUDS)[1]	No especificado
	Timed Up and Go (TUG)[1]	Adultos
	Modified Timed Up and Go in Children (TUG-IC)	3-12
	Thirty-Second Walk Test (30sWT)[1]	No especificado
Motricidad gruesa	Activities Scale for Kids (ASK)[1]	5-15 años
	Alberta Infant Motor Scale (AIMS)[1]	1-18 meses
	Gross Motor Function Measure (GMFM)[2]	Nivel de desarrollo típico hasta los 5 años de edad
	Gross Motor Performance Measure	No especificado
	Meade Movement Checklist[2]	4-6 meses
	Lista de control de la adquisición de habilidades motrices en el primer año	0-12 meses
	Revised Hammersmith Scale (RHS)[1]	No especificado
	Test of Gross Motor Development, 2.ª edición (TGMD-2)[2]	3-10 años
	Test of Infant Motor Performance (TIMP)[2]	34 semanas de EPC a 4 meses
Motricidad gruesa y fina	Bruininks-Oseretsky Test of Motor Proficiency, 2.ª edición (BOTP-2)[2]	4-21 años
	Goal-Oriented Assessment of Lifeskills (GOAL)[2]	7-17 años
	Movement Assessment Battery for Children, 2.ª edición (MABC-2)[2]	3 años, 16 meses
	Peabody Developmental Motor Scales, 2.ª edición (PDMS-2)[2]	0-71 meses
Juego	Knox Preschool Play Scale, Revised (RKPPS)[1]	0-72 meses
	Prueba de capacidad lúdica (ToP)[1]	De 6 meses a 18 años
Visual-motor	Prueba de Erhardt de desarrollo de la visión	Todos los niños
	Test of Visual-Motor Skills, 3.ª edición (TVMS-3)	3-90 años o más

Componente medido	Herramienta	Rango de edad
TABLA 3-34 Herramientas de medición por categorías de la CIF *(continuación)*		
Percepción visual	Developmental Test of Visual Perception, 3.ª edición (DTVP-3)[1]	4 a 12 años, 11 meses
	INSITE: Assessment of Developmental Skills for Young Multidisabled Sensory Impaired (MSI) Children	3 años, 6 meses
	Motor-Free Visual Perception Test, 4.ª edición – (MFVPT-4)[1]	4-80 años o más
	Test of Visual Perception Skills-Non-Motor (TVPS-NM)	4-13 años
	Test of Visual Perceptual Skills-4 (TVPS-4)[1]	4-18 años
	Beery-Buktenica Developmental Test of Visual-Motor Integration, 6.ª edición (VMI)[1]	2 años, 99 meses
Habilidades en silla de ruedas	Functional Mobility Assessment (FMA)[1]	No especificado
	Wheelchair Propulsion Test (WPT)[1]	No especificado
	Wheelchair Skills Test (WST)[1]	No especificado
Participación		
Multidominio	Adaptive Behavior Assessment System, 2.ª edición (ABAS-II)	0 años, 89 meses
	Assessment of Life Habits (LIFE-H)[2]	Vida útil
	Matriz contextual basada en activos[2]	0-5 años
	Canadian Occupational Performance Measure, 5.ª edición (COPM-5)[2]	Vida útil
	Children's Assessment of Participation and Enjoyment (CAPE)[2]	6-21 años
	Choosing Outcomes and Accommodations for Children, 3.ª edición (COACH)[2]	3-21 años
	Measure of Engagement, Independence, Social Relationships in Routines (MEISR)[2]	0-3
	Miller Function and Participation Scales (M-FUN)[2]	2 años, 6 meses a 7 años, 11 meses
	Participation and Environment Measure-Children and Youth (PEM-CY)[2]	5-17 años
	Perceived Efficacy and Goal Setting System (PEGS)[2]	5-9 años
	Preferences for Activities of Children (PAC)[2]	6-21 años
	Entrevista basada en rutinas[1]	Todos los niños
	Satisfaction with Home Routines Engagement (SHORE)[2]	No especificado
	Scale for Assessment of Family Enjoyment within Routines (SAFER)[2]	De 1 mes a 5 años
	Scale for Assessment of Teachers' Impressions of Routines Engagement (SATIRE)[2]	3-5 años
	Scales of Independent Behavior—Revised (SIB-R)[2]	De 3 meses a más de 90 años
Tecnología de asistencia	Assistive Technology Assessment and Planning for Individuals with Severe or Multiple Disabilities (Lifespace Access Profile)[1]	No especificado
	Puntos de tecnología educativa[1]	Edad escolar
	Human, Activity, Assistive Technology (HAAT)[1]	No especificado
	Emparejar a la persona y la tecnología (el modelo MPT)[1]	No especificado
	Student, Environment, Task, and Technology (SETT)[1]	Edad escolar

CAPÍTULO 3

TABLA 3-34 Herramientas de medición por categorías de la CIF *(continuación)*

Componente medido	Herramienta	Rango de edad
Factores personales y ambientales		
Adaptación	Devereux Early Childhood Assessment (DECA) (incluye versiones desde la infancia hasta la edad adulta)[1]	Vida útil
	Early Coping Inventory: medición del comportamiento adaptativo[1]	4-36 meses de edad de desarrollo
Salud	Child Health and Illness Profile (CHIP)[1] (incluye versiones para niños y adolescentes)	6-17 años
	Child Health Questionnaire (CHQ)[1]	5-18 años
	Child Health Questionnaire (valoración)	No especificado
Calidad de vida	Cerebral Palsy Quality of Life Questionnaire for Children (CP QOL-Child)[1]	4-12 años
	PedsQL (Inventario de calidad de vida pediátrica)[1]	8-12 años
Apoyo	School Functional Assessment (SFA)[2]	Grados K-6
	Supports Intensity Scale for Children (SIS-C)[2]	5-16 años
	Choosing Outcomes and Accommodations for Children, 3.ª edición (COACH)[2]	3-21 años
Otros		

Herramientas específicas para los trastornos del espectro autista (TEA): en los últimos años se han desarrollado varias herramientas específicas para la detección o el diagnóstico de los TEA. Se enumeran a continuación.

Autism Diagnostic Observation Scale (ADOS)	De niños pequeños a adultos, según el lenguaje expresivo y la edad	
Childhood Autism Rating Scale (CARS 2)	2 años	
Gilliam Autism Rating Scale, 2.ª edición (GARS-2)	3-22 años	
Modified Checklist for Autism Spectrum Disorder in Toddlers, Revised (M-CHAT-R), o con seguimiento (M-CHAT-R/F)[2]	16-30 meses	
Screening Tool for Autism Spectrum Disorders Screening Test II (STAT)	24-36 meses	
Social Communication Questionnaire (SCQ)	4 años	
Autism Diagnostic Observation Scale (ADOS)	De niños pequeños a adultos, según el lenguaje expresivo y la edad	

[1]*Descrito en el texto.*
[2]*Plantilla de prueba.*
EPC: edad posconcepcional.

Asset-Based Context Matrix: herramienta para evaluar las oportunidades de aprendizaje y la participación de los niños en entornos naturales (Matriz ABC)

Wilson, L., Mott, D. y Batman, D.

PROPÓSITO

Utilizada por los equipos de la primera infancia para recopilar información sobre lo que se espera que haga el menor, lo que le gustaría hacer y sus puntos fuertes.

RANGO DE EDAD

Cualquier edad, pero especialmente relevante desde el nacimiento hasta los 5 años.

ÁMBITOS ABORDADOS

Entornos de actividad (experiencias cotidianas, oportunidades, acontecimientos); intereses del menor y de la familia (gustos, preferencias, favoritos del niño y de la familia); activos del menor y de la familia (habilidades, puntos fuertes, destrezas, logros, capacidades); interacciones funcionales y significativas (interacciones intencionadas, formas en que los intereses y los activos se utilizan a diario); oportunidades (cantidad y calidad de las experiencias que tienen lugar en los entornos de actividad); participación (formas en que el menor toma parte en las actividades cotidianas); posibilidades (nuevas oportunidades de aprendizaje, mayores oportunidades).

ADMINISTRACIÓN

Cumplimentado por padres, cuidadores. Puede utilizarse como entrevista, formulando preguntas de sondeo en cada una de las siete áreas. Ejemplos de preguntas: Configuración de la actividad:

- ¿Qué hace el menor todos o casi todos los días?
- ¿Cuáles son esas cosas que hay que hacer, como ir al baño, comer, echarse la siesta, la hora de reunión?
- ¿Qué hace el menor en función de sus necesidades (terapias, rutina de siesta, alimentación especial)?

COMENTARIOS

Información utilizada para desarrollar resultados funcionales basados en los intereses. Según los autores, la herramienta se basa en cuatro principios: «Es más probable que los niños participen en actividades que les interesan, el aprendizaje aumenta cuando los niños participan en actividades significativas en sus entornos naturales, la participación en actividades aumenta cuando los niños tienen amplias oportunidades para participar en interacciones que apoyan y refuerzan sus capacidades de forma natural en oportunidades de la vida cotidiana, y es más probable que los niños desarrollen y perfeccionen sus competencias interactivas con personas y objetos cuando tienen numerosas oportunidades para participar en interacciones que apoyan y refuerzan las capacidades existentes y emergentes de forma natural en la vida cotidiana». Identifica resultados funcionales y contextualizados que se basan en los intereses y fomentan la participación.

Assessment, Evaluation, and Programming System for Infants and Children, 2.ª edición, 4 volúmenes (AEPS, Sistema de valoración, evaluación y programación para lactantes y niños)

Bricker, D., Capt, B., Johnson, J., Pretti-Frontczak, K., Waddell, M., Straka, E. y Slentz, K.

PROPÓSITO

Vincular la valoración, el desarrollo de objetivos, la intervención y la evaluación para ayudar a documentar el estado de desarrollo del paciente, desarrollar planes de programas integrados y medir los cambios a lo largo del tiempo. Identificar los puntos fuertes de los niños en todas las áreas de desarrollo, reconocer metas y objetivos funcionales para los planes de programa y orientar la intervención.

RANGO DE EDAD

Desde el nacimiento hasta los 6 años.

ÁMBITOS ABORDADOS

Seis grandes áreas de desarrollo: motricidad fina, motricidad gruesa, cognitiva, adaptativa, sociocomunicativa y social. La evaluación incluye áreas de contenido preacadémico como la prealfabetización, la aritmética y la preescritura.

ADMINISTRACIÓN

Basada en criterios y en un currículum, por lo que la administración es flexible. Puntuación con base en la observación, la prueba directa o la entrevista con la familia o el cuidador. Cada área se subdivide en una progresión de destrezas: líneas de áreas de destrezas generales, que a su vez se delimitan como metas y objetivos. El método preferido para recopilar información sobre el desarrollo es la observación de los niños mientras realizan sus rutinas diarias y sus actividades lúdicas. La información también puede recogerse mediante informes de padres y profesores o mediante pruebas directas. Las tareas se dividen en capítulos (es decir, habilidades de juego), objetivos, que se agrupan para formar un capítulo, y luego los objetivos más pequeños, que se combinan para formar una meta. La puntuación es una escala de 0, 1 o 2. Las puntuaciones brutas y las frecuencias se calculan para seguir el progreso de cada paciente a lo largo del tiempo. Las puntuaciones brutas pueden compararse con los puntos de corte, que se utilizan para determinar la elegibilidad para la Parte C en algunos estados. La documentación también proporciona resúmenes visuales y descripciones narrativas, que pueden utilizarse para planificar la intervención, el currículum y medir los progresos del menor.

COMENTARIOS

Permite al profesional determinar con precisión lo que los niños pueden hacer e identifica las áreas que necesitan atención. El currículum vincula actividades específicas a cada punto y proporciona actividades didácticas concretas. El conjunto de cuatro volúmenes incluye la guía de administración, la prueba, el currículum para recién nacidos hasta los 3 años y el currículum para niños de 3 a 6 años. También existe un sistema de gestión de datos basado en la web (AEPSi) que calcula los cambios a lo largo del tiempo. Apropiado para niños con discapacidad, detecta retrasos y pequeños avances que la mayoría de las pruebas pasan por alto.

Alberta Infant Motor Scale (AIMS, Escala de motricidad para lactantes de Alberta)

Piper, M. y Darrah, J.

PROPÓSITO

Ayudar a los fisioterapeutas y terapeutas ocupacionales a medir el desarrollo motor en lactantes con alto riesgo de retraso motor, identificar lactantes y niños pequeños con retraso motor grueso y evaluar la maduración de las habilidades motoras gruesas a lo largo del tiempo.

RANGO DE EDAD

De 1 a 18 meses o caminando. Disminución de la exactitud por debajo de los 3 meses y disminución de la precisión después de los 9 meses de edad.

ÁMBITOS SOMETIDOS A PRUEBA

Hace hincapié en la consecución de los hitos motores y en tres habilidades necesarias para alcanzar estos hitos: postura, carga de peso y movimientos antigravedad.

ADMINISTRACIÓN

Observación del movimiento espontáneo del lactante en cuatro posiciones (decúbito prono, decúbito supino, sentado y de pie). Se requiere una manipulación mínima y se alienta a los padres a que sean los principales facilitadores. Se obtienen cuatro puntuaciones de posición que se suman para obtener una puntuación total que se representa en un gráfico para convertirla en rangos percentiles basados en grupos de edad. Las puntuaciones más altas indican un desarrollo motor más maduro. A continuación, la puntuación del lactante puede convertirse en un percentil y compararse con la de sus compañeros de edad equivalente de la muestra normativa.

COMENTARIOS

El manual ofrece diagramas y fotografías *excepcionales* de cada ítem. Especialmente útil para los recién nacidos prematuros, que suelen tener dificultades para desarrollar las habilidades del componente antigravitatorio y que suelen ser objeto de intervención.

Activities Scale for Kids (Escala de actividades para niños): versión de rendimiento (Performance) (ASKp) y versión de capacidad (ASKc)

Young, N., Williams, J., Yoshida, K. y Wright, J.

PROPÓSITO

Medir la función física y la discapacidad en niños con trastornos musculoesqueléticos con base en su perspectiva de lo que han estado haciendo en casa, en el colegio y en el patio de recreo.

RANGO DE EDAD

Niños de 5 a 15 años que experimentan limitaciones en la actividad física debido a trastornos musculoesqueléticos.

ÁMBITOS ABORDADOS

- ASK Performance mide lo que hace un paciente en 30 ítems divididos en siete subdominios: cuidado personal, vestirse, otras habilidades, locomoción, juego, habilidades de pie, transferencias.
- ASK Capability mide lo que un paciente cree que «podría hacer».

ADMINISTRACIÓN

Cuestionario autoinformado por el paciente, que puede ser informado por los padres en caso necesario. Las dos versiones pueden administrarse solas o juntas. La versión de rendimiento mide lo que el paciente «hizo» durante la semana anterior, mientras que la versión de capacidad mide lo que el paciente «podría hacer» durante la semana anterior. Cada pregunta del ASKp se valora en una escala ordinal de 5 puntos que indica la frecuencia con la que el menor realiza la tarea (desde siempre hasta nunca). Las puntuaciones resumidas se expresan en porcentajes que van del 0% al 100%, donde el 100% indica una función física completa.

COMENTARIOS

Es necesario registrarse en http://www.activitiesscaleforkids.com para descargar el folleto. Los padres pueden ayudar a los niños a responder las preguntas. Útil para determinar los resultados funcionales. Puede utilizarse para medir los cambios a lo largo del tiempo.

Ages and Stages Questionnaires, 3.ª edición
(ASQ-3, Cuestionarios por edades y por etapas)

Bricker, D., Squires, J. y Mounts, L.

PROPÓSITO

Comprobar el nivel de desarrollo de un menor a través del informe de los padres. Además, ayuda a educar a padres y cuidadores sobre el desarrollo típico.

RANGO DE EDAD

De 1 mes a 66 meses.

ÁMBITOS ABORDADOS

Cinco áreas de desarrollo: comunicación, motricidad gruesa, motricidad fina, resolución de problemas y personal-social.

ADMINISTRACIÓN

Veintiún cuestionarios, uno para cada grupo de edad. Utilice un cuestionario específico para la edad del menor.

Cumplimentado por los padres a través de Internet, papel y lápiz o entrevista. El profesional calcula la puntuación y la compara con la puntuación mínima. Las puntuaciones por debajo de los puntos de corte indican la necesidad de una evaluación más profunda; las puntuaciones cercanas a los puntos de corte exigen un debate y un seguimiento; y las puntuaciones por encima de los puntos de corte sugieren que el paciente va por buen camino en su desarrollo. Comunique los resultados del cribado a los padres del menor y sugiera recursos para el seguimiento o la evaluación adicional si es necesario.

COMENTARIOS

Los cuestionarios están disponibles en inglés, español o francés. Posibilidad de utilizar cuestionarios en papel o en formato PDF en CD-ROM (el francés solo está disponible en CD-ROM). Los cuestionarios, cartas, formularios y actividades de las *Guías* del usuario pueden fotocopiarse sin costo adicional.

También está disponible el ASQ-SE, que evalúa el desarrollo socioemocional.

Battelle Developmental Inventory, 2.ª edición
(BDI-2, Inventario del desarrollo de Battelle)

Newborg, J.

PROPÓSITO

Determinar el nivel de adquisición de habilidades de desarrollo y ayuda a la programación para niños con discapacidades.

RANGO DE EDAD

Desde el nacimiento hasta los 84 meses.

ÁMBITOS ABORDADOS

Cinco dominios de desarrollo divididos en subdominios: adaptativo: autocuidado y responsabilidad personal; personal-social: interacción con adultos y autoconcepto y rol social; comunicación: receptiva y expresiva; motor: motricidad gruesa, motricidad fina y motricidad perceptiva; y cognitivo: atención y memoria, razonamiento y habilidades académicas, y percepción y conceptos.

ADMINISTRACIÓN

Todos los materiales contenidos en el kit. Existe un programa informático opcional para la puntuación. Pruebas individualizadas del paciente utilizando instrucciones normalizadas. Los padres pueden estar presentes durante la administración. El tiempo medio de administración es de aproximadamente 90 min. Los autores sugieren que los examinadores inexpertos reciban formación sobre su administración y puntuación. La puntuación se establece en una escala de 3 puntos. Cada puntuación dentro del subdominio se suma (puntuación bruta); las puntuaciones brutas determinan las puntuaciones escalares, los rangos percentiles y la equivalencia de edad en cada subdominio y dominio. Las puntuaciones escalares de dominio son utilizadas para determinar el cociente de desarrollo, los rangos percentiles y los intervalos de confianza en las cinco áreas de desarrollo.

COMENTARIOS

Abarca las cinco áreas de desarrollo enumeradas en IDEA y una amplia gama de edades (desde el nacimiento hasta los 8 años). Cada ámbito puede administrarse independientemente de los demás; de este modo, varios examinadores pueden llevar a cabo los distintos aspectos de la evaluación o podrían completarse determinadas partes sin administrar toda la evaluación. Los tres formatos disponibles para la administración (entrevista, observación, estructurado) aumentan la probabilidad de que los niños reciban la máxima puntuación posible para todas las destrezas que pueden realizar. También dispone de una herramienta de cribado (*Battelle Developmental Inventory Screening Test*, BDIST) y de una versión en español.

Bayley Scales of Infant and Toddler Development, 3.ª edición (BSID-III, Escalas del desarrollo del lactante y preescolar de Bayley)

Bayley, N.

PROPÓSITO

Identificar el estado de desarrollo de los niños pequeños para determinar el retraso en el desarrollo y proporcionar información para la planificación de la intervención.

RANGO DE EDAD

De 1 a 42 meses.

ÁMBITOS ABORDADOS

Comprende cinco escalas distintas que proporcionan puntuaciones para cinco dominios del desarrollo: cognitivo (91 ítems), lenguaje (expresivo 48 ítems y receptivo 49 ítems), motor (motricidad fina 66 ítems y motricidad gruesa 72 ítems), socioemocional (cuestionario cumplimentado por el cuidador adaptado del Greenspan Social Emotional Growth Chart: A Screening Questionnaire for Infants and Young Children), comportamiento adaptativo (cuestionario cumplimentado por el cuidador basado en las áreas de ítems y habilidades del formulario para padres/cuidador principal del Adaptive Behavior Assessment System, 2.ª edición). Se proporciona un kit de pruebas y una bolsa de transporte rodante para trasladar los materiales de prueba.

ADMINISTRACIÓN

Los examinadores deben tener formación y experiencia en la administración de evaluaciones integrales del desarrollo, poder establecer una buena relación con los lactantes y niños pequeños, ser capaces de seguir procedimientos de administración normalizados, puntuar e interpretar los resultados y comprender las estadísticas psicométricas. Se alienta a los padres a que permanezcan con el menor pero no ayuden a administrarle los ítems. El tiempo de administración para lactantes de 12 meses o menos es de unos 50 min y de hasta 90 min para niños de 13 meses o más.

COMENTARIOS

Considerado el patrón de referencia de las pruebas infantiles. Es la herramienta más utilizada en la investigación sobre lactantes. Describe los ajustes y adaptaciones que pueden aplicarse a los niños con discapacidades físicas o sensoriales y proporciona directrices sobre si los ajustes y adaptaciones anulan la normalización y si las puntuaciones referidas a la norma siguen siendo válidas en situaciones en las que se utilizan ajustes o adaptaciones. Las cinco escalas se corresponden con las directrices de la ley IDEA para la realización de pruebas multidisciplinarias de determinación de la elegibilidad en la primera infancia.

CAPÍTULO 3

Bruininks-Oseretsky Test of Motor Proficiency, 2.ª edición (BOT-2, Prueba de eficacia motora de Bruininks-Oseretsky)

Bruininks, R. y Bruininks B.

PROPÓSITO

Evaluar la destreza motriz fina y gruesa para apoyar un diagnóstico de deficiencias motoras; tomar decisiones relativas a los apoyos y servicios educativos, y como medida de resultados para evaluar las intervenciones.

RANGO DE EDAD

De 4 a 21 años.

ÁMBITOS ABORDADOS

Incluye 46 ítems divididos en 8 subpruebas: velocidad y agilidad en carrera, equilibrio, bilateral, coordinación, fuerza, coordinación de miembros superiores, velocidad de respuesta, control visuomotor, velocidad de miembros superiores y destreza.

ADMINISTRACIÓN

Cuatro opciones de administración de pruebas disponibles: formulario completo, formulario corto, seleccionar ítems o seleccionar subpruebas. El formulario completo es la evaluación preferida y más fiable de la competencia motriz. Las instrucciones muy específicas para la administración de la prueba, sin embargo, pueden ser flexibles respecto a «enseñar la tarea al examinado» antes de puntuar la tarea utilizando fotos en color (proporcionadas), instrucciones verbales o demostración física. Los materiales necesarios forman parte del kit de prueba.

COMENTARIOS

Evalúa aspectos únicos del rendimiento motor, como la velocidad de respuesta, la planificación motora y la integración visuomotora. Largo de administrar y puntuar. Las puntuaciones equivalentes por edad son cuestionables y se basan en extrapolaciones. Las puntuaciones normalizadas no son sensibles a los cambios en el tiempo.

Carolina Curriculum for Preschoolers with Special Needs, 3.ª edición (CCITSN-3) y Carolina Curriculum for Preschoolers with Special Needs, 2.ª edición (CCPSN-2) (Programa de Carolina para preescolares con necesidades especiales)

Johnson-Martin, N., Jens, K., Attermeier, S. y Hacker, B.

PROPÓSITO

Sistema basado en criterios que vincula la evaluación con la intervención. Determinar el nivel de desarrollo de las habilidades mediante la observación en el entorno natural. Vincular las competencias a las actividades curriculares.

RANGO DE EDAD

Del nacimiento a los 24 meses y de los 24 a los 60 meses.

ÁMBITOS ABORDADOS

Incluye 24 secuencias didácticas que abarcan 5 ámbitos del desarrollo: personal-social, cognitivo, comunicativo, motor fino y motor grueso, y una lista de comportamientos asociados a cada secuencia. Ordenados por niveles de edad con base en la información de instrumentos normalizados y la bibliografía sobre el desarrollo de los niños pequeños.

ADMINISTRACIÓN

Observación de cada comportamiento, habilidad en una secuencia en un entorno natural. Los cuidadores pueden participar o no. Para cada conducta, hay un objetivo, una lista de materiales sugeridos para evocar esa conducta, procedimientos que ayudan y actividades funcionales para fomentar esa conducta dentro de la rutina diaria del menor. Los comportamientos pueden documentarse a lo largo del tiempo a medida que van surgiendo. La adquisición de competencias puede documentarse en un gráfico para representar visualmente el desarrollo.

COMENTARIOS

Los apéndices tratan sobre el juego y los niños con deficiencias motrices, el uso de tableros de objetos para enseñar a niños con deficiencias motrices, etcétera. Como herramienta basada en un currículum, vincula las competencias evaluadas con actividades para fomentar las que no se dominan. Desarrollado para su uso con niños con discapacidades cuyo patrón de desarrollo puede ser atípico. Incluye instrucciones para integrar las intervenciones en las rutinas diarias del menor. Hace hincapié en las capacidades funcionales de adaptación.

Puede ser especialmente útil para niños con pluridiscapacidad. No proporciona puntuaciones normalizadas. Versión disponible en español.

Canadian Occupational Performance Measure, 5.ª edición (COPM-5, Escala de rendimiento ocupacional de Canadá)

Law, M., Baptiste, S., Carswell, A., McColl, M.A., Polatajko, H. y Pollock, N.

PROPÓSITO

Medida individualizada, centrada en el cliente, que se utiliza para detectar cambios en la autoper-cepción del rendimiento profesional de un cliente a lo largo del tiempo. Se utiliza como medida de resultados con clientes con diversas discapacidades y en todas las etapas de desarrollo.

RANGO DE EDAD

Todas las edades.

ÁMBITOS SOMETIDOS A PRUEBA

Autocuidado: cuidados personales, movilidad funcional y gestión comunitaria
Productividad: trabajo remunerado o no remunerado, gestión del hogar, escuela y juego
Ocio: ocio tranquilo, ocio activo y socialización

ADMINISTRACIÓN

Instrucciones y métodos específicos para la administración mediante una entrevista semies-tructurada y la puntuación de la prueba. Las puntuaciones de cambio entre la evaluación y la reevaluación utilizando la COPM son las puntuaciones más significativas derivadas de esta eva-luación. Recurre a un proceso de entrevista en cuatro etapas:

* Entrevista al cliente o al cuidador para identificar las actividades de autocuidado, productivi-dad y ocio que quiere hacer, necesita hacer y se espera que haga en su vida diaria.
* La persona valora las actividades en función de su importancia en una escala del 1 al 10.
* A continuación, el cliente elige hasta cinco problemas que le parecen más importantes y valora cada uno de ellos utilizando una escala de 10 puntos en función de cómo es capaz de realizar cada una de estas actividades ahora (rendimiento) y de lo satisfecho que está con la forma en que ejecuta estas actividades ahora (satisfacción). Se calcula una puntuación total de satisfacción y rendimiento.
* Reevaluación: tras la intervención, se pide al cliente que valore de nuevo su rendimiento y satisfacción con respecto a cada problema. El cambio en el rendimiento y el cambio en la satisfacción se calculan para cada problema indicando el progreso.

COMENTARIOS

Aunque a algunas personas les resulta difícil puntuar o identificar problemas sobre los cuales intervenir, a la mayoría les resulta fácil y significativo. Especialmente útil para niños/adolescen-tes con discapacidades neuromotoras complejas para identificar resultados funcionales basados en la participación.

Choosing Options and Accommodations for Children, 3.ª edición (COACH-3, Elegir opciones e instalaciones para niños)

Giangreco, M., Cloninger, C. y Iverson, V.

PROPÓSITO

Se utiliza como herramienta de planificación para ayudar a los equipos a determinar los componentes de programas educativos individualmente adecuados para alumnos con necesidades educativas especiales intensivas. Ofrece sugerencias para poner en práctica y evaluar los programas educativos de los alumnos en aulas y actividades típicas. Se basa en seis principios rectores:

- Todos los alumnos son capaces de aprender y merecen un currículum significativo.
- Una enseñanza de calidad requiere un acceso continuo a entornos inclusivos.
- La selección de contenidos curriculares se basa en la búsqueda de resultados vitales valiosos.
- La participación de las familias es la piedra angular de la planificación educativa.
- El trabajo en equipo es esencial para una educación de calidad.
- La coordinación de los servicios garantiza la prestación adecuada de las ayudas necesarias.

RANGO DE EDAD

Alumnos de 3 a 21 años en centros de educación general con apoyo.

ÁMBITOS ABORDADOS

Dividido en dos partes principales que incluyen seis pasos:

Parte A: determinar el programa educativo del alumno.

Paso 1: entrevista familiar: determina las prioridades de aprendizaje seleccionadas por la familia.

Paso 2: resultados de aprendizaje adicionales: determina los resultados más allá de las prioridades familiares del currículum de educación general para *1)* garantizar el acceso al currículum de educación general, *2)* garantizar que los miembros del equipo tienen un entendimiento compartido sobre qué contenido de educación general seguirá el estudiante y *3)* determinar un punto de partida para el profesor de educación general.

Paso 3: Ayudas generales: determina las ayudas nooooorioo.

Parte B: convertir las prioridades de las familias en metas y objetivos.

Paso 4: objetivos anuales: garantizar que las prioridades de la familia se reflejen en los objetivos del PEI.

Paso 5: Objetivos a corto plazo: desarrollar objetivos a corto plazo para alcanzar las metas anuales.

Paso 6: Resumen: síntesis concisa del programa educativo.

ADMINISTRACIÓN

Organizado en tres partes. Primera parte: entrevista de priorización familiar. Segunda parte: definición de los componentes del programa educativo. Tercera parte: abordar los componentes del programa educativo en entornos inclusivos. Se utiliza después de una evaluación que establece la elegibilidad para los servicios. En primer lugar se determinan los resultados vitales valorados para proporcionar un contexto a las partes posteriores.

El equipo colabora con la familia para determinar las áreas del currículum que deben evaluarse. La puntuación se basa en la capacidad del alumno para realizar la tarea: R: resistente a la ayuda de otros, E: habilidades emergentes tempranas, P: parcial, S: hábil. Opción para calificar tareas específicas e individualizadas. Las áreas se priorizan y clasifican en función de sus resultados deseados. Las prioridades clasificadas se reafirman como objetivos anuales en el programa educativo individualizado (PEI). Los servicios y apoyos generales se basan en las categorías de necesidad (necesidades personales, necesidades físicas, necesidades sensoriales, enseñar a otros sobre el alumno y proporcionar acceso y oportunidades).

COMENTARIOS

Dado que COACH-3 es una herramienta flexible, el tiempo de realización varía ampliamente, pero puede llevar hasta 90 min. Se trata de un proceso centrado en los resultados que requiere la colaboración entre los miembros del equipo.

Developmental Assessment of Young Children, 2.ª edición
(DAYC-2, Valoración del desarrollo de niños pequeños)
Vorees, J. y Maddox, T.

PROPÓSITO

Determinar el nivel de adquisición de destrezas del desarrollo, identificar a los niños con retraso o discapacidad del desarrollo y ayudar a la programación para niños con discapacidades.

RANGO DE EDAD

Desde el nacimiento hasta los 5 años y 11 meses.

ÁMBITOS ABORDADOS

Cinco dominios del desarrollo, dos de los cuales tienen subdominios (comunicación y desarrollo físico): adaptativo (autoayuda e independencia); socioemocional (interacción con los demás); físico (motricidad gruesa y fina); comunicación (receptiva y expresiva); cognición (memoria, planificación, discriminación, toma de decisiones).

ADMINISTRACIÓN

Puede administrarse mediante observación, entrevista o evaluación directa. Diseñado para ser utilizado en el medio natural; por lo tanto, los examinadores deben proporcionar todos los materiales. Los dominios pueden administrarse por separado. Ítems agrupados en intervalos de edad de 1 año (del nacimiento a los 12 meses, de los 12 a los 24, etc.). Se puntúa con un sistema de 2 puntos (1, 0). Las puntuaciones brutas se convierten en puntuaciones normalizadas; la suma de las puntuaciones normalizadas se convierte en un cociente de desarrollo general.

COMENTARIOS

Abarca las cinco áreas recomendadas por IDEA. Diseñada para ser completado a través de la observación durante oportunidades de aprendizaje que ocurren naturalmente.

General Movement Assessment (GMA, Valoración general del movimiento)
Prechtl, H.

PROPÓSITO

Identificar movimientos y patrones de movimiento predictivos de parálisis cerebral.

RANGO DE EDAD

De término a 20 semanas postérmino.

ÁMBITOS ABORDADOS

Patrones de movimiento: retorcimiento (típico hasta las 8 semanas posparto), inquieto y voluntario (8-20 semanas posparto).

ADMINISTRACIÓN

Observa patrones específicos de movimientos para determinar la trayectoria típica o habitual. Movimientos atípicos asociados a la edad:

- Prenatal a término: movimiento limitado, movimiento poco diferenciado.
- De término a 8 semanas postérmino: movimientos rígidos y caóticos. Movimientos sincrónicos que se consideran estrechos.
- De 6 a 20 semanas después del parto: ausencia de movimientos o movimientos inquietos anómalos.

COMENTARIOS

Requiere una amplia formación. Se ha determinado que la persistencia de movimientos estrechos y sincrónicos y la ausencia de movimientos inquietos son factores predictivos válidos de parálisis cerebral.

Gross Motor Function Measure (GMFM, Escala de la función motora gruesa) (88 y 66)

GMFM-88: Russell, D., Rosenbaum, P., Gowland, C., Hardy, S., Lane, M., Plews, N., McGavin, H., Cadman, D., y Jarvis, S. GMFM-66: Russell, D., Rosenbaum, P., Avery, L., y Lane, M.

PROPÓSITO

Herramienta clínica utilizada para evaluar el cambio en la función motora gruesa en niños con parálisis cerebral (PC). Existen dos versiones de la GMFM: la original, de 88 ítems (GMFM-88), y la más reciente, de 66 ítems (GMFM-66). La GMFM es un instrumento de observación normalizado que evalúa la función motora (cuánto puede hacer el paciente de una tarea). La GMFM-88 también es válida para niños con síndrome de Down. La GMFM es una prueba referenciada por criterios.

RANGO DE EDAD

Muestra las habilidades motoras típicas de los hitos del desarrollo hasta alrededor de los 5 años.
Adecuada para niños cuyas habilidades motoras son iguales o inferiores a las de un niño de 5 años sin ninguna discapacidad motora.

ÁMBITOS ABORDADOS

Evalúa las actividades en cinco dimensiones: tumbarse y rodar; sentarse; gatear y arrodillarse; ponerse de pie; y caminar, correr y saltar. La GMFM-66 comprende un subconjunto de los 88 ítems identificados (a través del análisis Rasch) como contribuyentes para medir la función motora gruesa en los niños con PC. La GMFM-66 ofrece información detallada sobre el nivel de dificultad de cada ítem, proporcionando así mucha información para ayudar a establecer objetivos realistas.

ADMINISTRACIÓN

Se administra en un entorno cómodo para el menor y lo suficientemente amplio como para albergar el equipo necesario y permitir que el paciente se mueva libremente (p. ej., un ítem requiere que el paciente corra 4.5 m [15 pies] y regrese). El suelo debe ser una superficie lisa y firme. Dado que la GMFM se diseñó para medir el cambio a lo largo del tiempo, es importante mantener el entorno y las condiciones de evaluación lo más constantes posible para cada evaluación. Sistema de puntuación de cuatro puntos para cada ítem. Los descriptores específicos para puntuar los ítems se detallan en el manual. Las puntuaciones de los ítems de la GMFM-88 pueden sumarse para calcular las puntuaciones brutas y porcentuales de cada una de las cinco dimensiones de la GMFM, las áreas objetivo seleccionadas y una puntuación total de la GMFM-88. La GMFM-66 requiere un programa informático de fácil manejo (Gross Motor Ability Estimator o GMAE), que convierte las puntuaciones de los ítems individuales en una puntuación total a nivel de intervalo.

COMENTARIOS

Existe un CD-ROM de autoinstrucción de la GMFM que proporciona consejos útiles para la formación y permite a los evaluadores trabajar con varios ejemplos de cada ítem de la GMFM. Se recomienda que los usuarios evalúen su fiabilidad con la GMFM antes de utilizarla. La GMFM-88 está validada para pacientes con parálisis cerebral; existen pruebas de que también es válida para su uso con niños con síndrome de Down. La GMFM-66 solo es válida para pacientes con parálisis cerebral. También existe una herramienta complementaria, Gross Motor Performance Measures, que determina la calidad del rendimiento motor para cada ítem de la GMFM.

Hawaii Early Learning Profile (HELP, Perfil de aprendizaje temprano de Hawái): dentro del HELP, HELP Strands 0-3, HELP 3-6

Varios autores por componente

PROPÓSITO

Dentro del HELP se proporcionan definiciones y directrices para la administración y puntuación de las competencias enumeradas en el HELP 0-3 y sirve de referencia para todos los materiales curriculares y de evaluación de HELP.
El HELP 3-6 dispone de un manual de evaluación.

RANGO DE EDAD

Del nacimiento a los 36 meses o de 3 a 6 años.

ÁMBITOS ABORDADOS

HELP 0-3

Incluye 685 destrezas divididas en 40 vertientes conceptuales secuenciadas en función del desarrollo que abarcan siete ámbitos: organización reguladora/sensorial, cognición, lenguaje, motricidad gruesa, motricidad fina, socioemocional y autoayuda.

HELP 3-6

Incluye 585 habilidades y comportamientos del desarrollo que abarcan la cognición, el lenguaje, la motricidad gruesa, la motricidad fina, el desarrollo socioemocional y la autoayuda.

ADMINISTRACIÓN

Los ítems pueden observarse en un formato estructurado o en juego libre, con los padres o el profesional interactuando con el menor. Los ítems se puntúan como presentes, ausentes o emergentes.

Además, debe señalarse si el ítem se cumplimentó de forma atípica. Los ítems de cada cadena se orientan jerárquicamente siguiendo una secuencia neuromadurativa. Puede determinarse un intervalo de edad aproximado a partir del nivel de edad en la línea de desarrollo en el que el menor completa todas las destrezas excepto dos.

COMENTARIOS

Elaborado con la intención de cumplir las directrices federales para la evaluación centrada en la familia. Acredita las competencias emergentes. Vinculado a las estrategias de intervención de HELP y con referencias cruzadas a otros materiales de HELP diseñados para ayudar en la intervención basada en la consecución de habilidades de desarrollo. Programa informático disponible para hacer un seguimiento de la información y desarrollar estrategias de intervención. En su conjunto, los productos HELP proporcionan una guía completa de evaluación, planificación de programas e intervención basada en el marco de desarrollo. Los ámbitos y capítulos de HELP se ajustan a los resultados del Departamento de Educación de los Estados Unidos y a los cinco ámbitos esenciales y objetivos de preparación escolar de Head Start. KinderCharts mide el progreso del desarrollo en dominios esenciales y objetivos de preparación escolar y puede utilizarse para la presentación de informes de datos de Head Start.

Componentes del HELP: Inside HELP, HELP Strands 0-3 o HELP Strands 0-3 Plus, HELP at Home, HELP Activity Guide, HELP for When a Parent Has Disabilities, HELP 3-6 Assessment Manual, HELP 3-6 Assessment Strands, HELP 3-6 Activities at Home, DPS: software del HELP.

Infant Neurological International Battery (INFANIB, Batería internacional sobre aspectos neurológicos del lactante)

Ellison, P.

PROPÓSITO

Distinguir a los lactantes con una función neuromotora típica de aquellos con hallazgos atípicos y predecir la necesidad de una intervención de seguimiento.

RANGO DE EDAD

Lactantes y niños pequeños de 1 a 18 meses en situación de riesgo, especialmente los nacidos prematuramente.

ÁMBITOS ABORDADOS

Incluye 20 ítems divididos en 5 dominios de contenido: espasticidad (TLR, ATNR, manos abiertas/cerradas), función vestibular (paracaídas, rotación del cuerpo), control de la cabeza y el tronco (tirar para sentarse, desrotación del cuerpo, sentarse, postura prona), ángulos franceses (signo de la bufanda, talón a la oreja, ángulo poplíteo, abducción de la cadera), piernas (sujetarse el pie, reacción positiva de apoyo, dorsiflexión).

ADMINISTRACIÓN

Prueba administrada individualmente. Los procedimientos de administración de los ítems se describen en el texto, pero los procedimientos de puntuación figuran en la hoja de puntuación. Las puntuaciones se calculan utilizando edades corregidas. Las edades se agrupan en cuatro «franjas» (desde el nacimiento hasta los 2.9 meses, de 3 a 5.9 meses, de 6 a 8.9 meses y de 9 a 18 meses).

Rendimiento observado del lactante comparado con los criterios en los cuatro grupos de edad. La puntuación se basa en la diferencia entre el rendimiento del lactante y el rendimiento esperado a la edad corregida.

Sistema de puntuación de tres puntos: 5 = respuesta típica para la edad corregida, 3 = ligeramente atípica, lo que indica que el rendimiento del paciente está un grupo de edad por debajo de la edad corregida, y 1 = marcadamente atípica, lo que indica que el rendimiento del paciente está dos o más grupos de edad por debajo de la edad corregida. Suma de las puntuaciones de cada subescala y de la prueba total. Las puntuaciones totales se comparan con los puntos de corte en tres grupos de edad (< 4 meses, 4-8 meses, > 8 meses) y se interpretan como anómalos, transitorias y normales.

COMENTARIOS

El manual contiene excelentes fotografías, descripciones y ejemplos de lactantes (típicos y atípicos) realizando cada ítem. No está claro el uso de los puntos de corte, cómo se han obtenido y por qué se basan en grupos de edad diferentes de los grupos de edad de los ítems. Los procedimientos de puntuación tienen cierto grado de subjetividad. Formularios compatibles con ordenador.

Infant Toddler Symptom Checklist (ITS, Lista de verificación de síntomas para lactantes y preescolares): herramienta de cribado para padres

DeGangi, G., Poisson, S., Sickel, R. y Santman Wiener, A.

PROPÓSITO

Identificar a los lactantes con riesgo de padecer trastornos del procesamiento sensorial, déficit de atención y problemas emocionales o de comportamiento.

RANGO DE EDAD

7 meses.

ÁMBITOS ABORDADOS

Cinco listas de control específicas para cada edad (7-9 meses, 10-12 meses, 13-18 meses, 19-24 meses, 25-30 meses) que contienen información sobre nueve ámbitos: autorregulación, atención, comer o alimentarse, vestirse, bañarse, tacto, movimiento, escucha y lenguaje, mirada y visión, apego/funcionamiento emocional. También existe una versión de cribado general.

ADMINISTRACIÓN

Seis listas de control: cinco son específicas para cada edad, la sexta es un cribado general. Cumplimentado por los padres o utilizado por un profesional como parte de una entrevista con los padres. Se utiliza solo como cribado o como parte de una evaluación diagnóstica exhaustiva. Sistema de tres puntos para cada ítem evaluado. Las puntuaciones brutas para cada categoría se suman para obtener una puntuación total que se compara con las puntuaciones de corte de la lista de control.

COMENTARIOS

Herramienta de detección. Proporciona información distinta de la obtenida por otras mediciones. Puede utilizarse como herramienta para informar a los padres o como parte de la entrevista. Utiliza términos familiares.

Assessment of Life Habits (LIFE-H, Valoración de hábitos de la vida)

Noreau, L., Fougeyrollas, P. y Vincent, C.

PROPÓSITO

Determinar las experiencias de la vida cotidiana de los niños.

RANGO DE EDAD

Puede utilizarse durante toda la vida. Se desarrolló para su uso con personas con discapacidad.

ÁMBITOS ABORDADOS

El formulario largo (LIFE-H 3.0) contiene 240 ítems y el LIFE-H 3.1 es más corto, con 77 elementos. Existen dos subescalas. La subescala de AVD contiene las siguientes categorías: nutrición, forma física, cuidado personal, comunicación, vivienda y movilidad. La subescala Rol social está representada por las responsabilidades, las relaciones interpersonales, la vida en comunidad, la educación, el empleo y el ocio. Los ítems están alineados con la CIF y valoran 12 dominios de actividades diarias y roles sociales en niveles de realización, tipo de asistencia y nivel de satisfacción. Las actividades incluyen la nutrición, la forma física, el cuidado personal, la comunicación, la vivienda, la movilidad, las responsabilidades, las relaciones interpersonales, la vida en comunidad, la educación, el empleo y el ocio.

ADMINISTRACIÓN

Medida autoinformada o informada por los padres/cuidadores. Se utilizan dos sistemas de puntuación: *1)* grado de dificultad percibida para realizar un ítem y nivel de ayuda requerido. Cada ítem se valoró en una escala ordinal de 9 puntos (9 = actividad realizada sin ayuda); *2)* grado de satisfacción percibida con una actividad diaria específica o un rol social. Los ítems se valoran en una escala ordinal de 5 puntos (5 = máximo nivel de satisfacción).

COMENTARIOS

Crea perfiles de satisfacción. Resultados utilizados para desarrollar resultados funcionales basados en la participación. También hay versiones en francés y neerlandés. Estrechamente relacionada con la CIF. Se necesita una formación mínima.

Modified Checklist for Autism Spectrum Disorder in Toddlers; Revised with Follow-Up (M-CHAT-R/F, Lista de verificación modificada sobre trastornos del espectro autista en los preescolares)

Robins, D., Fein, D. y Barton, M.

PROPÓSITO

Cribado en dos fases informado por los padres que tiene la finalidad de identificar a los niños que pueden necesitar una evaluación adicional para determinar la presencia de un trastorno del espectro autista (TEA) o un retraso del desarrollo.

RANGO DE EDAD

16 meses: la American Academy of Pediatrics recomienda incorporar la M-CHAT durante las citas de control del lactante de 18 y 24 meses.

ÁMBITOS ABORDADOS

Incluye 20 preguntas de sí/no que cuestionan la capacidad del menor para realizar una serie de tareas que pueden ser indicativas de TEA: señalar, coger, atender, caminar, jugar a simular, imitar, etcétera.

ADMINISTRACIÓN

Completado por los padres. Puede realizarse en línea y, una vez cumplimentado, el formulario genera un informe que indica el porcentaje de probabilidades de padecer un trastorno del desarrollo o un TEA. Además, proporciona información de contacto del coordinador del programa de la Parte C o de la Parte B 619 en el estado. La versión en papel y lápiz proporciona puntuaciones de corte que indican riesgo bajo, medio y alto. La M-CHAT R/F también ofrece un árbol de decisión que contiene preguntas de seguimiento en función de las respuestas.

COMENTARIOS

Se ha comprobado que identifica con precisión a los niños con TEA junto con una alta tasa de falsos positivos. Así pues, los autores recomiendan encarecidamente utilizar también la entrevista telefónica de seguimiento del M-CHAT publicada para reducir las derivaciones innecesarias. La M-CHAT se ha traducido a más de 40 idiomas y ha sido adoptado ampliamente en la investigación sobre los primeros signos de TEA.

CAPÍTULO 3

Meade Movement Checklist (MMCL, Lista de verificación de la motricidad de Meade)
Meade, V.

PROPÓSITO
Examinar a los lactantes para detectar retrasos neuromotores.

RANGO DE EDAD
4 meses.

ÁMBITOS ABORDADOS
Control flexor y extensor.

ADMINISTRACIÓN
Se administra individualmente bajo la supervisión del examinador mientras los padres se ocupan del lactante. Puntuación basada en el desarrollo óptimo del equilibrio extensor/flexor típico en sedestación, decúbito prono, balanceo, decúbito supino, bipedestación, ventral y suspensión. Sin puntuación total ni guía interpretativa.

COMENTARIOS
Herramienta sencilla de administrar que hace hincapié en el control postural en la primera infancia. Se dispone de video formativo. Los procedimientos de puntuación tienen un grado significativo de subjetividad. Puede ser un complemento útil a las observaciones clínicas del terapeuta. Manual bien diseñado.

Measure of Engagement, Independence, and Social Relationships (MEISR, Escala de compromiso, independencia y relaciones sociales)

McWilliam, R. y Younggren, N.

PROPÓSITO

Se utiliza para identificar los comportamientos que contribuyen a la realización de las rutinas diarias en todos los ámbitos del desarrollo, para ayudar a las familias a evaluar la competencia del menor en situaciones cotidianas, para ayudar a los profesionales a formular a las familias preguntas pertinentes sobre el funcionamiento del paciente en las rutinas domésticas y para supervisar los cambios a lo largo del tiempo.

RANGO DE EDAD

Desde el nacimiento hasta los 3 años.

ÁMBITOS ABORDADOS

Incluye 380 ítems repartidos en 13 rutinas diarias: despertarse, comer, vestirse, ir al baño/cambiar pañales, salidas, tiempo de juego con otros, tiempo de juego a solas, siesta, baño, pasar el rato/libros/TV, ir a hacer compras, salir y acostarse. Cada rutina se desglosa en habilidades/comportamientos que se organizan por dominios de desarrollo (comunicación, motricidad, cognición, social, adaptativo) y dominios funcionales (social, compromiso, independencia).

ADMINISTRACIÓN

El padre, la madre o el cuidador rellenan un cuestionario en el que identifican el componente habilidad/comportamiento que el menor hace a menudo, a veces, todavía no hace o hizo en el pasado. El proveedor desarrolla un perfil de conductas funcionales a partir de lo que informan los padres e identifica las áreas de fortaleza y necesidad a través de las rutinas. Aunque puede servir de ayuda para formular las preguntas pertinentes, no debe utilizarse en lugar de la entrevista rutinaria, ya que muchas necesidades familiares, especialmente las de los padres, no figuran en la MEISR.

COMENTARIOS

Se utiliza en diversos entornos y fomenta la colaboración. Ayuda a delinear los resultados funcionales directamente relacionados con las rutinas cotidianas.

Miller Function and Participation Scales (M-FUN, Escalas de funcionamiento y participación de Miller)
Miller, L.

PROPÓSITO

Determinar cómo la competencia motriz de un menor afecta las actividades escolares y la participación en la escuela e identifica las capacidades básicas neuromotoras subyacentes necesarias para ejecutar una tarea. Incorpora ítems de los ámbitos de la función corporal, las actividades y la participación.

RANGO DE EDAD

De 2 años y 6 meses a 7 años y 11 meses.

ÁMBITOS ABORDADOS

* La evaluación del rendimiento requiere pruebas directas y mide el rendimiento en motricidad visual, motricidad fina y motricidad gruesa.
* La evaluación de la participación se realiza mediante la observación y el informe del examinador, de los padres o del profesor. Lista de control de observación en el hogar (AVD, ocio, deberes), lista de control de observación en el aula (comportamiento en el aula, comidas, juegos), lista de control de observación de pruebas (comportamiento durante las pruebas).

ADMINISTRACIÓN

La evaluación del rendimiento requiere una prueba directa realizada por un examinador calificado. Las puntuaciones se refieren a normas. Las partidas se dividen en juegos, cada uno de los cuales tiene múltiples componentes. Las listas de control de la participación se basan en criterios y las cumplimentan el examinador, los padres o el profesor. Los ítems de movimiento demostrados en la evaluación del rendimiento se representan gráficamente en un Perfil de Fundamentos Neurológicos que visualiza los puntos fuertes/áreas de necesidad en la función de la mano, las capacidades perceptivas visuales no motoras, las capacidades posturales, la función ejecutiva y la participación.

COMENTARIOS

Posibilidad de realizar un seguimiento de las mejorías con puntuaciones de progreso. Controlar el crecimiento de la capacidad motriz a lo largo del tiempo con múltiples administraciones. El Perfil de Fundamentos Neurológicos es clínicamente útil. La presentación en forma de juego atrae a los niños. La puntuación requiere múltiples procedimientos para puntuar las destrezas que componen cada ítem. Puede ser especialmente útil para niños pequeños con dificultades de procesamiento sensorial, problemas de desarrollo de la coordinación motora o dificultades de aprendizaje.

Movement Assessment Battery for Children, 2.ª edición (Movement ABC-2, Batería de valoración de la motricidad en los niños)

Henderson, S., Sugden, D. y Barnett, A.

PROPÓSITO

Identificar y describir las alteraciones de la función motora en los niños.

RANGO DE EDAD

Prueba: 3-16 años, 11 meses.
Lista de control: 5-12 años.

ÁMBITOS ABORDADOS

- Prueba de rendimiento: 24 ítems divididos en tres franjas de edad (3-6 años; 7-10 años; 11-16 años), cada una de las cuales contiene ocho tareas en tres áreas: destreza manual, habilidad con el balón y equilibrio estático y dinámico.
- Lista de control: 60 ítems divididos en cinco secciones que tienen en cuenta el rendimiento del paciente en situaciones progresivamente más complejas. Los ítems incluyen AVD, movilidad dentro del entorno y juego. Tiene en cuenta el contexto de rendimiento y los atributos de comportamiento. Puede utilizarse como prueba de detección.

ADMINISTRACIÓN

Lista de control completada por padres, profesores u otros profesionales como parte de la rutina diaria y que puede rellenarse en un período de 1 a 2 semanas. Las secciones 1 a 4 se puntúan en una escala de 4 puntos que indica la integridad de la tarea y lo bien que se ha completado la actuación. Tiene en cuenta los componentes temporales y espaciales de una tarea. La sección 5 (componente conductual) se puntúa en una escala de 3 puntos referida a la frecuencia de la conducta.

La prueba de rendimiento se administra individualmente utilizando procedimientos y materiales normalizados. Veinticuatro ítems se dividen en tres franjas de edad. Se debe administrar la banda de edad que coincida con la edad cronológica del menor. Se permiten las pruebas prácticas. El esquema de puntuación varía en función de la tarea (registrar el número de puntos, pasos, capturas o goles). Convierte las puntuaciones brutas en puntuaciones escalares para cada categoría (destreza manual, habilidad con el balón, equilibrio estático y dinámico). La puntuación total escalar se convierte en la puntuación total de discapacidad (PTD). Convierte la PTD en una norma percentil. Puede obtener puntuaciones para cada sección.

COMENTARIOS

Toma en consideración datos cualitativos y cuantitativos. La prueba de rendimiento contiene una lista de factores de comportamiento que pueden influir en el rendimiento. Proporciona directrices de intervención. Se proporcionan directrices para adaptar las tareas que pueden ser útiles para planificar la intervención.

Mullen Scales of Early Learning: edición AGS (MSEL: AGS, Escalas del aprendizaje temprano de Mullen)

Mullen, E.

PROPÓSITO

Evaluar la preparación para la escuela y producir una base de referencia para seguir la eficacia de los métodos de enseñanza y las interacciones.

RANGO DE EDAD

Desde el nacimiento hasta los 5 años y 8 meses.

ÁMBITOS ABORDADOS

Cinco escalas: motricidad gruesa, motricidad fina, lenguaje expresivo, lenguaje receptivo y recepción visual (principalmente discriminación y memoria).

ADMINISTRACIÓN

Evaluación directa de cada paciente. La escala proporciona puntuaciones normalizadas, rangos percentiles, equivalentes de edad y un análisis del perfil. Se puede obtener la Puntuación Compuesta de Aprendizaje Temprano.

COMENTARIOS

Requiere examinadores calificados. Se dispone de video formativo. El programa informático Mullen ASSIST calcula y convierte las puntuaciones brutas para obtener información precisa y facilitar la interpretación, y ofrece sugerencias de tareas adecuadas para el desarrollo. Proporciona una base de referencia a partir de la cual determinar las estrategias pedagógicas adecuadas. El desarrollo y la normalización de la prueba se completaron a finales de la década de 1980, lo que limita su aplicabilidad a la población actual de niños pequeños.

Neurological Assessment of the Preterm and Full-Term Newborn Infant, 2.ª edición (NAPFI-2, Valoración neurológica del recién nacido pretérmino y de término)

Dubowitz, L., Dubowitz, V. y Mercuri, E.

PROPÓSITO

Documentar el estado del sistema nervioso en lactantes y la maduración neurológica o los cambios en lactantes, además de detectar desviaciones en los signos neurológicos.

RANGO DE EDAD

Lactantes nacidos de término hasta el tercer día de vida y prematuros que estén médicamente estables y puedan tolerar la manipulación hasta la edad gestacional de término.

ÁMBITOS ABORDADOS

Incluye 33 ítems divididos en cuatro categorías: habituación (estímulos visuales y auditivos); movimiento y tono (postura, tono de las extremidades, tronco y cuello, movimientos anómalos); reflejos (reflejos tendinosos, reflejos primitivos); características neuroconductuales (ítems seleccionados de la *Escala de evaluación conductual neonatal*).

ADMINISTRACIÓN

Administrar dos tercios del tiempo entre tomas. Aunque los ítems se secuencian para ser lo menos invasivos posible, para evitar una manipulación excesiva del lactante, se recomienda administrar los ítems en las posiciones que se producen de forma natural. Cada ítem se puntúa en una escala de 5 puntos. La puntuación proporciona un perfil descriptivo de las respuestas del lactante para reflejar diferentes aspectos de la función neurológica. Los lactantes se clasifican como normales, anómalos o limítrofes en función del tono, el control cefálico o el número de signos alterados observados en la exploración. El estado del lactante se registra para cada artículo. También se registran las asimetrías de los ítems correspondientes.

COMENTARIOS

Administración rápida y sencilla. Las hojas de registro contienen tanto instrucciones para la administración como ilustraciones de las posibles respuestas. Aplicable tanto a recién nacidos prematuros como a recién nacidos de término enfermos. Aunque se utiliza habitualmente, la bibliografía sobre su aplicabilidad y propiedades psicométricas es limitada.

CAPÍTULO 3

Neurobehavioral Assessment of the Preterm Infant (NAPI, Valoración neuroconductual del lactante pretérmino)

Korner, A. y Thom, V.

PROPÓSITO

Evaluar el estado neuroconductual de los recién nacidos prematuros, controlar los efectos de la intervención y documentar las diferencias individuales.

RANGO DE EDAD

De 32 a 37 semanas de edad posconcepcional.

ÁMBITOS ABORDADOS

Incluye 71 ítems divididos en siete grupos: desarrollo motor y vigor, signo de la bufanda, ángulo poplíteo, alerta y orientación, irritabilidad, vigor del llanto, porcentaje de sueño.

ADMINISTRACIÓN

Una secuencia estándar de despertar, calmar y alertar al lactante y observar su estado. La prueba debe administrarse a medio camino entre las tomas. La puntuación varía para cada ítem y puede oscilar entre cero y nueve. Las puntuaciones brutas se convierten en puntuaciones normalizadas y se agrupan en siete grupos de puntuaciones. Las puntuaciones de los grupos se suman, se promedian y se comparan con las desviaciones estándar por edad posconcepcional.

COMENTARIOS

Excelente video de los autores realizando un examen. Requiere mucha manipulación de los lactantes y es larga. Procedimientos de puntuación complicados. Los estados se dividen en 11 categorías que pueden ser difíciles de determinar.

Neonatal Behavioral Assessment Scale, 4.ª edición
(NBAS-4, Escala de valoración conductual neonatal)

Brazelton, T.B. y Nugent, J.K.

PROPÓSITO

Evaluar y describir las interacciones y conductas del lactante en el contexto de una relación dinámica con un cuidador. Los resultados proporcionan información sobre la capacidad del lactante para manejar los factores estresantes y autoorganizarse.

RANGO DE EDAD

Neonatos de término de 37-48 semanas de edad posconcepcional. Se proporcionan ítems suplementarios para examinar a los lactantes nacidos con menos de 37 semanas.

ÁMBITOS ABORDADOS

Incluye 28 ítems conductuales y 18 evocados que proporcionan información en cinco grupos: habituación (disminución de la respuesta), motor-oral (reflejos de los pies, enraizamiento, succión, glabelar), troncal (desvestir y manipulación moderada como tirar para sentarse, sujetar), vestibular (manipulación máxima de elementos estimulantes), social-interactivo (ítems de orientación dependientes del estado). Nueve ítems suplementarios (opcionales) para utilizar con lactantes nacidos prematuramente.

ADMINISTRACIÓN

Administrar individualmente entre tomas en una habitación oscura. El lactante debe estar en el estado de comportamiento requerido para cada ítem de la prueba. Criterios específicos sobre los procedimientos de examen y la secuencia de administración de los ítems. Las pruebas se administran con estímulos sensoriales cada vez más complejos para controlar las respuestas de los pacientes. Al lactante se le da crédito por la respuesta más óptima en lugar de por la respuesta típica. Los ítems conductuales se puntúan en una escala de 9 puntos y las respuestas evocadas en una escala de 3 puntos. No se obtiene la puntuación total de la escala, aunque pueden obtenerse siete puntuaciones totales por grupos, algunas de las cuales requieren recodificación, como se indica en el manual.

COMENTARIOS

Proporciona abundante información sobre las diferencias individuales y las pautas de interacción. Se ha elaborado un conjunto adicional de puntuaciones para algunos ítems que representan el rendimiento medio. La 3.ª edición contiene varias secciones sobre cómo los profesionales han utilizado la NBAS como intervención terapéutica y para la investigación. Las agrupaciones ayudan a identificar los puntos fuertes y las necesidades. Dispone de vídeo de entrenamiento. Se recomienda un costoso y largo programa de entrenamiento para ser fiable en la administración.

Newborn Behavioral Observations System (NBO, Sistema de observación de la conducta del recién nacido)
Nugent, J., Keefer, C., Minear, S., Johnson, L. y Blanchard, Y.

PROPÓSITO

Ayudar al profesional a ayudar a los padres/cuidadores a ser sensibles a los comportamientos y competencias individualizados del lactante.

RANGO DE EDAD

Médicamente estable, edad corregida de 36 semanas a 2 meses.

ÁMBITOS ABORDADOS

Incluye 18 ítems de comportamiento y reflejos divididos en cuatro dimensiones (AMOR): sistema autónomo (color de la piel, patrón respiratorio, función visceral); sistema motor (tono de extremidades y tronco, nivel de actividad y reflejos de succión, arraigo y prensión de la mano); organización (obtener u observar en el lactante conductas relacionadas con el comportamiento fisiológico [dormir], capacidades interactivas, umbral de estimulación, habilidades motoras, consolabilidad, llanto, habituación y regulación del estado); capacidad de respuesta (capacidad para responder e interactuar con personas y objetos con estímulos visuales y auditivos). Todos los ítems se puntúan en una escala de 3 puntos.

ADMINISTRACIÓN

Similar a la NBAS, la observación utiliza un sonajero, una bola roja y una linterna. Se administra en presencia de los padres, por lo general entre las tomas. Los padres también rellenan un cuestionario sobre sus conocimientos acerca del comportamiento de sus hijos. Los examinadores siguen las indicaciones del lactante, por lo que el orden de los puntos es flexible. Se evocan varios elementos reflejos, así como elementos de habituación. Los ítems son similares a los de la NBAS. El examinador aprovecha los hallazgos para hablar con los padres sobre las capacidades del lactante.

COMENTARIOS

Como herramienta pedagógica, especialmente útil para lactantes frágiles o para los que resulta difícil leer sus señales/comportamientos. Promueve la identificación de las capacidades de desarrollo por parte de los padres.

Nursing Child Assessment Satellite Training, Teaching, and Feeding Scales (NCAST, Escalas satélite para la valoración del lactante)

Barnard, K.

PROPÓSITO

Identificar la sensibilidad de los padres a las señales, la respuesta a la angustia, el crecimiento socioemocional, el fomento del crecimiento cognitivo y la claridad de las señales del lactante y su capacidad de respuesta a los padres.

RANGO DE EDAD

Desde el nacimiento hasta los 3 años. Escala de alimentación específica para lactantes menores de 12 meses.

ÁMBITOS ABORDADOS

Incluye 73 ítems que describen el comportamiento de padres e hijos: 23 ítems del paciente reflejan la claridad de la comunicación y la receptividad hacia los padres, y 50 ítems de los padres evalúan la sensibilidad y la receptividad a las señales del menor y la capacidad de los progenitores para promover el desarrollo social y cognitivo mediante el estímulo, el elogio, la explicación y la descripción.

ADMINISTRACIÓN

Observación de la sesión de alimentación niño-padre. Actividades normalizadas que sirven para evaluar la interacción madre-hijo. La puntuación da un porcentaje.

COMENTARIOS

Indica las diferencias entre típico y atípico. Protocolo muy estructurado. Larga y requiere una amplia formación.

Neurological Exam of the Full-Term Infant (Examen neurológico del lactante de término)

Prechtl, H.

PROPÓSITO

Identificar a los lactantes con deficiencias neurológicas y predecir su futuro estado neurológico. También existe una prueba de cribado que puede utilizarse para determinar la necesidad de realizar más pruebas en lactantes de bajo riesgo.

RANGO DE EDAD

Lactantes de término y prematuros de 38 a 42 semanas de gestación.

ÁMBITOS ABORDADOS

Cinco áreas divididas en 12 ítems resumen que incluyen reflejos y respuestas primitivas: postura (simetría, opistótonos), ojos (reacción a la luz, reflejos), potencia y movimientos pasivos (tono, amplitud de movimiento, retroceso, consistencia muscular), movimientos espontáneos y voluntarios (control de la cabeza, temblores, clono), estado.

ADMINISTRACIÓN

El momento óptimo para realizar la prueba es 2 a 3 h después de la última toma del tercer día de vida. La prueba se divide en dos partes: el período de observación, en el que el lactante está tumbado en la cuna sin ser molestado, y el período de exploración, en el que se desnuda al lactante, se le coloca en una mesa de exploración y se le manipula. Los ítems se presentan en grupos (decúbito prono, decúbito supino, suspensión prona, suspensión vertical) y se puntúan como presentes o ausentes. La presencia de un ítem se puntúa en un continuo basado en la intensidad. Los criterios de intensidad varían en función del artículo. También se observan asimetrías. Cada ítem se basa en un estado y se indica el estado óptimo para cada ítem. No se obtiene una puntuación total, pero los hallazgos neurológicos aparecen con frecuencia en combinaciones particulares identificadas como cuatro síndromes: *1)* síndrome de apatía, *2)* síndrome de hiperexcitabilidad, *3)* hemisíndrome y *4)* síndrome comatoso.

COMENTARIOS

Instrucciones de administración bien estandarizadas. Se observan respuestas y reflejos asimétricos, con énfasis en el control del estado. El manual proporciona información sobre el significado de cada ítem. También hay disponible una herramienta de detección. Larga y compleja, requiere una gran manipulación del lactante.

NICU Network Neurobehavioral Scale (NNNS, Escala neuroconductual de la red NICU)

Lester, B. y Tronick, E.

PROPÓSITO

Describir el desarrollo y la maduración conductual, la integridad del SNC y las respuestas al estrés del lactante.

RANGO DE EDAD

Lactantes de 30 a 46/48 semanas de edad posconcepcional, médicamente estables y de alto riesgo. Diseñado para su uso con lactantes expuestos a sustancias en el útero.

ÁMBITOS ABORDADOS

Los ítems son similares a los de la NBAS. Incluye 115 ítems, 45 que requieren manipulación por parte del menor y 70 observaciones. Tres escalas: examen (tono, reflejos); escala de calificaciones del examinador de elementos conductuales (estado, respuestas sensoriales e interactivas); escala de estrés/abstinencia que incluye siete categorías de elementos utilizados para captar los síntomas de abstinencia o los efectos conductuales de la exposición.

ADMINISTRACIÓN

Administración flexible de los ítems. Se pueden omitir algunos si el lactante no se encuentra en el estado adecuado. Los ítems se administran en 12 grupos o «paquetes»: observación (estado inicial); habituación (disminución de la luz, sonajero, campana); desenvoltura y postura supina (piel, movimiento, disminución de la estimulación táctil); miembros inferiores (reflejos, clono, potencia, amplitud de movimiento); miembros superiores y reflejos faciales (reflejos, tono del tronco, control de la cabeza); respuestas erguidas (reflejos, paso, incurvación); decúbito prono del lactante (gateo, elevación de la cabeza); coger al lactante (abrazo en el brazo, en el hombro); decúbito supino del lactante en el regazo del examinador (orientación visual y auditiva hacia lo animado y lo inanimado); giro del lactante (nistagmo); decúbito supino del lactante en la cuna (reflejos); observación posterior al examen (estado). Inicie las observaciones y manipulaciones con el lactante dormido.

COMENTARIOS

Específico para la NAS. Requiere entrenamiento y certificación. Ítems tomados de diversos exámenes neonatales: NBAS, Examen neurológico del recién nacido de término completo, Examen neurológico de la madurez del recién nacido, Evaluación neuroconductual del recién nacido prematuro y Evaluación de la conducta del recién nacido prematuro. Requiere mucha manipulación del lactante. Se enfoca en los reflejos.

Newborn Individualized Developmental Care and Assessment Program (NIDCAP, Programa individualizado de atención y valoración del desarrollo del neonato)

Als, H.

PROPÓSITO

Desarrollar un perfil de las respuestas fisiológicas y conductuales del lactante a las demandas ambientales y a los cuidados.

RANGO DE EDAD

Neonatos hasta 4 semanas después del parto.

ÁMBITOS ABORDADOS

Incluye 91 comportamientos basados en el marco conceptual subyacente a la Valoración del comportamiento del lactante prematuro (APIB, *Assessment of Preterm Infant Behavior*): autonómicos (respiración, color, temblores y contracciones); viscerales (arcadas, eructos, regurgitación y sonidos); motores (tono, postura, flexión o extensión motora gruesa, movimiento de los miembros superiores e inferiores); relacionados con el estado (comportamientos relacionados con la atención); movimiento ocular, expresiones faciales y movimientos corporales gruesos.

ADMINISTRACIÓN

Observación sistemática del recién nacido prematuro o de término en el cunero o en el hogar durante las rutinas de cuidado o las manipulaciones realizadas por el cuidador. Las sugerencias de cuidados y las adaptaciones del entorno se basan en las observaciones. Los datos incluyen el historial, el estado actual del lactante, la descripción del entorno y las circunstancias de la observación, así como la *Hoja de observación del comportamiento*, que es una lista de control de frecuencia para el registro continuo del comportamiento observado en intervalos de 2 min, 20 min antes de un procedimiento de cuidado, durante el procedimiento y 20 min después del procedimiento. Tras las observaciones se redacta un *Resumen clínico descriptivo de las observaciones* en el que se detallan los comportamientos previos al cuidado, los efectos del cuidado en el lactante, los esfuerzos del lactante por adaptarse al procedimiento, los comportamientos posteriores al cuidado que indican el estado de autorregulación y estrés del lactante, y las sugerencias para el cuidado y la modificación del entorno.

COMENTARIOS

Puede emplearse en distintos entornos y por distintos tipos de personal. Solo observación, lo que resulta útil para los lactantes médicamente frágiles. Proporciona abundante información sobre la reacción del lactante a los estímulos internos y externos. Las observaciones pueden vincularse directamente a sugerencias de intervención. Excelente herramienta didáctica sobre los comportamientos de los lactantes. Su administración es muy larga y requiere un observador entrenado en el comportamiento de lactantes muy pequeños y prematuros. Puede requerir múltiples observaciones para elaborar planes globales.

Neonatal Oral Motor Assessment Scale (NOMAS, Escala de valoración de la motricidad oral del neonato)

Braun, M. y Palmer, M.

PROPÓSITO

Detectar disfunciones motoras orales en el neonato, distinguir a los lactantes con succión normal de los que presentan desorganización, identificar a los lactantes con escasa capacidad de alimentación y distinguir a los alimentadores ineficientes de los eficientes.

RANGO DE EDAD

Neonato a 3 meses de edad.

ÁMBITOS ABORDADOS

Incluye 26 elementos divididos en dos categorías, movimientos de la mandíbula y movimientos de la lengua: frecuencia, ritmicidad, consistencia del grado de desplazamiento de la mandíbula, dirección, amplitud del movimiento, sincronización del movimiento de la lengua y configuración de la lengua.

ADMINISTRACIÓN

Observación del lactante durante la succión no nutritiva y luego nutritiva. Los 26 comportamientos se puntúan en una escala de deterioro de 4 puntos. Los ítems se dividen en categorías normales, desorganizadas y disfuncionales. Se totaliza cada categoría. Un estudio piloto identificó puntuaciones de corte para la desorganización o disfunción oral-motora.

COMENTARIOS

Diferencia entre lactantes normales, desorganizados y disfuncionales. Proporciona un formato de observación estructurado que solo requiere un chupón y un biberón. Las definiciones operativas y los criterios de puntuación no están claros.

Peabody Developmental Motor Scales, 2.ª edición
(PDMS-2, Escalas sobre el desarrollo motor de Peabody)

Folio, M.R. y Fewell, R.R.

PROPÓSITO

Determinar el nivel de adquisición de habilidades motoras del desarrollo, detectar pequeños cambios en el desarrollo motor de niños con retrasos o discapacidades motoras conocidas y ayudar en la programación de niños con discapacidades.

RANGO DE EDAD

Desde el nacimiento hasta los 71 meses.

ÁMBITOS ABORDADOS

Incluye 249 ítems divididos en dos escalas que a su vez se dividen en seis subpruebas:

* Escala de motricidad gruesa: 151 ítems divididos en cuatro subpruebas:
    * Reflejos: reacciones primitivas y automáticas (8 ítems).
    * Estacionario: habilidades de equilibrio y balance (30 ítems).
    * Locomotor: andar, correr, saltar, brincar (89 ítems).
    * Manipulación de objetos: manejo del balón (24 ítems).
* Escala de motricidad fina: 98 ítems divididos en dos subpruebas:
    * Prensión: alcance básico, patrones de prensión (26 ítems).
    * Visuomotora: ojo-mano, habilidades visuales motoras (72 ítems).

ADMINISTRACIÓN

Administración individual mediante procedimientos normalizados. Algunos materiales de prueba incluidos en el kit. Puntuación en una escala de 3 puntos (0-2). Las puntuaciones brutas se convierten en equivalentes de edad, percentiles y puntuaciones normalizadas. Las puntuaciones normalizadas se convierten en tres índices globales (compuestos) de rendimiento motor: cociente motor grueso, cociente motor fino y cociente motor total. Cada habilidad que domina un paciente se representa en un gráfico que indica la edad a la que el 50% de la población normalizada superó el ítem.

COMENTARIOS

Herramienta de evaluación del desarrollo motriz más utilizada. Se ofrecen directrices generales para modificar los procedimientos de las pruebas para niños con discapacidades. Incluye sistema de puntuación en escala utilizado para medir el cambio en los niños con discapacidades o retrasos conocidos. El sistema de puntuación tiene en cuenta las competencias emergentes. Procedimiento de análisis de discrepancia para determinar si las diferencias observadas en las subpruebas son significativamente distintas. El libro del *Motor Activities Program* puede fomentar la enseñanza de los ítems del examen.

Pediatric Evaluation of Disability Inventory: Computer Adaptive Test (PEDI-CAT, Inventario de evaluación pediátrica de la discapacidad: prueba de adaptación por ordenador)

Haley, S., Coster, W., Dumas, H., Fragala-Pinkham, M. y Moed, R.

PROPÓSITO

Evaluar el desarrollo y la capacidad funcional de niños y adultos jóvenes, identificar el retraso funcional, examinar la mejoría tras la intervención y supervisar el cambio de grupo para la evaluación e investigación de programas.

RANGO DE EDAD

De 12 meses a 21 años.

ÁMBITOS ABORDADOS

Cuatro ámbitos: actividades cotidianas (vestirse, bañarse, tareas domésticas, comer y la hora de la comida); movilidad (movimientos básicos y transferencias, ponerse de pie y caminar, escalones e inclinaciones, correr y jugar; ítems adicionales relacionados con los dispositivos de movilidad y el uso de sillas de ruedas); social/cognitivo (interacción, comunicaciones, cognición cotidiana y autogestión); y responsabilidad, que mide hasta qué punto el cuidador o el niño asumen la responsabilidad de gestionar tareas vitales complejas de varios pasos. Cada dominio es autónomo y puede administrarse por separado o con los demás dominios.

ADMINISTRACIÓN

Disponible para iPad y PC, en inglés y español.

Dos versiones: rapidez y equilibrio de contenidos. Cumplimentado mediante informe de los padres o cuidadores o a través de una entrevista:

* Speedy («Precisión») CAT: la versión más eficaz y rápida con 1 a 15 ítems por dominio. El informe de puntuación del Speedy CAT incluye una puntuación T, un percentil de edad, una puntuación en escala, una lista de las respuestas a todos los ítems del PEDI-CAT y un mapa de ítems que muestra la ubicación de las respuestas para ese dominio.
* CAT de contenido equilibrado («exhaustiva»): se administran aproximadamente 30 ítems por dominio, que incluyen un equilibrio de ítems de cada una de las áreas de contenido dentro de cada dominio. El informe de puntuación para la CAT de contenido equilibrado incluye una puntuación normativa, una puntuación en escala y un mapa de ítems que muestra la ubicación de las respuestas para ese dominio. Más útil para la planificación de programas individuales para niños cuyas capacidades funcionales se sitúan en los extremos medio y superior de la escala.

COMENTARIOS

Se utiliza con todos los diagnósticos clínicos y en todos los entornos. Puede ser administrada por personas familiarizadas con la persona. Utiliza modelos estadísticos de la teoría de respuesta al ítem (TRI) para estimar las capacidades a partir de un número mínimo de los ítems más relevantes o de un número determinado de ítems dentro de cada dominio. A continuación, el programa de la CAT muestra los resultados al instante. Como herramienta basada en el juicio, no requiere ningún entorno, material o actividad especial para su administración. Puede utilizarse en múltiples ocasiones de forma continuada para documentar los cambios a lo largo del tiempo.

Participation and Environment Measure for Children and Youth (PEM-CY, Escala sobre la participación y el entorno para la niñez y la juventud)
Coster, W., Law, M. y Bedell, G.

PROPÓSITO

Determinar cómo participa un menor en casa, en la escuela y en la comunidad y los factores ambientales que pueden influir en la participación.

RANGO DE EDAD

5 a 17 años.

ÁMBITOS ABORDADOS

Medida informada por los padres de 25 actividades agrupadas en tres entornos: el hogar, la escuela y la comunidad. Para cada entorno, hay preguntas sobre la participación y el medio ambiente. Las actividades van desde el uso de ordenadores hasta salidas por el vecindario.

ADMINISTRACIÓN

Las preguntas de participación para cada tipo de actividad son las siguientes:

* Por lo general, ¿con qué frecuencia participa su hijo en una o más actividades de este tipo?
    * La pregunta se valora utilizando una escala de 8 puntos, desde nunca hasta a diario.
* ¿Qué grado de implicación suele tener su hijo en estas actividades?
    * Las preguntas se valoran mediante una escala de 5 puntos, de mínimamente implicado a muy implicado.
* ¿Le gustaría que cambiara la participación de su hijo en este tipo de actividades?
    * Los padres responden «Sí» o «No». Los que responden «Sí» seleccionan a continuación el tipo de cambio deseado de una lista de cinco opciones (p. ej., más implicación, menos implicación).

Las preguntas sobre medio ambiente se formulan para cada entorno:

* Los siguientes factores ambientales y exigencias de actividad, ¿ayudan o dificultan la participación de su hijo en las actividades?

Los factores ambientales incluyen la distribución física de la casa, el aula o la escuela y las exigencias sociales, como la comunicación. Los padres responden indicando si el factor es un obstáculo, una ayuda o si no tiene efecto.

También se pregunta a los padres si los recursos (información, tecnología asistencial, suministros, etc.) están disponibles o son adecuados para apoyar la participación del menor.

COMENTARIOS

Ayuda a desarrollar resultados funcionales y participativos. Los resultados pueden estar centrados en el paciente o relacionados con el entorno. Se está desarrollando una versión para niños de 1 a 5 años. Versión electrónica disponible, que genera un perfil de participación. Se ha traducido a 14 idiomas, entre ellos el chino, el español, el turco y el árabe.

Quick Neurological Screening Test: 3.ª edición revisada (QNST-3R, Prueba rápida de cribado neurológico)

Mutti, M., Sterling, H. y Spalding, N.

PROPÓSITO

Identificar a las personas con riesgo de padecer dificultades de aprendizaje. Documentar la presencia de signos neurológicos blandos, que se cree que indican retrasos o una conectividad neuronal cortical reducida.

RANGO DE EDAD

De los 4 años hasta la edad adulta.

ÁMBITOS ABORDADOS

Incluye 14 ítems que evalúan madurez y desarrollo motor, procesamiento sensorial, control muscular grueso y fino, planificación y secuenciación motora, sentido de la velocidad y el ritmo, organización espacial, percepción visual y auditiva, equilibrio y función vestibular, y atención.

ADMINISTRACIÓN

La QNST-3R es una evaluación empírica administrada individualmente del desarrollo de la coordinación motora y el procesamiento sensorial o signos neurológicos blandos (SNB). Los SNB son irregularidades menores que incluyen mala coordinación motora, cambios perceptivos sensoriales y dificultad para secuenciar tareas motoras complejas. Las alteraciones en los SNB pueden ser factores de riesgo de trastornos del aprendizaje. Incluye 14 tareas observadas que pueden incorporarse fácilmente al examen rutinario. Produce valoraciones subjetivas comparadas con las puntuaciones de corte del manual.

COMENTARIOS

Debe utilizarse como componente de un examen exhaustivo, no por sí solo. El manual contiene bibliografía actualizada sobre la relación entre los SNB y las conmociones cerebrales relacionadas con el deporte (en niños y adultos) y las enfermedades neurodegenerativas (como las enfermedades de Alzheimer y Parkinson). También se proporcionan actividades correctivas.

CAPÍTULO 3

Scale for Assessment of Family Enjoyment Within Routines (SAFER, Escala de valoración del disfrute familiar de las rutinas)

Scott, S. y McWilliam, R.

PROPÓSITO

Herramienta basada en rutinas utilizada para desarrollar planes de intervención funcionales en colaboración con las familias u otros cuidadores.

RANGO DE EDAD

De 1 mes a 5 años.

ÁMBITOS ABORDADOS

Actividades que forman parte de las rutinas típicas de los lactantes, niños pequeños y preescolares en el contexto de la vida familiar: despertarse, cambiar pañales/vestirse, alimentarse/comer, cuidado de la comunidad, prepararse para salir/viajar, pasar el rato/ver la televisión, hora del baño, siesta/dormitorio, ir al supermercado, salir al aire libre.

ADMINISTRACIÓN

Las preguntas generales pretenden guiar a los profesionales a lo largo del proceso de evaluación. Se alienta a los profesionales a elaborar sus propias preguntas para hacer un seguimiento de las experiencias únicas de cada familia. Se incluyen preguntas sobre el cuidado en la comunidad (p. ej., guardería) para aquellas familias cuyos hijos participan en entornos de cuidado fuera de su hogar. El proveedor pide a la familia que valore su satisfacción con el rendimiento del menor en una escala del 1 al 5. A partir de la entrevista, la familia elige qué rutinas quiere que se aborden como resultados u objetivos. Los avances en los resultados u objetivos se basan en el nivel de satisfacción de la familia.

COMENTARIOS

Descripción narrativa de las competencias. Ayuda al equipo a desarrollar resultados centrados en la familia en colaboración con la propia familia en lo que respecta a su satisfacción con las rutinas.

Spinal Alignment and Range of Motion Measure (SAROMM, Escala de medición de la alineación y amplitud de movimiento de la columna vertebral)
Bartlett, D.

PROPÓSITO

Determinar el alcance de las limitaciones en la alineación y extensibilidad de la columna vertebral.

RANGO DE EDAD

De 2 a 18 años con diagnóstico de parálisis cerebral.

ÁMBITOS ABORDADOS

Dos subescalas: alineación de la columna vertebral (columna cervical, torácica y lumbar en el plano sagital en sedestación, alineación de la columna vertebral en los planos frontal y transversal en sedestación); amplitud de movimiento (flexión, extensión, aducción/abducción, rotación interna y externa de la cadera; extensión de la rodilla; flexión plantar/dorsal del tobillo).

ADMINISTRACIÓN

Mover pasivamente la articulación para estimar visualmente el alcance. Puntuación en una escala ordinal de 5 puntos para estimar las limitaciones. A mayor puntuación, mayor limitación. Material necesario: una superficie firme para la sedestación, de modo que la persona pueda sentarse con las caderas y las rodillas flexionadas aproximadamente 90°, y una colchoneta elevada u otra superficie para realizar la prueba en decúbito supino. Las puntuaciones de 2, 3 y 4 indican que la limitación es estructural, estática y no reducible.

COMENTARIOS

El manual y la hoja de puntuación están en el sitio web de CanChild.
Si una persona es incapaz de sentarse en un banco o de mantenerse de forma independiente, pueden ser necesarias dos personas para administrar la herramienta.

CAPÍTULO 3

Scale for the Assessment of Teacher's Impressions of Routines and Engagement (SATIRE, Escala de valoración de las impresiones docentes sobre las rutinas y el compromiso)

Clingenpeel, B. y McWilliam, R.

PROPÓSITO

Se utiliza junto con el proceso de entrevista basado en las rutinas familiares para identificar las percepciones del profesor sobre el nivel de independencia del menor y su compromiso con las expectativas de las rutinas diarias. Se utiliza para crear objetivos funcionales y significativos en un entorno de grupo (guardería, preescolar, Head Start, etc.).

RANGO DE EDAD

Niños en edad preescolar.

ÁMBITOS ABORDADOS

Rutinas escolares diarias como la llegada, el círculo del saludo, la siesta, la transición, las comidas y las actividades estructuradas.

ADMINISTRACIÓN

Entrevista con el profesor para determinar la discrepancia entre las expectativas del profesor y el rendimiento del menor. El rendimiento se evalúa en una escala de Likert de 5 puntos que indica la «adecuación» entre las expectativas y el rendimiento y la participación.

COMENTARIOS

Esta herramienta es transdisciplinaria, flexible y funcional. Se alienta al examinador a crear preguntas adicionales para abordar necesidades únicas e incluir cualquier rutina diaria adicional que sea necesaria. Los resultados deben utilizarse junto con una entrevista basada en rutinas familiar y centrarse en objetivos funcionales. Proporciona información basada en la «bondad de ajuste» entre las rutinas del aula (participación) y el funcionamiento del menor.

Sensory Profiles (Perfiles sensoriales)

Dunn, W.

PROPÓSITO

Familia de herramientas basadas en el Marco de Procesamiento Sensorial de Dunn que describe la interacción entre los umbrales neurológicos y las respuestas conductuales autorreguladoras que explican cómo procesamos la información sensorial. Se utiliza para identificar y documentar cómo el procesamiento sensorial puede estar contribuyendo o interfiriendo en la participación del menor en casa, en la escuela y en la comunidad; desarrollar planes de tratamiento eficaces, intervenciones y estrategias cotidianas de remediación.

RANGO DE EDAD

- Perfil sensorial del lactante 2: del nacimiento a los 6 meses.
- Perfil sensorial del niño pequeño 2: 7 meses.
- Perfil sensorial del niño 2: 3-14 años.
- Perfil sensorial breve 2: 3-14 años.
- Perfil sensorial del adolescente/adulto: a partir de los 11 años.
- Perfil sensorial del acompañante escolar 2: 3-14 años, 11 meses.

ÁMBITOS ABORDADOS

Cada formulario combina puntuaciones del sistema sensorial, conductual y del patrón sensorial:

- Puntuaciones del sistema sensorial: auditivo, visual, táctil, movimiento, posición corporal, oral.
- Puntuaciones de comportamiento: atención, comportamiento, socioemocional.
- Puntuaciones de patrones sensoriales: registro, búsqueda, sensibilidad, evitación.
- Puntuaciones de los factores escolares:
  - Factor escolar 1 (apoyos)
  - Factor escolar 2 (sensibilización)
  - Factor escolar 3 (tolerancia)
  - Factor escolar 4 (disponibilidad)

ADMINISTRACIÓN

Formato basado en juicios: los padres, el cuidador, el profesor o uno mismo informan de la frecuencia con la que los lactantes responden a diversas experiencias sensoriales (Casi siempre, Frecuentemente, Ocasionalmente, Rara vez o Casi nunca). Formularios cumplimentados para identificar y documentar cómo el procesamiento sensorial puede estar contribuyendo o interfiriendo en la participación del menor en casa, en la escuela y en la comunidad. El Perfil Sensorial 2 puede puntuarse con papel y lápiz o a través de un sistema de gestión basado en Internet. El sistema web organiza la información de los examinados, genera puntuaciones y elabora informes precisos y completos que relacionan los resultados de los cuestionarios con la participación en casa, la escuela y la comunidad. Perfil sensorial breve 2: los ítems de este cuestionario, extraídos del Perfil Sensorial Infantil 2, son altamente discriminativas y proporcionan información rápida para los programas de cribado e investigación. Puntuaciones calculadas para cada cuadrante (registro bajo, búsqueda de sensaciones, sensibilidad sensorial, evitación de sensaciones, umbral bajo). Para el período comprendido entre el nacimiento y los 6 meses, se proporcionan puntos de corte para el rendimiento típico o la consulta y el seguimiento. Para los 7 a 36 meses, se proporcionan puntos de corte para el rendimiento típico, la diferencia probable o la diferencia definitiva. Una cuadrícula de cuadrantes resume las puntuaciones.

Subescalas: procesamiento general, procesamiento auditivo, procesamiento visual, procesamiento táctil, procesamiento vestibular, procesamiento sensorial oral.

COMENTARIOS

Se trata de un sistema de formularios combinados de cuestionario y puntuación que amplía el abanico de edades en un solo kit. Proporciona puntuaciones de corte con percentiles opcionales para un nivel adicional de análisis. Permite tomar decisiones basadas en la teoría, ya que los principios de la neurociencia, el procesamiento sensorial, los abordajes basados en los puntos fuertes y los modelos ecológicos están integrados en los ítems y en la estructura de puntuación. Relaciona el procesamiento sensorial con las habilidades cotidianas. Hay versiones en español.

School Function Assessment (SFA, Valoración del desempeño escolar)
Coster, W., Deeney, T., Haltiwanger, J. y Haley, S.

PROPÓSITO
Ayudar a orientar la planificación del programa para los alumnos con discapacidades que asisten a la escuela primaria. Mide el rendimiento de los alumnos en las tareas funcionales que apoyan su participación en los aspectos académicos y sociales de un programa de escuela primaria y que el profesor espera de todos los alumnos. Se utiliza para desarrollar resultados no académicos y facilita la planificación colaborativa de programas.

RANGO DE EDAD
Niños de preescolar a niños de 6.º grado.

ÁMBITOS ABORDADOS
Parte 1. Participación: examina el nivel de implicación del alumno en seis entornos principales de *actividad escolar, a saber, aula de educación ordinaria o especial, patio de recreo o recreo*, transporte de ida y vuelta a la escuela, actividades relacionadas con el baño y el aseo, transiciones de ida y vuelta a la clase, y hora de la comida o la merienda.
Parte 2. Apoyos en las tareas: evalúa los apoyos (ayuda de adultos o adaptaciones/modificaciones) que utiliza actualmente el alumno cuando realiza tareas funcionales relacionadas con la escuela.
Parte 3. Rendimiento en las actividades: examina la realización por parte del alumno de actividades funcionales específicas relacionadas con la escuela, como desplazarse por el aula y el centro, utilizar el material escolar, interactuar con los demás, seguir las normas escolares y comunicar sus necesidades.

ADMINISTRACIÓN
Los encuestados pueden ser una o más personas, incluidos profesores de educación ordinaria o especial, proveedores de servicios afines, patólogos del habla y el lenguaje o auxiliares de clase, que estén familiarizados con el rendimiento típico del alumno y tengan un conocimiento práctico del tipo y nivel de apoyos que por lo general se proporcionan a los compañeros de la misma edad/grado del alumno y el rango típico de rendimiento entre compañeros en las áreas funcionales que se están evaluando. Los resultados determinan si el funcionamiento del alumno en un área concreta está fuera del intervalo que suele observarse entre sus compañeros de educación ordinaria del mismo curso o para planificar la intervención mediante la identificación e interpretación de patrones de rendimiento funcional.

COMENTARIOS
La SFA capta la naturaleza compleja de las experiencias vitales, incluida la experiencia escolar del estudiante. Ayuda a cumplir el requisito de la ley IDEA respecto a que los servicios relacionados estén vinculados a un resultado pertinente desde el punto de vista educativo y que las necesidades del alumno se evalúen y satisfagan en el entorno menos restrictivo. Ideal para el desarrollo del PEI. Requiere la aportación de múltiples fuentes y el rendimiento en diversos entornos.

Supports Intensity Scale for Children (SIS-C, Escala de intensidad del apoyo a los niños)

Thompson, J., Bryant, B., Schalock, R., Shogren, K., Tassé, M., Wehmeyer, M., Campbell, E., Craig, E., Hughes, C. y Rotholz, D.

PROPÓSITO

Medir la intensidad relativa de las necesidades de apoyo de los niños con discapacidad intelectual. Las necesidades de apoyo son el patrón y la intensidad de los apoyos necesarios para que una persona participe en actividades relacionadas con el funcionamiento humano normativo.

RANGO DE EDAD

De 5 a 16 años.

ÁMBITOS ABORDADOS

Tiene dos secciones: la Parte I, Necesidades médicas y de comportamiento excepcionales, identifica afecciones médicas específicas y problemas de comportamiento que pueden requerir cantidades sustanciales de apoyo, independientemente de la intensidad relativa de las necesidades de apoyo del menor en otras áreas de la vida. La Parte II, Escala de necesidades de apoyo, identifica siete secciones e incluye actividades para la vida en el hogar; comunidad y vecindario; participación escolar; aprendizaje escolar; salud y seguridad; actividades sociales; y defensa.

ADMINISTRACIÓN

La SIS-C se administra mediante un proceso de entrevista estructurada con el menor (si puede), los padres o el cuidador. Parte I: la intensidad del apoyo necesario para cada elemento médico y conductual se mide utilizando una escala de valoración de tipo Likert de 3 puntos (0 = no se necesita apoyo; 1 = se necesita algo de apoyo; 2 = se necesita mucho apoyo). Todos los ítems de la Parte II se valoran en tres dimensiones de la intensidad del apoyo: *frecuencia* (con qué frecuencia se necesita apoyo extraordinario); *tiempo* (cuánto tiempo necesita otra persona para proporcionar apoyo extraordinario), y *tipo* (cuál es la naturaleza del apoyo extraordinario que se proporciona).

COMENTARIOS

La SIS-C aborda la necesidad de mediciones específicas respecto al apoyo que necesitan los pacientes en entornos típicos y apropiados para su edad. Refleja el marco general de medición, el sistema de clasificación y los dominios comunes de necesidades de apoyo como la *Supports Intensity Scale—Adult Version* (SIS-A). La SIS-A tiene todos los dominios requeridos para identificar con éxito las necesidades de apoyo postsecundario de un estudiante con discapacidad intelectual, según lo dispuesto por la ley IDEA. Exige capacitación específica para administrar la herramienta. Se enfoca en el apoyo requerido para realizar las actividades necesarias, no en si el menor puede o no realizar la actividad de forma independiente. Especialmente relevante para los pacientes con discapacidades significativas.

Transdisciplinary Play-Based Assessment, 2.ª edición (TPBA-2, Valoración transdisciplinaria basada en el juego)
Linder, T.

PROPÓSITO

Identificar las necesidades de intervención, desarrollar planes de intervención y determinar los cambios a lo largo del tiempo en los niños que reciben intervención.

RANGO DE EDAD

De 6 meses a 6 años.

ÁMBITOS ABORDADOS

Evaluación exhaustiva de los procesos de desarrollo, el estilo de aprendizaje y los patrones de interacción en cuatro áreas de desarrollo: cognitiva, socioemocional, comunicación y lenguaje, y sensoriomotora.

ADMINISTRACIÓN

Administrada por un equipo formado por los padres y representantes de diversas disciplinas. El equipo observa al menor durante las actividades lúdicas con un facilitador del juego, los padres y un compañero. Antes de la observación, la familia rellena una lista de control del desarrollo del paciente en casa, que se utiliza para planificar la sesión de juego. La sesión consta de seis fases: facilitación no estructurada (el menor dirige, el facilitador sigue y amplía), facilitación estructurada, introducción de la interacción entre iguales observada, juego no estructurado y estructurado con los padres, juego motor no estructurado y estructurado, y merienda. Las fichas de observación se cumplimentan de acuerdo con las directrices del examen. En la hoja de resumen se describen los puntos fuertes del menor, la valoración de sus capacidades, la justificación de las valoraciones y las recomendaciones.

COMENTARIOS

Se utiliza con todos los pacientes con necesidades diversas. El plan de estudios complementario, *Transdisciplinary Play-Based Intervention: Guidelines for Developing a Meaningful Curriculum for Young Children*, está disponible, así como videos que explican y demuestran el proceso. El lenguaje no técnico facilita la participación de los familiares. Requiere una planificación en equipo para garantizar que se respeten todos los aspectos del desarrollo. La información obtenida es útil para establecer y llevar a cabo un plan de intervención basado en los puntos fuertes y los intereses del menor. Lleva mucho tiempo.

Test of Gross Motor Development, 2.ª edición
(TGMD 2, Prueba del desarrollo motor grueso)

Ulrich, D.

PROPÓSITO

Determinar la adquisición por parte del menor de aspectos de determinadas tareas de motricidad gruesa.

RANGO DE EDAD

De 3 a 10 años.
Los Centers for Disease Control and Prevention de los Estados Unidos recomiendan que se administre esta prueba a todos los niños de 3 a 5 años que participen en la National Youth Fitness Survey.

ÁMBITOS ABORDADOS

Prueba con referencia a normas de 12 ítems divididos en dos subpruebas:

* Locomoción: correr, galopar, saltar, brincar, saltar horizontalmente, deslizarse.
* Control de objetos: golpe con las dos manos, regate estacionario, recepción, patada, lanzamiento por encima de la mano, giro por debajo de la mano.

Cada ítem contiene de tres a cuatro criterios específicos de rendimiento indicativos de la madurez de la destreza.

ADMINISTRACIÓN

Prueba administrada individualmente utilizando materiales suministrados por el examinador descritos en el manual y procedimientos normalizados. Cada destreza se divide en tres o cuatro componentes de comportamiento (criterios de rendimiento). Cada componente se puntúa con un 1 si se observa en dos de cada tres ensayos o con un 0 si no se observa. Los componentes de rendimiento están ordenados de menor a mayor madurez dentro de cada destreza. Las puntuaciones brutas se convierten en percentiles, puntuaciones normalizadas y cocientes de desarrollo en función de la edad.

COMENTARIOS

Información sobre el desarrollo de las habilidades que componen las tareas que suelen realizar los niños durante el juego. Proporciona información sobre la edad a la que la mayoría de los niños completan cada aspecto de cada destreza. Calificaciones descriptivas de las puntuaciones normalizadas dadas para cada subprueba y puntuación total. Identifica los componentes de las actividades motoras que pueden influir en el rendimiento general, la preparación y la participación. Una base para comprender el grado de capacidad de un menor para realizar actividades fundamentales relacionadas con el deporte o el juego.

Test of Infant Motor Performance (TIMP, Prueba de rendimiento motor del lactante)
Campbell, S., Kolobe, T., Girolami, G., Osten, E. y Lenke, M.

PROPÓSITO

Evaluar las conductas de control motor postural y selectivo relacionadas con la conducta motora funcional en lactantes muy pequeños.

RANGO DE EDAD

De 34 semanas de edad posconcepcional a 4 meses postérmino (o de término completo a 4 meses).

ÁMBITOS ABORDADOS

Dos subescalas organizadas según los movimientos espontáneos y los provocados. Escala observada: compuesta por 13 movimientos utilizados por el lactante para orientar el cuerpo, mover segmentos corporales individuales y realizar movimientos cualitativos (p. ej., *movimientos balísticos y oscilatorios*). *Escala evocada: consta de 29 ítems que documentan la respuesta del lactante al posicionamiento y la manipulación en una variedad de orientaciones.*

ADMINISTRACIÓN

Se examina al lactante en estado de tranquilidad, alerta o alerta activa. La escala observada refleja los movimientos espontáneos del lactante y se puntúa como observado/no observado. Los ítems de la escala evocada se puntúan en una escala de 5, 6 o 7 puntos dependiendo del ítem. Algunos artículos se califican en cada lado del cuerpo. Estos ítems reflejan el desarrollo del control postural del lactante en una variedad de orientaciones espaciales.

COMENTARIOS

Se necesitan pocos materiales (pelota, sonajero y juguete chirriante). Apropiado para lactantes de alto riesgo y los que están en la unidad de cuidados intensivos neonatales. Ha demostrado ser predictiva de la parálisis cerebral e identifica de forma precoz las disfunciones neuromotoras. Ya está disponible la herramienta de cribado *Test of Motor Performance Screening Items* (TIMPSI). Se requiere capacitación para ser un usuario fiable de la TIMP. Hay disponibles paquetes de autoaprendizaje, así como talleres presenciales.

Vulpe Assessment Battery Revised (VAB-R, Batería revisada de valoración de Vulpe)
Vulpe, S.

PROPÓSITO

Determinar el rendimiento de las habilidades, las fortalezas y las necesidades, el grado de funcionamiento del sistema nervioso central y la influencia del entorno en el rendimiento de la tarea.

RANGO DE EDAD

Niños con capacidades atípicas de desarrollo o funcionales entre el nacimiento y los 6 años de edad.

ÁMBITOS ABORDADOS

Incluye 1300 tareas de desarrollo divididas en tres secciones: evaluación de los sentidos y las funciones básicas (análisis de las capacidades sensoriomotoras, como el tono muscular, la amplitud de movimiento de las articulaciones, la coordinación y la planificación), evaluación del desarrollo del comportamiento (60 secuencias de habilidades contenidas en seis dominios de comportamiento: motricidad gruesa, motricidad fina, lenguaje, procesamiento cognitivo, comportamiento adaptativo y actividades de la vida diaria), evaluación del entorno (incluye las características y la interacción del cuidador e información relativa a los entornos, como el hogar, la guardería y el hospital). Sistema de análisis del rendimiento utilizado para analizar el procesamiento del menor relacionado con el rendimiento de la tarea.

ADMINISTRACIÓN

Puede ser administrada total o parcialmente, individualmente o en grupo por cualquier persona familiarizada con el paciente o formada en desarrollo infantil. Las instrucciones pueden modificarse para adaptarse a las necesidades del menor.

Utiliza juguetes y equipos conocidos, ya que los materiales no vienen con manual de pruebas. Información recopilada de múltiples fuentes (observación, informe del cuidador, revisión del historial, evaluación del rendimiento, etc.) para establecer el comportamiento típico del paciente. Las tres secciones se califican utilizando tres métodos para analizar la habilidad del menor y el procesamiento relacionado con el rendimiento de la tarea: la Escala de análisis del rendimiento de Vulpe (sistema de puntuación de 7 puntos) se utiliza para puntuar cada ítem en los dominios del desarrollo y proporciona información sobre los rangos de edad del rendimiento en cada dominio, así como las secuencias de habilidades y la cantidad de apoyo necesario. El Análisis de tareas/actividades se utiliza para comentar el logro de las habilidades que componen los hitos del desarrollo. El Análisis del procesamiento de la información ayuda a identificar problemas en el rendimiento de la tarea con base en los métodos de entrada utilizados para provocar el rendimiento; la expectativa de salida para demostrar la competencia; la capacidad cognitiva necesaria para procesar la información para un rendimiento preciso. El Análisis de tareas/actividades y el Análisis del procesamiento de la información son guías que ayudan al examinador a organizar el rendimiento del menor.

No hay información sobre la conversión de las puntuaciones brutas del Análisis de rendimiento de Vulpe a puntuaciones normalizadas o equivalencias de edad.

COMENTARIOS

La Escala de análisis del rendimiento está diseñada para ser utilizada como herramienta didáctica. Proporciona un análisis de tareas de los hitos del desarrollo, las habilidades de los componentes tienen referencias cruzadas entre dominios y la administración puede adaptarse para satisfacer las necesidades individuales de los pacientes. Proporciona una gran cantidad de información descriptiva sobre el rendimiento de la tarea y las influencias del entorno que puede ser útil para planificar la intervención. Se ha investigado poco sobre su utilidad.

CAPÍTULO 3

4

INTERVENCIONES

Los fisioterapeutas pediátricos intervienen con niños que presentan diversos trastornos que afectan su capacidad para participar en actividades que les gustaría hacer o que se espera que hagan. La intervención es individualizada para satisfacer las necesidades únicas de cada paciente y familia. La fisioterapia pediátrica contemporánea se basa en la *Guía para la práctica de la fisioterapia 3.0* y en la Clasificación Internacional del Funcionamiento, de la Discapacidad y de la Salud (CIF) y está respaldada por diversas leyes, normas y reglamentos, así como por un creciente conjunto de pruebas basadas en la investigación sobre la eficacia de las intervenciones y el desarrollo neurológico, incluida la neuroplasticidad. Las estrategias de prevención y bienestar se integran en un plan de intervención global. La intervención se centra en el efecto que una afección o deficiencia tiene en la participación y el funcionamiento. Los objetivos de este capítulo son *1)* proporcionar un marco para la intervención, *2)* describir una variedad de abordajes de intervención de uso frecuente y *3)* describir los objetivos globales de la intervención. Se proporcionan protocolos de tratamiento para trastornos con protocolos establecidos, por ejemplo, algunos casos ortopédicos. Sin embargo, por regla general, debido a la naturaleza única del menor en desarrollo, las necesidades y preocupaciones de su familia y la complejidad de muchos trastornos pediátricos, las estrategias de intervención son individualizadas. El proceso de razonamiento clínico del fisioterapeuta pediátrico es la base del plan de intervención.

ENFOQUE DE LA INTERVENCIÓN

Diseñados para satisfacer las necesidades específicas de cada paciente, los resultados de la intervención deben ayudar al menor a ser un miembro valioso y participativo de la comunidad. La participación incluye la independencia con la que el niño realiza tareas, actividades, habilidades, etcétera; su grado de implicación en la actividad; con quién interactúa; en qué actividades participa, y dónde participa. Los terapeutas colaboran con las familias, los cuidadores y otros profesionales para ayudar al paciente a alcanzar y mantener su potencial:

- Promover el movimiento activo y la independencia.
- Fomentar las competencias funcionales.
- Fomentar la integración y la participación social.
- Prevenir deficiencias secundarias.
- Mantener la función o ralentizar la regresión cuando no se esperan mayores avances.

COMPONENTES DE LA INTERVENCIÓN

Según la *Guía para la práctica de la fisioterapia 3.0*, el componente de intervención fisioterápica del Modelo de gestión del paciente/cliente consta de tres elementos:

- Coordinación, comunicación, documentación
- Instrucciones para el paciente/cliente
- Intervención directa/intervenciones de procedimiento

COORDINACIÓN, COMUNICACIÓN Y DOCUMENTACIÓN

Garantiza servicios adecuados, coordinados, completos y rentables.

Colaborar con otros proveedores y agencias de servicios y con otros recursos disminuye la probabilidad de duplicar los servicios.

Trabajo en equipo (*véase* tabla 6-7 del cap. 6)

* Multidisciplinario: las funciones y responsabilidades específicas de cada disciplina están bien definidas. Los miembros del equipo reconocen la importancia de las aportaciones de otras disciplinas y pueden compartir información.
* Interdisciplinario: los miembros del equipo están dispuestos y son capaces de desarrollar, compartir y responsabilizarse de la prestación de servicios que forman parte del plan de servicio total. Aunque las funciones específicas de cada disciplina están bien definidas, los miembros del equipo comparten información con regularidad.
* Transdisciplinario: los miembros del equipo se comprometen a enseñar, aprender y trabajar juntos más allá de los límites de su disciplina para aplicar un plan de servicio unificado. El modelo de proveedor de servicios primarios utilizado en la intervención temprana es un ejemplo.

Funciones específicas del fisioterapeuta pediátrico

* Atención y gestión de casos
* Coordinación y derivación de servicios
* Planificación del alta, incluida la transición a la edad adulta
* Planificación de la intervención
* Conferencia sobre cuidados/casos
* Documentación de los servicios

Comunicación con el paciente, los familiares y otros cuidadores (cuadro 4-1)

Los niños viven en una gran variedad de estructuras familiares. Muchos viven con sus padres biológicos, algunos viven con miembros de la familia extendida, algunos con familias de acogida y otros viven en diversos tipos de estructuras de vida, incluido el cuidado agregado. La comunicación con todos los cuidadores exige respeto y reconocimiento de su experiencia.

CUADRO 4-1 Comunicación con el menor y los cuidadores

* Preséntese y explique su función.
* Llame a los miembros de la familia y a otros cuidadores por su nombre y diríjase a ellos por «señorita», «señora» o «señor», según proceda, a menos que se dé permiso explícito para utilizar el nombre de pila; no debe referirse a los padres como «mamá»/«papá».
* Investigue el diagnóstico para asegurarse de que conoce la información más reciente sobre la enfermedad. Dar información falsa o dudosa puede inducir a error o ser malinterpretada por la familia o los cuidadores y, con el tiempo, puede afectar la relación familia/cuidador-terapeuta.
* Utilice los términos correctos para el diagnóstico o la enfermedad. Defina la terminología y empléela de forma correcta y concreta. Cuando haya más de un término para identificar un diagnóstico, use el que prefieran la familia y los cuidadores. Pregunte por sus preferencias y siga utilizándolas. Informe a los cuidadores sobre la terminología adecuada según la necesidad.
* Comuníquese en un lenguaje cotidiano y sin jerga; algunas directrices recomiendan utilizar una comunicación escrita con un nivel de lectura de tercer grado de primaria.
* Familiarícese con el menor y sus intereses como forma de mostrar interés por él o ella como persona.
* Discuta el plan terapéutico cuando los miembros de la familia estén juntos, si es posible, y con otros cuidadores, según proceda.
* Respete la necesidad de privacidad de los familiares y siga las directrices de las leyes Health Insurance Portability and Accountability Act (HIPAA) y Family Educational Rights and Privacy Act (FERPA), según proceda.

CUADRO 4-1 Comunicación con el niño y los cuidadores *(continuación)*

- Demuestre afecto y simpatía; pase algún tiempo con los miembros de la familia según convenga. Sea amable y agradable durante los encuentros.
- Permita que la familia exprese sus emociones. Dé oportunidad de llorar, estar tristes, expresar rabia, pena, etcétera.
- Permita que los miembros de la familia utilicen los mecanismos de afrontamiento que les resulten útiles. Pueden ser creencias religiosas o negarse a aceptar el diagnóstico de inmediato.
- Incluya a los hermanos cuando proceda y muestre interés por ellos y sus actividades.
- Asegúrese de que la familia o los cuidadores tengan una lista de recursos comunitarios disponibles, números de teléfono y direcciones para satisfacer sus necesidades, incluidas las organizaciones de padres, o ayúdeles a identificar recursos en su comunidad.
- Respete los estilos de comunicación basados en la cultura.
- Dé tiempo para preguntas.

CAPÍTULO 4

Documentación (*véase* cap. 6)

INSTRUCCIONES PARA EL PACIENTE O EL CLIENTE

Los proveedores de servicios colaboran con el menor, la familia, los cuidadores y otros proveedores de servicios según sea necesario para responder a las preocupaciones, prioridades y necesidades del paciente y la familia. Se utilizan actividades que refuerzan, amplían y promueven los resultados, metas y objetivos del niño. Las estrategias terapéuticas se incorporan a las actividades y rutinas naturales y a todos los entornos pertinentes. Las estrategias y actividades deben supervisarse y adaptarse periódicamente. Los profesionales deben seguir las políticas, leyes y reglamentos federales, estatales e institucionales.

INTERVENCIÓN DIRECTA

Para más información sobre los modelos de prestación de servicios, *véase* el capítulo 6.

Abordajes

El terapeuta utiliza diversas intervenciones para fomentar el desarrollo de las habilidades, la independencia y la participación del paciente. Las intervenciones se utilizan por cuatro motivos principales: remediación, compensación, promoción y prevención (tabla 4-1).

Modelos de servicio y estilos de interacción

Servicio directo

Servicios terapéuticos prestados directamente a un menor durante un episodio de atención por un fisioterapeuta o por un asistente de fisioterapeuta (bajo la dirección y supervisión de un fisioterapeuta); pueden incluir educación, consulta, capacitación y supervisión del cuidador.

Consulta

Un terapeuta aporta su experiencia a otro miembro del equipo (incluida la familia u otros cuidadores) para abordar las necesidades de un paciente concreto o un problema relacionado con el programa. Esto puede implicar una interacción directa con el menor con fines de evaluación.

La consulta colaborativa es un proceso interactivo en el que participan miembros del equipo de varias disciplinas o cuidadores.

Tres componentes:

- Interacción dinámica entre los miembros del equipo.
- Respeto por cada miembro del equipo.
- La convicción de que el proceso de colaboración-consulta ayudará a alcanzar un objetivo común.

Requiere una interacción continua y la resolución conjunta de problemas.

TABLA 4-1 Abordajes de las intervenciones de terapia física	
Reparación	Los terapeutas identifican los déficits de rendimiento, tratando de resolverlos facilitando las capacidades sensitivomotoras adecuadas a la edad
	Se centra en conseguir las habilidades de desarrollo y los movimientos típicos
Compensación	La compensación reduce al mínimo los efectos de una deficiencia, limitación de la actividad o discapacidad mediante la adaptación o modificación de las tareas, los materiales o el entorno
	Este enfoque puede utilizar tecnología de apoyo (TA), equipos de adaptación u otros dispositivos, y puede modificar y adaptar las tareas y las expectativas para mejorar la participación y la independencia
	Se ha demostrado que el uso de métodos compensatorios, como la tecnología de apoyo, fomenta la independencia y no impide la adquisición de las capacidades de desarrollo
	La compensación también se utiliza para evitar que se produzcan más deficiencias o discapacidades y para evitar un obstáculo que impida conseguir un resultado deseado
Promoción	Uso de rutinas y actividades naturales para fomentar el desarrollo de habilidades
	A menudo se utiliza en programas de actividades en la comunidad
	Puede ser especialmente útil para niños con retraso global del desarrollo o debilidad en ciertas áreas de rendimiento
Prevención	Se centra en la prevención de deficiencias o discapacidades secundarias en pacientes con dificultades conocidas
	Requiere que los terapeutas anticipen los resultados y las dificultades futuras

Telemedicina

Prestación de servicios a través de medios de comunicación electrónicos.

Supervisión

Un terapeuta crea un plan e instruye a otro miembro del equipo (incluida la familia u otros cuidadores) sobre su aplicación; además, realiza controles periódicos.

El terapeuta es responsable de la documentación y de garantizar que el plan se lleve a cabo de forma adecuada y segura.

Promueve la probabilidad de que las estrategias terapéuticas se integren en las actividades y rutinas que tienen lugar de forma natural.

Capacitación

Se trata de una forma sistemática de interactuar con los cuidadores que fomenta la reflexión, la autoconsciencia y la resolución de problemas.

Se utiliza para desarrollar la capacidad de los cuidadores de forma no dirigida y orientada a objetivos.

Consta de cinco procesos:

- Planificación conjunta
- Observación
- Acción
- Reflexión
- Comentarios

Dosificación (tabla 4-2)

La cantidad del servicio se describe como la combinación de la frecuencia, la duración de una sesión de terapia y la duración de un episodio de atención. Tiene en cuenta los factores ambientales y personales, los resultados basados en el equipo y la especificidad de las intervenciones. *Véase* la información sobre dosificación respaldada en la tabla 4-3.

Intervenciones mediante procedimientos

Los fisioterapeutas pediátricos recurren a diversas intervenciones mediante procedimientos para fomentar la función motora, promover la calidad y la eficacia del rendimiento motor y prevenir el deterioro. Muchos de los procedimientos son similares a los utilizados en los adultos con discapacidades físicas, dolor u otras deficiencias. En la siguiente

TABLA 4-2 Terminología sobre la dosificación	
Plazo	**Definición**
Episodio de atención	El tiempo necesario para resolver un problema concreto. Puede tratarse de un ciclo de PEI o PSFI, una hospitalización postoperatoria aguda, una estancia de rehabilitación, etc. Refleja las necesidades cambiantes del niño
Frecuencia	Número total de sesiones de intervención que ocurren en un episodio de atención específico
Duración de la sesión	El tiempo que dura un episodio de terapia individual
Intensidad	Concentración de la intervención administrada en una sesión o episodio de atención

PEI: *programa educativo individualizado*; PSFI: *plan de servicio familiar individualizado*.

sección se ofrecen definiciones básicas de las intervenciones mediante procedimientos más frecuentemente utilizadas en la fisioterapia pediátrica. Se reconoce que existen otras técnicas empleadas por los terapeutas. Debido a la naturaleza de este manual, no es posible realizar una valoración crítica de la eficacia de cada técnica. Al igual que en otras áreas de la fisioterapia, el lector debe mantenerse al día de las investigaciones y pruebas actuales sobre técnicas específicas. Los procedimientos se clasifican por orden alfabético. La *Guía para la práctica de la fisioterapia 3.0* define nueve categorías de intervenciones mediante procedimientos (tabla 4-4).

HIDROTERAPIA

Realización de ejercicios terapéuticos, terapia manual o entrenamiento del funcionamiento motor en el agua.

Mejora la amplitud de movimiento y la fuerza, desarrolla el equilibrio, reduce el dolor y favorece la cicatrización.

ENTRENAMIENTO EN CINTA RODANTE CON SOPORTE DEL PESO CORPORAL (TABLA 4-5)

Indicaciones:

* Entrenamiento de fuerza
* Entrenamiento de resistencia
* Entrenamiento de la marcha para tareas específicas

Procedimiento:

* El peso corporal del niño es descargado por un adulto o sistema de arnés de contrapeso colocado sobre una cinta rodante.
* El movimiento de la cinta para correr facilita el movimiento recíproco de las piernas.
* El paciente puede ser asistido físicamente si es necesario.

TERAPIA DE INDUCCIÓN DEL MOVIMIENTO POR RESTRICCIÓN

Se utiliza principalmente en los pacientes con hemiparesia y se centra en las deficiencias unimanuales.

Entrenamiento orientado a las tareas.

Restricción del miembro no implicado con práctica intensiva del miembro implicado para promover el uso funcional.

Variedad de los medios de limitación utilizados: cabestrillos, yesos, manoplas, guantes.

La duración y la intensidad de la estrategia varían.

TABLA 4-3 Guías de dosificación de bipedestación con apoyo		
Propósito	**Frecuencia (días/semana)**	**Intensidad (min/día)**
Densidad ósea	5	60
Estabilidad de la cadera	5	60 (30°-60° abducción de cadera)
Amplitud de movimiento	5	45-60
Reducción de la espasticidad	5	30-45

Utilizada con autorización de Paleg, G., Smith, B. S., & Glickman, L. B. (2013). Revisión sistemática y recomendaciones clínicas basadas en la evidencia para la dosificación de programas pediátricos de bipedestación asistida. *Pediatric Physical Therapy, 25*(3), 232–247.

TABLA 4-4 Categorías de intervenciones mediante procedimientos

Categoría de intervención	Definición
Instrucciones al paciente o cliente	Proceso de informar, educar o formar a menores, familias y cuidadores con la intención de promover y optimizar el episodio de atención del fisioterapeuta. Puede estar relacionado con el estado actual; el plan de cuidados; la necesidad de mejorar el rendimiento; una transición a un papel o entorno diferente; factores de riesgo para desarrollar deficiencias en las funciones o estructuras corporales, limitaciones en la actividad o restricciones en la participación; o la necesidad de programas de salud, bienestar y forma física.
Técnicas de desobstrucción de las vías respiratorias	Actividades terapéuticas utilizadas para gestionar o prevenir las consecuencias de la alteración del transporte mucociliar o la incapacidad para proteger las vías respiratorias. Puede incluir estrategias respiratorias o técnicas manuales/mecánicas para despejar las vías respiratorias, posicionamiento y drenaje pulmonar postural.
Tecnología de apoyo	La prescripción, aplicación y, en su caso, fabricación o modificación de tecnologías de asiento y posicionamiento; ayudas para la locomoción; dispositivos ortopédicos; dispositivos protésicos; y otras tecnologías de asistencia para mejorar el funcionamiento.
Agentes biofísicos	Diversas formas de energía utilizadas para ayudar a la generación y contracción de la fuerza muscular; disminuir la actividad muscular no deseada; aumentar el índice de cicatrización de heridas abiertas y tejidos blandos; mantener la fuerza tras una lesión o intervención quirúrgica; modular o disminuir el dolor; reducir o eliminar el edema; mejorar la circulación; disminuir la inflamación, la extensibilidad del tejido conjuntivo o la restricción asociada a una lesión musculoesquelética o disfunción circulatoria; aumentar la movilidad articular y el rendimiento muscular y neuromuscular; aumentar la perfusión tisular y remodelar el tejido cicatricial.
Formación funcional en autocuidado y en la vida doméstica, educativa, laboral, comunitaria, social y cívica	Educación y formación para mejorar la realización de acciones, tareas o actividades físicas de manera eficiente, típicamente esperada o competente. Incluye habilidades domésticas y de autocuidado adecuadas a la edad. Puede incluir adaptaciones o modificaciones de las barreras del entorno y del hogar; orientación e instrucción en la prevención o reducción de lesiones; programas de entrenamiento funcional; formación en el uso de tecnología de asistencia; formación en materia de desplazamientos.
Técnicas de reparación y protección del tegumento	Técnicas para mejorar la perfusión de la herida y establecer un entorno óptimo para la cicatrización de la herida facilitando los cambios celulares necesarios para la cicatrización de la herida, eliminando el tejido no viable, el exudado de la herida, eliminando el edema periférico y gestionando el tejido cicatricial. Puede incluir desbridamiento, selección de apósitos, selección de ortesis, recomendaciones y modificaciones de dispositivos de protección y apoyo, agentes biofísicos y medicamentos tópicos.
Técnicas de terapia manual	Movimientos hábiles de las manos y movimientos pasivos hábiles de las articulaciones y los tejidos blandos. Destinado a mejorar la extensibilidad de los tejidos; aumentar la amplitud de movimiento; inducir la relajación; movilizar o manipular los tejidos blandos y las articulaciones; modular el dolor; y reducir la hinchazón, inflamación o restricción de los tejidos blandos. Puede incluir drenaje linfático manual, tracción manual, masaje, movilización/manipulación y amplitud de movimiento pasivo.
Entrenamiento de las funciones motoras	Realización o ejecución sistemática de movimientos, posturas o actividades físicas planificadas. Puede incluir entrenamiento del equilibrio (estático y dinámico); entrenamiento de la marcha; entrenamiento de la locomoción; entrenamiento motor; entrenamiento perceptivo; y estabilización y entrenamiento postural.
Ejercicio terapéutico	Realización o ejecución sistemática de movimientos o actividades físicas planificadas con el fin de remediar o prevenir deficiencias de las funciones y estructuras corporales, mejorar las actividades y la participación, reducir los riesgos, optimizar la salud general y mejorar la forma física y el bienestar. Puede incluir acondicionamiento y reacondicionamiento aeróbico y de resistencia; entrenamiento de la agilidad; entrenamiento de la mecánica corporal; ejercicios de respiración; ejercicios de coordinación; entrenamiento de actividades de desarrollo; alargamiento muscular; entrenamiento de patrones de movimiento; entrenamiento de actividades de desarrollo neuromotor; educación o reeducación neuromuscular; entrenamiento perceptivo; ejercicios de amplitud de movimiento y estiramiento de tejidos blandos; ejercicios de relajación; y ejercicios de fuerza, potencia y resistencia.

Adaptada con autorización de American Physical Therapy Association. (2016). *Guide to Physical Therapist Practice 3.0.* Alexandria, VA: Autor. ISBN: 978-1-931369-85-5, doi:10.2522/ptguide3.0_978-1-931369-85-5.

TABLA 4-5 Procedimientos de entrenamiento en cinta rodante con soporte del peso corporal	
Frecuencia	2-5 días/semana
Duración de la sesión	5-30 min/sesión
Velocidad en cinta	1-5 km/h
Porcentaje de peso corporal soportado	• Carga con la extremidad de apoyo • Utilice la menor cantidad de apoyo del peso corporal para mantener la alineación postural erguida
Asistencia manual	• La menor cantidad necesaria para el apoyo • Ayuda a la coordinación dentro del miembro y entre los miembros
Apoyo utilizando los brazos/manos	Retiro gradual de las barandillas
Episodio de tratamiento	2-16 semanas

TERAPIA CRANEOSACRA

Manipulación suave por parte del terapeuta en las suturas del cráneo y la cabeza/cuello/columna vertebral del paciente para restablecer el equilibrio del sistema nervioso y las estructuras circundantes al afectar el flujo del líquido cefalorraquídeo.

ELECTROESTIMULACIÓN

Electroestimulación neuromuscular

Estimulación transcutánea del músculo a través de su nervio motor.

Activa las unidades motoras induciendo potenciales de acción en el nervio motor.

Se utiliza para aumentar la fuerza, mejorar la movilidad articular, facilitar el aprendizaje motor y reducir la espasticidad.

Los parámetros se enumeran en la tabla 4-6.

Electroestimulación funcional

Se utiliza para aumentar las contracciones musculares durante la actividad funcional.

Puede estimular varios músculos para obtener una contracción secuencial o simultánea.

Útil para personas con integridad de la motoneurona inferior pero no candidatas a una transferencia tendinosa.

Se dispone de unidades para ciclismo y para caminar.

Colocación de electrodos:

Superficial:

• Directamente sobre el punto motor del músculo objetivo.
• Conectar al estimulador portátil.

Percutánea:

• Implantados hipodérmicamente en el músculo objetivo.
• Salida del cable.
• Se conectan a un estimulador portátil.
• Aumentan la precisión de la colocación de electrodos de superficie.

Implantada:

• Colocados quirúrgicamente en el músculo o nervio diana.
• Conectados a un receptor-estimulador interno.
• Utilizados en adolescentes y adultos jóvenes, no en niños en crecimiento.

Los parámetros para alteraciones específicas se encuentran en la tabla 4-7.

Comentarios: seleccionar uno o dos grupos musculares en función de la debilidad y la capacidad de estimular y cambiar los grupos musculares según sea necesario a medida que el paciente progresa.

El uso más frecuente es activar los dorsiflexores anteriores durante la marcha.

TABLA 4-6 Electroestimulación neuromuscular: parámetros usados con diversos fines

	Aprendizaje motor	Fortalecimiento	Reducción de la espasticidad	Aumento de la AdM
Frecuencia	30-50 pps	40-50 pps	30-50 pps	30-50 pps
Intensidad	Producir muchas repeticiones de una contracción muscular en al menos el rango justo	Contracción máxima tolerada	Provocar una contracción tetánica	Provocar una contracción muscular de grado justo o que alcance la AdM objetiva sin sobrecargar la articulación
Tiempos de desconexión (o terapeuta activado)	4:12 s	10:50 s	4:12 s	4:12 s
Rampas	Según lo tolere el paciente	1-5 s según lo tolere el paciente	Según la necesidad para evitar el clono	Ajustar para que la articulación recorra todo la amplitud a la velocidad adecuada; las articulaciones más grandes requieren un tiempo de rampa más largo, al igual que las articulaciones con músculos espásticos
Duración del tratamiento	10-30 min	10-15 repeticiones	Antes de las actividades terapéuticas	30 min para 60-90 repeticiones
Frecuencia del tratamiento	De una a dos veces al día; de una a cinco veces por semana	3-5 días por semana	Según la necesidad	Según la necesidad
Duración del pulso	Se requieren 200-400 µs para la contracción			

Comentarios: se debe pedir al niño que preste atención a la sensación de estimulación.
AdM: amplitud de movimiento; pps: pulsos por segundo.

Electroestimulación a nivel sensorial

Uso diurno de corriente de baja frecuencia.

Proporciona información sensorial sobre el músculo durante la actividad.

Se utiliza con niños con músculos débiles y con dificultades para percibir el movimiento.

Puede estar contraindicada en niños en el postoperatorio inmediato o que tengan marcapasos o lesiones cutáneas.

Puede utilizarse junto con la estimulación eléctrica terapéutica (EET).

TABLA 4-7 Parámetros de electroestimulación funcional específicos del trastorno

	Lesión del plexo braquial	Espina bífida	Estimulación muscular general
Frecuencia	10-50 pps	35 pps	30-50 pps
Amplitud del pulso	20-300 µs	347 µs	
Intensidad	Producir estimulación motora	Producir estimulación motora	Según la necesidad para la tarea
Tiempo de encendido/apagado	5-10:20-60 s	8:24 s	El terapeuta lo activa
Rampa	2-3 s	Ninguna	0-10 s
Duración	20-30 min	30 min	Según la necesidad
Frecuencia del tratamiento	Diario	Diario	Según la necesidad

Electroestimulación terapéutica

Aplicación de corriente eléctrica de baja frecuencia a músculos atrofiados por desuso.

Supuestamente estimula el crecimiento muscular.

Se utiliza con niños de al menos 2 años de edad con un crecimiento medio y que presentan atrofia muscular.

Contraindicada para niños postoperados o con marcapasos o lesiones cutáneas.

Parámetros:

* Tiempo: 6-10 h al día, 6 días a la semana, durante el sueño.
* Colocación: vientre muscular.
* Amplitud: el niño tiene sensación pero no hay contracción.
* Velocidad: 35 pps.
* Encendido/apagado: 12:12 segundos.

Electroestimulación para una tarea específica

Proporciona información sensorial y motora durante el uso activo de los músculos.

EQUINOTERAPIA

Incorpora técnicas/estrategias terapéuticas específicas mientras el niño está a caballo.

Proporciona al niño múltiples estímulos sensoriales, incluidos los vestibulares, visuales y propioceptivos.

Se utiliza para mejorar el equilibrio, la postura, la coordinación, la fuerza y la flexibilidad.

Adecuado para niños con diversos diagnósticos, como parálisis cerebral (PC), distrofia muscular, espina bífida y retraso del desarrollo, entre otros.

MASOTERAPIA

Implica técnicas táctiles que varían de suaves a enérgicas.

Se utiliza con niños con diversas discapacidades y afecciones, incluidos los lactantes prematuros.

Contraindicaciones:

* Infección
* Temperatura corporal anómala
* Influenza
* Infección respiratoria superior grave
* Tuberculosis
* Heridas
* Enfermedad aguda

Las investigaciones han demostrado una serie de beneficios, sobre todo en los lactantes nacidos prematuramente:

* Mejoría del funcionamiento gastrointestinal y de la circulación sanguínea y linfática, aumento de peso, respiración.
* Disminuye la hipersensibilidad táctil, favorece el vínculo entre padres e hijos, calma y reconforta.

MOVILIZACIÓN

Se basa en el concepto de que la inmovilidad afecta a todos los sistemas necesarios para producir movimiento.

Indicada cuando el tejido conjuntivo restringe el movimiento articular de forma anómala.

Directrices generales:

* Una mano estabiliza mientras la otra moviliza; puede combinarse con movimiento activo.
* El terapeuta debe tener en cuenta la dirección, la velocidad y la amplitud del movimiento.

Contraindicaciones:

* Osteoporosis
* Inflamación articular
* Hipermovilidad

LIBERACIÓN MIOFASCIAL

Técnicas específicas realizadas por un terapeuta para liberar las restricciones fasciales (tejido conjuntivo).

El propósito es cambiar la estructura fascial, permitiendo un cambio funcional en la AdM.

Basada en el principio de una carga baja durante un período prolongado con un estiramiento suave aplicado a la línea de fibras musculares o fascia.

Contraindicaciones:

* Infección sistémica o localizada
* Heridas abiertas
* Curación de fracturas
* Inflamación aguda
* Cáncer

Precauciones:

* Osteoporosis
* Hipotonía

TRATAMIENTO DEL NEURODESARROLLO

Implica la manipulación directa de niños con disfunción neuromotora para inhibir respuestas anómalas y facilitar patrones de movimiento típicos.

La manipulación se altera en respuesta a los cambios en el tono muscular y los patrones de movimiento.

CONDICIÓN FÍSICA Y EJERCICIO

Componentes de la condición física

Resistencia cardiorrespiratoria

Fuerza y resistencia muscular

Flexibilidad

Acondicionamiento físico

Cambios funcionales en los sistemas y tejidos corporales.

Entrenamiento de fuerza con resistencia (EFR)

Ejercicios isotónicos, isométricos, isocinéticos o trabajo de habilidades funcionales; tenga en cuenta la edad del niño y su capacidad para seguir instrucciones.

Se utiliza para mejorar la fuerza muscular superando repetidamente una gran resistencia.

Los programas de fortalecimiento deben incorporarse a las actividades/programas deportivos practicados por niños pequeños y adolescentes. Los programas deben incluir un calentamiento y un enfriamiento, y los ejercicios deben realizarse a través de una AdM completa. No deben intentarse los levantamientos máximos.

Principios del entrenamiento de fuerza:

* El entrenamiento de fuerza debe realizarse dos o tres veces por semana en intervalos cortos (< 30 min).
* La resistencia se añade gradualmente (incrementos de 1-3 libras) una vez que se haya demostrado la forma correcta.
* El uso de protocolos de EFR puede estar relacionado con la mejoría de la función en niños con diversas afecciones, como parálisis cerebral y espina bífida.
* La creatividad, incluido el uso del propio peso corporal del niño y del equipo, puede ser necesaria y será útil para que los niños participen en los programas de fortalecimiento.
* La instrucción del cuidador/paciente es imperativa para evitar lesiones por una técnica incorrecta, especialmente cuando se utilizan pesas o bandas para ejercicio.

Las investigaciones indican una disminución de la fuerza en los niños con parálisis cerebral debido a factores musculares y a la velocidad de contracción, pero solo se dispone de información mínima sobre los efectos del entrenamiento de fuerza tradicional.

* Entrenamiento de potencia (dependiente de la velocidad): proporciona los mayores beneficios funcionales en niños con parálisis cerebral.

Recomendaciones generales sobre la actividad física (tabla 4-8)

TABLA 4-8 Recomendaciones de actividad física de la Organización Mundial de la Salud

Edad (años)	Hora/día	Comentarios
Preescolar (3-5)	60 min	Actividad física no estructurada
		No debe ser sedentario durante más de 60 min seguidos
Edad escolar (5-18)	60 min	Moderado a vigoroso
		Más propensos a participar si los padres, los familiares y la comunidad les alientan y ofrecen oportunidades

Guías de ejercicios para niños con cáncer (tabla 4-9)

TABLA 4-9 Guías de ejercicio para niños con cáncer

	Eritrocitos	Plaquetas	Hemoglobina	Leucocitos
Síntomas de valores bajos	Palidez Fatiga	Equimosis Petequias	Palidez Fatiga	Infección
Guía de ejercicios	No hacer ejercicio si Hg, 8/100 mL o menos Ejercicio ligero: 8-10 Ejercicio de resistencia: > 10	Sin ejercicio: < 20 000 μL Ejercicio ligero: 20 000-50 000 Ejercicio de resistencia: > 50 000	No hacer ejercicio si Hg, 8/100 mL o menos Ejercicio ligero: 8-10 Ejercicio de resistencia: > 10	Sin ejercicio si < 5000 m³ Ejercicio ligero: > 5000 Ejercicio de resistencia: > 5000

Guía de ejercicios para niños con determinadas discapacidades físicas (tabla 4-10)

TABLA 4-10 Consideraciones sobre el ejercicio para niños con discapacidades específicas

Discapacidad	Guías	Consideraciones
Parálisis cerebral	De dos a tres veces por semana, de una a tres series de 8 a 12 repeticiones con pesas libres, máquinas o aparatos de ejercicios isocinéticos y resistencia suficiente; debes ser capaz de realizar tres series con facilidad antes de aumentar el peso; mejoría de un 30%-50% en 8-12 semanas	Convulsiones, osteoporosis, alineación articular
Síndrome de Down	De dos a tres veces por semana, de una a tres series de 8 a 12 repeticiones utilizando bandas de resistencia, pesos libres, máquinas o aparatos de ejercicios y resistencia suficiente	Trastornos cardiorrespiratorios, inestabilidad atlantoaxial, hipermovilidad articular
Distrofia muscular de Duchenne	Programa de baja resistencia y fortalecimiento funcional para disminuir la atrofia por desuso, especialmente para las fases ambulatoria y no ambulatoria temprana	Evitar el entrenamiento de fuerza de alta resistencia y las contracciones excéntricas
Espina bífida	Entrenar los grupos musculares activos de dos a tres veces por semana, de una a tres series de 8 a 12 repeticiones utilizando pesas libres, máquinas o aparatos de ejercicios isocinéticos	Mal funcionamiento de la derivación, cordón umbilical anclado, malformación de Arnold-Chiari

Adaptada de Role and Scope of Pediatric Physical Therapy in Fitness, Wellness, Health Promotion, and Prevention. Academia de Fisioterapia Pediátrica. Disponible en: www.pediatricapta.org/factsheets.

Entrenamiento de resistencia

Capacidad para funcionar de forma continua durante un período prolongado.

Incluye actividades aeróbicas y anaeróbicas.

Directrices para la coordinación de la intervención

Práctica, repetición:

- Actividades específicas
- Tiempo para las actividades
  - Orientación rítmica
  - Condiciones de temporización
  - Escala
- Precisión
  - Adaptación de las exigencias de velocidad, objetivo y demanda de la tarea

POSICIONAMIENTO

Utilizada principalmente en niños con disfunción neuromotora compleja cuyo control postural está comprometido.

Se usa como parte de un programa integral para fomentar la función, el desarrollo de habilidades y la participación, así como para prevenir nuevas deformidades y mantener la integridad de la piel.

Las posturas deben cambiarse con frecuencia y adaptarse de forma adecuada a las necesidades de la actividad que esté realizando el menor (tabla 4-11).

TABLA 4-11 Parámetros básicos de posicionamiento

	Supino	Prono	Decúbito lateral	Sedestación
Pelvis y caderas (la pelvis debe estar en línea con el tronco con poca rotación)	Caderas en 30°-90° de flexión Caderas en abducción simétrica 10°-20°	Caderas en extensión Caderas en abducción simétrica 10°-20°	Caderas en flexión Caderas en abducción de 10°-20°	Caderas a 90° de flexión Caderas en abducción simétrica a 10°-20°
Tronco (el tronco debe estar recto)	Hombros alineados con las caderas Rotación neutra del tronco	Hombros alineados con las caderas Rotación neutra	Hombros alineados con las caderas Puede inclinarse ligeramente de lado; puede usar una almohada bajo la cintura	Hombros sobre caderas Sin rotar
Cabeza y cuello (la cabeza debe estar en posición neutra)	De frente Ligera flexión cervical	Con la cara mirando a un costado Ligera flexión cervical	De frente Ligera flexión cervical	De frente La cabeza uniformemente sobre los hombros
Hombros y brazos	Brazos totalmente apoyados Brazos por delante del tronco Los antebrazos descansan sobre el tronco o la almohada	Brazos totalmente apoyados Brazos por delante del tronco Flexión de hombros Flexión de codos	Ambos brazos apoyados Brazo inferior hacia delante No recostado sobre la punta del hombro Rotación neutra del antebrazo El brazo puede tener una rotación interna de 0°-40°	
Piernas y pies	Rodillas apoyadas en flexión Pies a 90°	Rodillas extendidas Pies apoyados a 90°	Rodillas en flexión Pies colocados a 90° Almohada entre las rodillas	Rodillas a 90° Tobillos a 90° Pies totalmente apoyados Muslos totalmente apoyados

Reimpresa con autorización de Ratliffe, K. T. (1998). *Clinical Pediatric Physical Therapy: A Guide for the Physical Therapy Team* (p. 266). St. Louis: Mosby. Copyright © 1998 Elsevier.

INTERVENCIÓN PARA EL PROCESAMIENTO SENSORIAL O TRATAMIENTO DE INTEGRACIÓN SENSORIAL

Entrada sensorial controlada para ayudar a los niños a procesar las aferencias sensoriales del cuerpo y el entorno.

Basada en tres supuestos:

- Las personas reciben información de su cuerpo y del entorno, procesan e interpretan la información dentro de su sistema nervioso central y utilizan la información para que el cuerpo funcione de forma eficiente, eficaz, funcional y adaptable.
- La planificación motora, la autorregulación y la realización de movimientos coordinados y controlados pueden verse afectadas si el niño tiene dificultades para procesar la información sensorial.
- Un niño que recibe información sensorial individualizada dentro de un contexto significativo desarrollará mejores habilidades de procesamiento sensorial, lo que conducirá a habilidades motoras más eficientes y comportamientos adaptativos para su uso en la vida diaria.

A menudo se proporcionan a los niños entornos enriquecidos en el sentido sensorial con diversos equipos para que participen de forma activa en actividades sensoriales.

Indicaciones:

- Mala postura y equilibrio
- Mala planificación motora
- Escasa integración bilateral
- Hipo- o hipermovilidad
- Disminución de la atención y dificultad para realizar las tareas cotidianas
- Sensibilidad táctil
- Comportamientos agresivos
- Juego brusco
- Consciencia corporal inadecuada
- Problemas de autorregulación

El objetivo común de la intervención es promover los fundamentos neurológicos del movimiento:

- Flexión contra la gravedad
- Extensión del tórax
- Seguridad gravitatoria
- Equilibrio
- Retroalimentación propioceptiva
- Tolerancia a la estimulación vestibular
- Planificación motora

Estrategias comunes:

- Columpio, balanceo, rebote, giro, presión profunda, carreras de obstáculos, actividades de tirar/empujar.
- A menudo utilizan suspensiones y otros equipos.

VENDAJE NEUROMUSCULAR

Apoyo, aporte propioceptivo y elongación del tejido superficial conseguidos mediante la colocación estratégica de productos de vendaje.

Intervenciones mediante procedimientos para trastornos específicos

La mayoría de los niños atendidos por fisioterapeutas pediátricos presentan trastornos complejos que requieren planes de intervención individualizados basados en resultados centrados en el niño y la familia, resultados del plan de servicio familiar individualizado (PSFI) o metas y objetivos del programa educativo individualizado (PEI). No obstante, existen algunos protocolos de tratamiento específicos para cada trastorno. Según proceda, se enumeran; de lo contrario, proporcionamos estrategias que abordan la sintomatología, las deficiencias (es decir, la espasticidad) o las limitaciones funcionales.

TRASTORNO DEL ESPECTRO AUTISTA (TEA)

Los niños con TEA presentan déficits o retrasos en todas las áreas del desarrollo, además de las principales áreas específicas del diagnóstico, como son la comunicación y el comportamiento. A los fisioterapeutas se les pide cada vez más que fomenten las habilidades motoras, la coordinación y el control, y que proporcionen entrenamiento funcional. Además de las intervenciones mediante procedimientos específicos de la fisioterapia, existen estrategias y programas interdisciplinarios que se utilizan para promover la participación activa de los niños con TEA (tabla 4-12).

TABLA 4-12 Estrategias comúnmente utilizadas en niños con trastorno del espectro autista (TEA)	
Comportamiento	
Análisis del comportamiento aplicado (ACA)	Tareas desglosadas en ensayos discretos y combinadas con refuerzos para generar comportamientos positivos. Suele administrarse con una proporción baja de adultos por paciente y puede hacerse en casa, en un aula o en la comunidad. La intervención suele ser intensa (25-40 h a la semana) y consiste en un abordaje individualizado de las habilidades. Los padres reciben formación para convertirse en coprofesores activos. Existen pruebas que apoyan el uso de intervenciones basadas en el ACA en los niños mayores de 3 años.
Refuerzo diferencial	Forma de ACA utilizado con niños mayores de 4 años. Sirve para aumentar la aparición de conductas deseadas y funcionales mediante recompensas.
Entrenamiento en ensayos discretos (EED)	Abordaje individualizado empleado para enseñar habilidades que se enseñan mejor por pasos. Se usan elogios y recompensas para reforzar el comportamiento o la habilidad deseados. Beneficioso para niños de 2 a 9 años.
Programas	Proporciona una estrategia de aprendizaje visual y hace que la rutina sea más predecible. El método es flexible y puede consistir en un horario para todo un día o para un evento específico. Una intervención establecida para niños de 3 a 14 años.
Autotratamiento	Enseñe a los niños a regular su comportamiento registrando cuándo se produce o no la conducta objetivo. El niño entrega refuerzos. Puede implicar el uso de listas de control, indicaciones visuales, fichas o contadores de muñeca. Para niños de 3 a 18 años.
Comunicación	
Comunicación aumentativa y alternativa (CAA)	Sirve para mejorar las habilidades sociales y de comunicación mediante el uso de gestos, lenguaje de signos, expresiones faciales, imágenes, símbolos y dispositivos generadores de voz.
Sistema de intercambio de imágenes (PECS)	Utiliza imágenes como medio de comunicación. Se puede introducir a lactantes y niños pequeños.
Programa Hanen para padres de niños con trastornos del espectro autista (More Than Words)	Se centra en enseñar a las familias de niños menores de 5 años a convertirse en el principal facilitador del desarrollo de la comunicación y el lenguaje de sus hijos. Las familias maximizan las oportunidades del niño para desarrollar habilidades comunicativas a través de situaciones cotidianas.
Educación	
Experiencias de aprendizaje y programa alternativo para preescolares y sus padres (LEAP)	Programa educativo inclusivo que enseña a los compañeros del niño a facilitar las conductas sociales y comunicativas de los niños con autismo. En el modelo LEAP se incorporan estrategias de ACA, instrucción mediada por iguales, enseñanza incidental, formación para el automantenimiento y entrenamiento de los padres.
Estrategias de enseñanza naturalista	Enseñar habilidades funcionales en el entorno utilizando interacciones dirigidas por el menor. Las intervenciones pueden incluir modelar cómo jugar, ofrecer opciones, fomentar la conversación o proporcionar un entorno estimulante. Se ha demostrado que mejora la comunicación, las habilidades interpersonales, la disposición para el aprendizaje y las habilidades lúdicas.
Entrenamiento de respuesta pivotal (PRT)	Se centra en áreas de comportamiento «fundamentales», como la motivación para participar en la comunicación social, la autogestión y la capacidad de respuesta a múltiples señales. Se centra en la participación de la familia y la intervención en el entorno natural para niños de 3 a 9 años.

LEAP: Learning Experiences and Alternative Program for Preschoolers and Their Parents; PECS: Picture Exchange System; PRT: Pivotal Response Training; TEACHH: Treatment and Education of Autistic and Related Communication-Handicapped Children.

TABLA 4-12 Estrategias comúnmente utilizadas en niños con trastorno del espectro autista (TEA) *(continuación)*	
Social Communication Emotional Regulation Transactional Supports (SCERTS)	Modelo multidisciplinario utilizado para aumentar la participación en actividades adecuadas para el desarrollo dentro de una variedad de entornos facilitando «la capacidad para aprender y aplicar espontáneamente habilidades funcionales y relevantes en una variedad de entornos y con una variedad de interlocutores».
Tratamiento y educación de niños autistas y con problemas de comunicación (TEACCH)	Programa educativo integral para desarrollar habilidades clave para la vida y la vida independiente. Utiliza la «enseñanza estructurada», basada en la comprensión de las características de aprendizaje de los niños con TEA y el uso de apoyos visuales para fomentar la independencia. Se puede hacer en casa y en el aula.
Basado en las relaciones	
Modelo basado en el desarrollo, las diferencias individuales y las relaciones (DIRFloortime)	Se centra en sentar bases sanas para las capacidades sociales, emocionales e intelectuales en lugar de centrarse en habilidades y comportamientos aislados. Padres, educadores y clínicos colaboran para desarrollar un programa de intervención específico para los puntos fuertes y los retos del niño. Se centra en seis hitos del desarrollo (autorregulación e interés por el mundo; intimidad, compromiso y enamoramiento; comunicación bidireccional; comunicación compleja; ideas emocionales; pensamiento emocional y lógico), las diferencias individuales y el aprendizaje de las relaciones con los demás.
Autorregulación e interés por el mundo	
Modelo Early Start Denver (ESDM, Early Start Denver Model)	Se centra en aumentar las habilidades socioemocionales, cognitivas y lingüísticas del niño. Combina la intervención basada en el comportamiento y las relaciones con un enfoque basado en el desarrollo y el juego, proporcionado en el hogar por terapeutas formados y que se produce dentro de rutinas naturales.
Intervenciones de atención conjunta	Enseñar al niño a responder a la comunicación social no verbal de los demás o a iniciar interacciones de atención conjunta. Para niños de 0 a 5 años.
Modelado	Un adulto o un compañero demuestra un comportamiento objetivo y alienta al niño con TEA a imitarlo. Suele combinarse con otras estrategias, como el estímulo y el refuerzo. El modelado puede ser en vivo o en video y utilizarse con niños de 3 a 18 años.
Juego y lenguaje para jóvenes autistas (Proyecto PLAY)	Se basa en los principios del modelo DIR y pretende ayudar a los padres a convertirse en el mejor compañero de JUEGO de sus hijos. Se utiliza con niños de 18 meses o más. Se administra al menos 25 h a la semana y recurre a un abordaje individualizado.
Intervención para el desarrollo de las relaciones (IDR)	Abordaje cognitivo-evolutivo en el que los padres o cuidadores reciben formación para proporcionar apoyo, que comienza con 6 días de formación intensiva y se utiliza con mayor eficacia en niños menores de 8 años sin discapacidad intelectual.
Sensitivomotor	
Programa Alert	Los niños aprenden a autorregular su estado de excitación, mientras que los padres y profesores aprenden a ayudar a fomentar estos comportamientos. Se utiliza para niños de todas las edades con trastornos del procesamiento sensorial y a menudo se realiza junto con la dieta sensorial.
Integración sensorial	Se centra en crear un entorno que rete al niño a utilizar eficazmente todos sus sentidos. El objetivo es ayudar al niño a modular los estímulos sensoriales del entorno.
Dieta sensorial	Plan de actividades individualizado para proporcionar el aporte sensorial específico que el niño necesita durante el día. El objetivo es ayudar al niño a tolerar diferentes sensaciones, regular su estado de alerta, aumentar su capacidad de atención, limitar los comportamientos de búsqueda sensorial y manejar las transiciones con menos estrés.

Intervenciones farmacológicas

Generalmente se usan en niños para controlar o mejorar la atención, las conductas obsesivo-compulsivas, las rabietas, la irritabilidad, las autolesiones o la agresividad. Existen diversos niveles de evidencia sobre el uso y la eficacia de los medicamentos para los niños con TEA. La decisión de utilizar medicamentos la toma la familia en consulta con su médico de atención primaria y pueden usarse en combinación con otras intervenciones. Las intervenciones incluyen las siguientes categorías de medicamentos: anticonvulsivos, antidepresivos, antipsicóticos y estimulantes.

LESIÓN DEL PLEXO BRAQUIAL

La mayoría se resuelven a las pocas semanas de vida:

* AdM
* Actividades de desarrollo que incorporan entradas sensoriales
* Férulas para prevenir deformidades posicionales
* Cirugía de transferencia de tendón si el daño nervioso es importante
* Enseñanza de estrategias compensatorias y uso de dispositivos de ayuda

LUXACIÓN CONGÉNITA DE CADERA

* Mejoría de la AdM de la flexión, abducción y rotación interna de la cadera
* Rotación externa a neutro solamente
* Ortesis (tabla 4-13)

TRASTORNOS DEL DESARROLLO DE LA COORDINACIÓN

* Oportunidades para practicar repetidamente las destrezas.
* Garantizar una posición sentada adecuada para las tareas de sobremesa.
* Abordar las destrezas bilaterales y las que requieren del uso simultáneo del miembro superior e inferior.

ENFERMEDAD DE LEGG-CALVÉ-PERTHES

* Las mediciones de la AdM de la cadera en todos los planos deben realizarse cuidadosa y repetidamente.
* Énfasis en la AdM de la cadera en todas las direcciones con especial atención a la rotación interna y la abducción.
* Puede ser necesaria una ortesis para mantener la cabeza femoral en contacto con el acetábulo.
* Enseñar al niño y a su cuidador los métodos para ponerse y quitarse la ortesis.
* Entrenamiento de la marcha con la ortesis.

Opciones de ortesis:

* Marco «A»
* Férula de Toronto
* Yeso de Petrie
* Férula de Atlanta o Newington

TABLA 4-13 Ortesis utilizadas por niños con luxación congénita de cadera

Arnés de Pavlik	Marco «A»	Ortesis de cadera, rodilla, tobillo y pie (OCRTP)
• Para lactantes de 0 a 9 meses	• Para niños de 9 meses a 4 años que son activos y deambulan	• Niños mayores de 4 años
• Promueve una reducción gradual y dinámica	• Diseñado con montantes metálicos mediales conectados por una barra horizontal bajo la ingle	• Las ortesis son un dispositivo unilateral doble vertical de pierna larga con una banda pélvica
• Requiere cuidados fiables y constantes	• Coloca las caderas en abducción y rotación interna, las rodillas en extensión y los pies en posición neutra	• Las caderas se colocan en abducción y rotación interna
• Coloca al niño en flexión de cadera, abducción y rotación neutra	• El entrenamiento de la marcha consiste en una marcha con muletas de 4 puntos, con una muleta delante del niño y otra detrás	

ESCOLIOSIS

* El método de Schroth u otros ejercicios pueden servir para mejorar la escoliosis.
* El tratamiento quirúrgico incluye la colocación de una barra desde la primera vértebra torácica hasta el sacro para establecer la alineación normal en el plano sagital. Pérdida postoperatoria de la movilidad de la columna vertebral.
* Se enseña a los cuidadores técnicas de elevación para evitar aplicar fuerzas sobre la columna vertebral.
* Enfoque: equilibrio en sedestación, AdM de las extremidades y fortalecimiento.
* Puede ser necesario adaptar los sistemas para sentarse después de la cirugía.

TORTÍCOLIS MUSCULAR CONGÉNITA

Lo ideal es que la intervención comience en los primeros 2 a 3 meses de vida.

Ejercicios pasivos:

* Rotación del cuello hacia el lado ipsilateral con la cabeza en flexión y neutra
* Flexión lateral del cuello hacia el lado contralateral
* Flexión del cuello con la cabeza neutra

Posicionamiento:

* Fomentar la mirada hacia el lado ipsilateral mediante adaptaciones del entorno (p. ej., girando la cuna, de modo que la acción se realice en el lado no implicado).
* Posiciones de transporte que favorezcan la rotación ipsilateral y la rotación contralateral o la posición de la línea media (es decir, llevar al niño mirando hacia fuera para favorecer la posición de la cabeza y el cuello en la línea media).

Ejercicios activos:

* Actividades de la línea media en decúbito supino, prono, sentado y de pie, prestando atención también a la alineación de la columna vertebral.
* Rodar hacia el lado ipsilateral primero en una superficie plana que en una inclinada.
* Actividades de enderezamiento de la cabeza y el cuerpo que favorecen la flexión lateral contralateral del cuello y el tronco.

Ortesis (tabla 4-14)

TABLA 4-14 Ortesis utilizadas por niños con tortícolis

Tipo de collarín	Indicaciones	Construcción
Blando	Flexión lateral en todas las posiciones	Fabricado a partir de un collarín cervical adulto pequeño con una pequeña zona recortada en el lado contralateral para permitir la flexión lateral en esa dirección
	Incapacidad para rotar completamente la cabeza hacia el lado ipsilateral	
	Escasa respuesta al ejercicio	
	Se utiliza para orientar al niño hacia la línea media	
Ortesis tubular para tortícolis	El collarín ya no es eficaz	Plástico de baja temperatura
	Escasa respuesta al programa de ejercicios	Rodea la cabeza y el cuello manteniéndolos en la línea media
	Tratamiento iniciado después de los 6 meses de edad	Acolchado colocado en el lado ipsilateral que favorece la depresión del hombro
	Músculos extensores del cuello y trapecio muy tensos	

Ortesis de remodelación craneal (cascos)

Material termoplástico de alta temperatura; personalizado para cada niño.

Indicaciones:

* Respuesta insuficiente o nula de la forma de la cabeza al reposicionamiento y la fisioterapia.
* Deformidad craneal (plagiocefalia, braquicefalia, asimetría facial) que no se espera que se resuelva sin el uso del casco.

Contraindicaciones:

- Craneosinostosis
- Hidrocefalia sin derivación
- Niños de más de 18 meses de edad corregida
- Lactantes menores de 3 meses de edad corregida

Se utiliza para fomentar el crecimiento simétrico del cráneo.

Directrices generales:

- Lo ideal es iniciarla a los 4 a 6 meses de edad, pero puede utilizarse entre los 3 y los 18 meses.
- Se usa de 5 semanas a 4 meses; el proceso puede repetirse.
- El índice de corrección está relacionado con la precocidad del desgaste.
- Corrección más completa y duración más corta cuando se utiliza a partir de menos de 6 meses de edad.
- Se lleva 23 horas al día; 1 hora al día sin casco es para limpiar el pelo del niño y el casco.
- Citas de seguimiento para reajuste cada 2 semanas u otro horario regular.

Efectos adversos (raros): irritación cutánea leve, olor, infecciones micóticas.

ESPASTICIDAD

Medicamentos orales (tabla 4-15)

TABLA 4-15 Medicamentos orales utilizados para tratar la espasticidad

Medicamentos	Indicación	Efectos secundarios
Benzodiazepinas (diazepam, clonazepam)	Resistencia a la amplitud de movimiento pasivo Hiperreflexia Espasmos dolorosos	Sedación, debilidad, síntomas gastrointestinales, alteraciones de la memoria, descoordinación, confusión, depresión, ataxia
Baclofeno	Espasticidad de origen espinal Hiperreflexia Resistencia a la amplitud de movimiento pasivo Espasmos dolorosos y clono	Sedación, debilidad, hipotonía, ataxia, confusión, fatiga, náuseas, mareos, disminución del umbral convulsivo
Dantroleno sódico	Resistencia a la amplitud de movimiento pasivo Hiperreflexia Espasmos y clono	Debilidad, somnolencia, náuseas, diarrea, letargia, toxicidad hepática
Tizanidina	Hipertonía y espasmo preferentemente en los músculos espásticos Para eliminar la debilidad muscular, los efectos secundarios de otros medicamentos Lesión medular o esclerosis múltiple mayores de 12 años	Boca seca, mareos, dolor de cabeza, náuseas

Medicamentos inyectables

Toxina botulínica de tipo A

Actúa de forma presináptica en las terminales nerviosas para impedir la liberación de acetilcolina, con la consiguiente denervación química.

Procedimiento:

- Inyecciones en músculos específicos.
- Más eficaz en músculos pequeños.
- El efecto se produce en los músculos inyectados y posiblemente en el músculo adyacente.
- El efecto comienza entre 12 y 48 h después de la inyección.
- El pico de acción es de 5 a 10 días.
- Duración de 2 a 4 meses.

- Las inyecciones pueden repetirse.
- Las inyecciones pueden aplicarse a cualquier edad.
- Eficaz para la espasticidad localizada.

Efectos secundarios:

- Mínimos, no se ha notificado ninguno con las dosis normales.
- Se desconoce durante cuánto tiempo un niño puede recibir dosis continuas de toxina botulínica.

Fisioterapia: puede aumentar la intensidad tras la inyección, con especial atención a mejorar la AdM y la fuerza en los grupos musculares adecuados con la práctica de actividades funcionales.

Bloqueo de nervios periféricos

Se utiliza para reducir la actividad nerviosa al afectar la vaina de mielina y los axones.

Fármacos inyectados en el sistema nervioso periférico desde la raíz nerviosa hasta la placa terminal motora.

Selección del sitio:

- Cuanto más proximal a la placa motora terminal, mayor es el efecto y más larga la duración.
- Bloqueo del punto motor: se inyecta en el músculo.

Fármacos:

- Los anestésicos locales duran de una a varias horas.
- El fenol/alcohol son reversibles, duran de 3 a 6 meses.

Inyecciones:

- Se necesita anestesia general.
- Estimulación eléctrica utilizada para localizar el lugar óptimo.

Riesgo:

- Bloqueos nerviosos: pérdida sensorial.
- Bloqueos de puntos motores: dolor localizado.

Edad de los niños, objetivos generales:

- 18-24 meses: reducir la espasticidad.
- 30-48 meses: mejorar la marcha.
- Más de 5 años: mantener la AdM.

Implantes de medicamentos de liberación prolongada

Bomba intratecal de baclofeno (BITB).

Similar al GABA, un neurotransmisor que se cree que produce relajación muscular.

El baclofeno se administra directamente en la médula espinal, por lo que la relajación muscular se produce con pequeñas cantidades de medicación, reduciendo así los efectos secundarios con respecto a la administración oral.

Procedimiento:

- Se realiza un ensayo temporal en el hospital para determinar el efecto y el éxito de la bomba implantada.
- La bomba programable externamente se implanta por vía subcutánea en el abdomen con un catéter colocado dentro del conducto medular.
- La bomba libera la cantidad prescrita de baclofeno intratecal según las instrucciones del programador externo.
- El depósito de la bomba contiene suficiente baclofeno para 1 a 4 meses.

Candidatos:

- Niños de unos 4 años o más y lo suficientemente grandes para que quepa la bomba.
- Escala de Ashworth mayor o igual a 3.
- El paciente, la familia y los cuidadores acuerdan objetivos específicos y realistas y se comprometen con el proceso.

Riesgos:

- Sedación (una sobredosis puede llevar al coma).
- Convulsiones.
- Pérdida de habilidades funcionales si la relajación es demasiado grande.

Abordajes quirúrgicos neurológicos

Rizotomía dorsal selectiva (RDS)

* Se utiliza para reducir la espasticidad en los niños con parálisis cerebral.
* Transección de aproximadamente el 65% de las raíces dorsales (sensoriales) de la médula espinal según las respuestas del electromiograma (EMG).

Riesgos:

* Pérdida de sensibilidad.
* Disfunción vesical si se seccionan raíces inferiores a S1.

Candidatos: niños con uno de los dos objetivos siguientes:

Objetivo: facilitar o mantener la deambulación:

* Niño: 3-6 años con diplejía espástica y cognición media (también se ha utilizado con niños más pequeños).
* Clasificación de la función motora gruesa: niveles I-III.
* Preambulante, ambulante con dispositivo o ambulante independiente.
* Sin deformidades articulares fijas ni intervenciones ortopédicas previas.
* Fuerza muscular antigravitatoria: 4/5.
* Familia/cuidador comprometido con el procedimiento y la rehabilitación.

Objetivo: facilitar la prestación de cuidados:

* Niño con tono muscular aumentado de forma grave que interfiere con el cuidado del niño.
* El niño tiene una deformidad articular no fija.

Consideraciones generales sobre fisioterapia:

* Programa intenso de intervención: cinco veces por semana durante 6 a 8 semanas y después de dos a tres veces por semana durante 8 semanas a 6 meses después de la operación.
* Fortalecimiento mediante actividades de carga gradual.
* Entrenamiento de la marcha según proceda, utilizando andador posterior o cinta rodante según esté indicado.
* Fisioterapia específica para el niño con objetivo de deambulación.

Antes de la cirugía:

* Fortalecer: extensores de la espalda (torácicos, lumbares), extensores de la cadera, abductores de la cadera, cuádriceps, dorsiflexores.
* Aumentar la AdM de la cadera, la rodilla y el tobillo si es necesario.
* Enseñar un programa de ejercicios postoperatorios.
* Revisar la cirugía y la rehabilitación con los padres y el niño.
* Organizar el alquiler o la compra de equipos de adaptación postoperatorios: bipedestador o carrito, silla de ruedas, andador postural, silla adaptable, ayuda para ir al baño.

Postoperatorio:

Primer mes:

* Alinear la pelvis, el tronco y la cabeza en posición sentada: pelvis vertical y extensión torácica.
* Aumento de la AdM: extensión torácica, extensión/flexión/abducción de la cadera, flexión prona de la rodilla, dorsiflexión, extensión de los dedos de los pies.
* Fortalecer: miembros superiores, extensores de la espalda, extensión/abducción/aducción de la cadera, cuádriceps, isquiotibiales, todos los músculos del pie y del tobillo.
* Practicar la descarga de peso.
* Transición y mantenimiento de la posición sentado de lado y arrodillado alto, arrastrándose, progresando a medio arrodillado, sentado corto, de pie asistido con cambio de peso y sentado a de pie con ayuda.
* Desarrollar movimientos recíprocos en las piernas.
* Uso del bipedestador prono para la movilidad primaria, con ortesis tobillo-pie (OTP).

Precauciones durante las 6 primeras semanas: no realizar elevación recta de la pierna por encima de 30°, no estirar los isquiotibiales, no permanecer mucho tiempo sentado, no hacer rotaciones pasivas del tronco ni flexiones laterales.

2-4 meses:

* Reforzar el control y la potencia de los músculos antigravitatorios.
* Reforzar los movimientos aislados de las piernas.
* Preparar los pies para soportar peso: alineación del tobillo, extensión de los dedos, desplazamiento posterior-anterior del peso.

- Reforzar las reacciones de equilibrio.
- Añadir circuito de marcha y escaleras según proceda.
- Entrenamiento de la marcha: aumentar la resistencia y la velocidad según la tolerancia.

Posibles preocupaciones relacionadas con la fisioterapia tras la RDS (tabla 4-16).

TABLA 4-16 Problemas y posibles soluciones tras la cirugía de rizotomía dorsal selectiva	
Preocupación	**Posibles soluciones**
Hipotonía	Posicionamiento: silla, bipedestador prono, OTP
Laminectomía lumbar	Evitar la rotación del tronco y la flexión de la cadera por encima de 90°
Debilidad	Fortalecimiento muscular específico mediante ERP, entrenamiento de fuerza funcional
	Fortalecer los abductores y extensores de la cadera, el cuádriceps en el rango final; los isquiotibiales en el rango medio, los abductores de la cadera, el tibial anterior/posterior, el músculo gastrocnemio/sóleo en todo el rango
Alteraciones sensoriales (hipersensibilidad en la superficie plantar de los pies, zona anal-genital, parte superior de los muslos)	Llevar zapatos, calcetines, OTP
	Manejar los pies con firmeza
	Aconsejar a los padres y al paciente
Aumento de la AdM	Fortalecer los músculos en un nuevo rango alrededor de la articulación
Patrones de movimiento atípicos	Volver a aprender nuevos patrones en la gama disponible
Falta de rotación del tronco	Fortalecer la rotación del tronco: abdominales (especialmente oblicuos), columna torácica y lumbar
Fatiga	Esperar que el menor se fatigue y permitirle períodos de descanso

AdM: amplitud de movimiento; ERP: ejercicios de resistencia progresiva; OTP: ortesis tobillo-pie.

Abordajes quirúrgicos ortopédicos para contracturas o mala alineación articular

Alargamiento de los músculos y los tendones (tabla 4-17)

Se realiza para corregir una deformidad/contractura o debilitar un músculo.

Alargamiento mediante procedimiento abierto o percutáneo.

Se pueden liberar músculos específicos, como los isquiotibiales, mientras que otros quedan intactos.

Fisioterapia:

- Seguir las recomendaciones del cirujano para limitar la actividad.
- Generalmente, se empieza con AdM activa, y luego se pasa a pasiva a medida que se completa la curación.
- Fortalecimiento y entrenamiento de habilidades funcionales.

TABLA 4-17 Grupos musculares comunes que se alargan en niños con parálisis cerebral	
Grupo muscular	**Objetivo**
Aquiles	Reducir la contractura del gastrocnemio
	Mejorar la posición del pie en un niño que camina de puntillas o tiene limitada la amplitud de movimiento del tobillo
Isquiotibiales	Mejorar la extensión de la rodilla en la marcha
	Reducir la contractura en flexión de la rodilla y la deformidad en ancas de rana y en golpe de viento
Iliopsoas	Reducir la contractura de la cadera y reducir la lordosis
Aductores	Reduce la marcha en tijera; facilita el cuidado de la higiene
Aductor largo, grácil y psoas ilíaco	Reducir la subluxación leve de la cadera

Transferencia muscular (tabla 4-18)

Las inserciones musculares se desplazan a otro lugar para cambiar la dirección de la producción de fuerza y mejorar la función reduciendo la espasticidad y logrando la alineación.

TABLA 4-18 Transferencia muscular		
Tipo	Descripción	Fisioterapia
Recesiones	Cambiar músculos de dos articulaciones por un músculo de una articulación	Similar al alargamiento muscular
Transferencias verdaderas	Desplazar el músculo a un nuevo lugar donde realizará una acción diferente En el postoperatorio se requiere yeso hasta la curación	Terapia intensa dos veces al día durante los primeros 3 meses con énfasis en el reaprendizaje motor y las habilidades funcionales

Protocolo de transferencia de isquiotibiales

Postoperatorio día 2-4 (alta el día 4):

* Mesa basculante (siempre que no se haya realizado una osteotomía)
* De la cama a la silla reclinable

Rehabilitación en casa:

* De 4 a 6 semanas (con yeso) después de la operación.
* Continuar la bipedestación con el yeso.
* Fase 1 tras la retirada del yeso:
  * Dos sesiones diarias.
  * Evitar la sedestación todo lo posible durante los primeros 4 a 6 meses para evitar adherencias.
  * Sustituir los bipedestadores en prono y supino por sillas.
  * Una vez que el menor pueda adoptar una postura erguida con facilidad, aumente el número de veces que se sienta.
  * Subir escaleras para la reciprocidad, el movimiento disociado de la cadera y el desarrollo de la fuerza.
  * Marcha exagerando sus componentes.
* Fase 2:
  * Integrar estos componentes de la marcha en una marcha más fluida y menos exagerada mediante la práctica en superficies planas.
* Fase 3:
  * Funciones superiores de la marcha.

Osteotomía

Corte, extracción o reposicionamiento del hueso para lograr una alineación adecuada.

Las localizaciones habituales en los pacientes con problemas neuromotores son la cadera (por deterioro) y la tibia.

Fisioterapia:

* Seguir el protocolo individual del cirujano para el soporte de peso y la AdM pasiva.
* Centrarse en el fortalecimiento y el entrenamiento de la marcha.

DOLOR EN LOS NIÑOS

Abordaje general

Educación infantil y familiar sobre la neurociencia del dolor.

Reducción/gestión del dolor.

Restauración de la función.

Gestión de las actividades de la vida diaria.

Ejercicio terapéutico

Se relaciona con el diagnóstico subyacente, la enfermedad.

Técnicas de terapia manual

Sirve para tratar espasmos musculares, flexibilidad, disfunción articular y mala alineación que pueden contribuir al dolor.

Modalidades (tabla 4-19)

TABLA 4-19 Modalidades de fisioterapia para el tratamiento del dolor

	Efectos	Indicaciones	Contraindicaciones
Ultrasonidos	Efectos térmicos y no térmicos subcutáneos	Dolor, edema, tejido cicatricial, adherencias	Sobre placas epifisarias
Fonoforesis	Antiinflamatorios Se utiliza con ultrasonido	Hinchazón	Sobre placas epifisarias
Estimulación eléctrica	Reducción de la musculatura Flujo sanguíneo Curación de heridas Crecimiento óseo	Debilidad muscular Hinchazón Llagas Fracturas	Marcapasos
TENS	Tratamiento del dolor	Dolor	Marcapasos
Biorretroalimentación	Relajación muscular Reducción muscular Sistemas auditivos y visuales	Debilidad Déficit propioceptivo	Ninguno
Biorretroalimentación de temperatura	Calentamiento o enfriamiento de la parte local	Circulatorio	Ninguno
Hidroterapia	Circulación Frialdad o calor Estimulación táctil	Miembro frío o caliente Hipersensibilidad	Ninguno

TENS: estimulación eléctrica nerviosa transcutánea.

Intervenciones complementarias para el control del dolor

Relajación

Yoga

Consciencia plena (*mindfulness*)

Masaje

Toque terapéutico

Punción seca

LACTANTES EN LA UNIDAD DE CUIDADOS INTENSIVOS NEONATALES

Objetivos generales

* Promover la organización del desarrollo y la homeostasis fisiológica.
* Minimizar la desorganización postural.
* Promover los componentes básicos del movimiento.
* Fomentar una atención centrada en la familia.

Consideraciones generales

Los lactantes ingresados en la unidad de cuidados intensivos neonatales (UCIN) son frágiles y requieren la intervención de fisioterapeutas pediátricos experimentados.

Las intervenciones están diseñadas para ser adecuadas al desarrollo, colaborativas y no invasivas.

Evaluar el entorno y modificarlo en caso necesario.

Identificar los distintos equipos conectados al lactante y asegurarse de que todos los cables están libres y desenredados.

Evaluar el estado fisiológico basal.

Es posible que el lactante solo pueda manejar uno o dos tipos de estímulos sensoriales a la vez; por lo tanto, introdúzcalos poco a poco.

Mantener una relación de colaboración con el personal médico y de enfermería.

Conocer las directrices y competencias para la práctica del fisioterapeuta en la UCIN.

Estrategias

Posicionamiento

Se utiliza para reducir al mínimo la desorganización proporcionando límites, fomentando la orientación de la línea media y desalentando el arqueamiento y la retracción.

Ejercicio terapéutico

Se usa para despertar o calmar al lactante y promover los componentes motores a medida que madura el lactante.

Intervenciones sensoriales y adaptaciones del entorno (tabla 4-20)

TABLA 4-20	Intervenciones sensoriales en la unidad de cuidados intensivos neonatales y adaptaciones ambientales
Iluminación	Cubra las incubadoras/cunas abiertas con fundas o mantas
	Fomente la atenuación de las luces cuando sostenga o alimente al lactante fuera de la incubadora o la cuna
	Fomente la atenuación cíclica de las luces para establecer ritmos biológicos
Sonido	Hable en voz baja, especialmente cuando se sostiene a un lactante
	No utilice la parte superior de la incubadora como puesto de trabajo
	Cierre los portillos suavemente
	Mantenga bajos los volúmenes de alarma del monitor
	Utilice fundas isotérmicas y mantas sobre las cunas al aire libre como amortiguadores del sonido
	Coloque reproductores de cinta con cintas de latidos cardíacos maternos en la incubadora, mantenga el volumen bajo
	Forre los cubos de basura para amortiguar el sonido de la tapa al cerrarse
Tacto	Coloque al lactante sobre un colchón de gel, una cuna con colchón «cascarón de huevo» o manta «lana de cordero» para eliminar la dureza de la superficie
	Proporcione límites mediante el uso de protectores flexibles, rollos de manta, rollos de pañal o animales de peluche para ayudar con el posicionamiento
	Aporte información con toda la mano en lugar de pinchar al lactante con un dedo
	Mueva al lactante lentamente y en un solo movimiento
	Caliente sus manos antes del tacto
	Contenga al lactante durante los procedimientos de cuidado
Temperatura	Cuando trabaje con lactantes, si va a desabrigarlos, aumente la temperatura de su calentador; o desabrigue solo los miembros superiores, envuélvalos de nuevo y luego desabrigue los miembros inferiores; envuelva al lactante; colóquele un gorro en la cabeza
Vestibular	Posicionamiento evolutivo para mantener la estabilidad fisiológica y favorecer la autorregulación
	Mueva al lactante lenta y rítmicamente: los movimientos lentos, de balanceo, de arriba abajo son inhibidores; los movimientos más rápidos, de lado a lado, son facilitadores

Incorporación del posicionamiento y la manipulación a los cuidados diarios

Masaje para niños

Férulas y vendaje neuromuscular

Se utiliza para reducir al mínimo los efectos de las contracturas o deformidades posicionales.

Hidroterapia

Se utiliza con lactantes médicamente estables para reducir el tono, disminuir la irritabilidad y aumentar la amplitud de movimiento.

Incorpore una manipulación suave para favorecer la relajación de todo el cuerpo.

Método madre canguro

Contacto piel con piel que proporciona información natural térmica, auditiva, propioceptiva y vestibular.

Alimentación

Factores que afectan el éxito de la alimentación (tabla 4-21)

TABLA 4-21 Factores que afectan el éxito de la alimentación	
Comportamiento infantil	Estado
	Resistencia
	Edad
	Desarrollo de habilidades motoras
Complicaciones médicas	Cardíacas
	Respiratorias
	Metabólicas
	Déficits neurológicos
	Prematuridad extrema
Medio ambiente	Nivel de estimulación
	Técnica de cuidado
	Tiempo de alimentación prolongado
Tiempo	Preparación para la alimentación oral óptima a las 36 semanas
	Reflejos orales presentes a las 32 semanas

Técnica óptima para la alimentación por vía oral

Lactante alerta en posición boca arriba, con la cabeza elevada 45°-60°.

Posición flexionada con extremidades contenidas, barbilla ligeramente flexionada.

Introducir gradualmente el pezón, utilizar la lengua como base de apoyo y proporcionar apoyo a las mejillas.

Selección de la boquilla (tabla 4-22).

TABLA 4-22 Pautas para la selección de tetinas	
Estilo de succión/preocupación oral-motora	**Características de la tetina**
Alimentador lento	Caudal elevado/consistencia blanda
Chupón débil	
Baja resistencia	
Alimentador rápido	Caudal bajo/consistencia firme
Disminución de la coordinación de succión-deglución-respiración	
Chupón fuerte	
Ritmo uniforme	Caudal medio/consistencia media
Lengua	
1. Retracción	1. Redonda
2. Plano, hipotónico	2. Firme
3. Carece de ranura central	3. Larga
4. Protrusión/empuje	4. Larga
Posición/movimiento de los labios	
1. Sello labial deficiente	1. Base estrecha
Boca	
1. Tamaño pequeño	1. Más corta
2. Mordaza hipersensible	2. Inserción parcial

El estilo de succión y la motricidad oral influyen en la elección del tamaño, la forma y la firmeza de la tetina, así como en el tamaño del orificio para el flujo.

- Ajuste adecuado al tamaño y forma de la boca del menor.
- Rigidez adecuada al patrón de succión del lactante.
- Sin orificio agrandado artificialmente para evitar el flujo rápido y descontrolado de líquido.
- Una tetina más blanda puede ser mejor para el lactante o menor con una succión débil o que tiende a cansarse con facilidad. No debe colapsarse con la succión del bebé.

Equipo de la unidad de cuidados intensivos neonatales (tabla 4-23)

TABLA 4-23 Equipo de uso frecuente de la unidad de cuidados intensivos neonatales

Calentador radiante

Colchón sobre un tablero ajustable cubierto por una fuente de calor radiante. Proporciona espacio abierto para colocar tubos y equipos y fácil acceso al lactante

Incubadora

Unidad cerrada de material transparente que proporciona un entorno cálido y humidificado. Acceso al lactante a través de los portillos laterales

Escudo térmico

Cúpula de plexiglás colocada sobre el tronco y las piernas de un lactante en una incubadora para reducir la pérdida de calor radiante

Campana de oxígeno

Capucha de plexiglás que se ajusta a la cabeza del lactante para controlar la administración de oxígeno y humidificación

Ventiladores de presión positiva

Proporcionan ventilación con presión positiva; presión limitada con volumen suministrado dependiente de la rigidez del pulmón

Ventilador de presión negativa

Ventilador que crea una presión negativa relativa alrededor del tórax y el abdomen, ayudando así a la ventilación sin tubo endotraqueal. Difícil de utilizar en lactantes con un peso inferior a 1500 g

Ventilador de volumen

Proporciona ventilación con presión positiva; volumen limitado que proporciona el mismo volumen corriente con cada respiración

Puntas nasales y nasofaríngeas

Sistema para proporcionar presión positiva continua en las vías respiratorias (CPAP, *continuous positive airway pressure*) consistente en cánulas nasales de distintas longitudes y adaptador a tubo de fuente de presión

Reanimador

Suele ser una bolsa autoinflable con un depósito (para poder suministrar altas concentraciones de oxígeno a un ritmo rápido) conectada a un caudalímetro de oxígeno y a un manómetro de presión

ECG, frecuencia cardíaca, frecuencia respiratoria y tensiómetro (cardiorrespirógrafo)

Por lo general, una unidad mostrará uno o más signos vitales en el osciloscopio y la pantalla digital. Se pueden establecer límites altos y bajos, y suena una alarma cuando se superan los límites

Monitor de oxígeno transcutáneo (TcpO$_2$)

Método no invasivo de monitorización de la presión parcial de oxígeno de capilares arterializados a través de la piel

Bomba de infusión intravenosa

Se usa para bombear líquidos i.v. y alimentación transpilórica a una velocidad específica. La bomba dispone de un sistema de alarma y capacidad para controlar el volumen suministrado, la obstrucción del flujo y otros parámetros

Monitor de signos vitales neonatales

Mide la tensión arterial media y la frecuencia cardíaca media con un manguito de plástico; los valores se muestran digitalmente en el monitor

Pulsioxímetro

Mide la saturación periférica de oxígeno y el pulso a partir de un sensor de luz fijado a la piel del lactante; los valores se muestran digitalmente en el monitor; algunos modelos disponen de registro continuo de los valores en gráficos de tiras

CONMOCIONES

Tratamiento

A la mayoría de los deportistas del bachillerato se les examina para determinar sus capacidades de base, de modo que, cuando se produzca una conmoción cerebral, puedan someterse a nuevas pruebas antes de volver a practicar deporte.

Protocolo de vuelta gradual al juego:

* Individualizado para cada persona.
* Basado en la recuperación de los síntomas/deterioro y no en los días transcurridos desde la lesión.
* Aumentar gradualmente la frecuencia, la intensidad, la duración y la especificidad deportiva de las actividades.

Regreso a las actividades de la vida diaria

Para la Estrategia de Retorno a la Escuela y la Estrategia de Retorno al Deporte (ERD), *véase* McCrory, P., Meeuwisse, W., Dvořák, J., et al. (2017). Consensus statement on concussion in sport-the 5th international conference on concussion in sport held in Berlin, October 2016. *British Journal of Sports Medicine, 51*, 838-847.

* Se recomienda un período inicial de 24-48 h tanto de reposo físico relativo como de reposo cognitivo antes de comenzar la progresión de la ERD.
* Debe haber al menos 24 h (o más) para cada paso de la progresión. Si algún síntoma empeora durante el ejercicio, el deportista debe volver al paso anterior.
* El entrenamiento de resistencia solo debe añadirse en las fases posteriores (fase 3 o 4 como muy pronto). Si los síntomas son persistentes (p. ej., más de 1 mes en los niños), el deportista debe ser remitido a un profesional sanitario experto en el tratamiento de conmociones cerebrales.

CAPÍTULO 4

Consideraciones adicionales asociadas a la prestación de servicios

EQUIPOS Y MATERIALES

Equipo utilizado durante las sesiones de intervención (tabla 4-24).

Se utiliza para ayudar al terapeuta durante una sesión de intervención.

Puede proporcionar apoyo biomecánico o ayudar al niño a controlar un movimiento específico.

Fomenta la participación activa del niño durante el tratamiento.

Aporta variedad a las actividades.

Consideraciones generales:

* Sea consciente de la seguridad y mantenga el correcto funcionamiento de todo el equipo.
* Mantenga la variedad para interesar al niño.
* Forme a los cuidadores en el uso adecuado y seguro de los equipos y en las precauciones que deben tener en cuenta.
* Todos los equipos (en especial las superficies móviles) requieren práctica por parte de los terapeutas para controlar la superficie y manejar al menor.

Los servicios prestados en entornos naturales (hogar, guarderías, actividades comunitarias, etc.) o en entornos menos restrictivos (aulas, programas educativos, etc.) deben utilizar materiales disponibles habitualmente en el entorno en el que se prestan los servicios, salvo en circunstancias muy singulares. Las buenas prácticas recomiendan no llevar juguetes o equipos que no estén a disposición de las familias, los profesores y otros cuidadores de forma cotidiana (tabla 4-25).

PRÁCTICA ADECUADA PARA EL DESARROLLO

Los niños con trastornos del desarrollo suelen tener múltiples dificultades en áreas como la comunicación, la atención y el comportamiento. Proporcionar una interacción coherente y adecuada al desarrollo ayudará a promover un comportamiento adecuado para la edad.

TABLA 4-24	Equipo utilizado habitualmente como complemento de las intervenciones quirúrgicas
Tipo de equipo	**Comentarios**
Pelotas/cojines/rollos	Proporcionan una superficie móvil para facilitar los ajustes posturales y las reacciones de equilibrio
	Dependiendo de la velocidad del movimiento, pueden ser relajantes o estimulantes
	Tenga en cuenta las propiedades a la hora de planificar el tratamiento (tamaños, colores, texturas y formas), ya que pueden afectar el interés del niño, su disfrute y el éxito del tratamiento
	Los cojines pueden utilizarse con fines de posicionamiento, actividades dinámicas en posición sentada, actividades de equilibrio lateral o actividades de amplitud de movimiento, incluida la postura de corredor
Bancos	Altura regulable; se utilizan para facilitar los desplazamientos y las transiciones (del suelo a la posición sentada y de la posición sentada a la posición de pie)
Bancos dinámicos	Sobre patas basculantes para proporcionar una superficie de tratamiento móvil
	Favorecen las reacciones de equilibrio
Equipos para gateo	Proporcionan apoyo al tronco del niño en cuadrupedia, facilitando la propulsión hacia delante
Educubes	Sillas infantiles con forma de cubo
	Adaptable a dos alturas de asiento
	Puede utilizarse como mesa
Patinetas	Base de madera, plástico o recubierta de moqueta con cuatro ruedas; similar a un monopatín plano, que permite la movilidad en prono
	Se utiliza para aumentar la fuerza extensora de los miembros superiores, la flexión del hombro hacia delante, la extensión torácica, la elevación de la cabeza, la retroalimentación sensorial y la planificación motora
	Varios tamaños y formas
Postes de pie	Dos postes verticales a los que el niño se sujeta para favorecer la postura erguida y el equilibrio
	Puede utilizarse para iniciar la deambulación
Taburetes en «T»	Silla con una pata para estimular el equilibrio del niño sentado
Tableros basculantes	Proporcionan una superficie móvil para que el niño responda de forma adaptativa al desplazamiento
Dycem	Pieza de material antideslizante que puede colocarse debajo del equipo para evitar resbalones
	Ideal para poner debajo de los platos y evitar que se deslicen mientras el niño come
	Puede colocarse en el asiento para evitar deslizamientos

Directrices generales para una práctica adecuada para el desarrollo

- Sea paciente y comprensivo.
- Establezca y haga que se cumplan límites y expectativas razonables, adecuados a la edad y al desarrollo.
- Proporcione indicaciones e instrucciones de forma lenta y sencilla; desglose las tareas según la necesidad.
- Asegúrese de que el niño le escucha atentamente mientras le da las instrucciones.
- Mantenga la coherencia y la estructura.
- Ofrezca al niño opciones de actividades y movimientos.
- Permita que el niño practique para procesar la información.
- Incorpore a otros niños al tratamiento para fomentar la interacción social.
- Incorpore estrategias terapéuticas a las actividades típicas de los niños.

Prácticas basadas en el desarrollo (tabla 4-26)

Se han desarrollado diversos programas de promoción de las prácticas adecuadas para el desarrollo. Suelen incorporarse a guarderías, centros de aprendizaje precoz, intervención temprana, preescolar, Early Head Start y programas Head Start en los Estados Unidos. Los fisioterapeutas que prestan servicios a niños que asisten a programas de intervención infantil temprana de alta calidad deben conocerlos y apoyar la participación del niño. Muchos de estos programas se desarrollaron en colaboración con fisioterapeutas.

TABLA 4-25 Programa de 10 pasos para disminuir la dependencia de la bolsa de juguetes

1. *Evaluación funcional.* Identifique los materiales y juguetes ya disponibles y que puedan resultar atractivos durante la visita. Planifique con antelación la incorporación de esos materiales en la próxima visita.

2. *Utilice las rutinas sociales y cotidianas existentes.* Únase al cuidador y al niño en las actividades que tengan lugar en el hogar/centro cuando usted llegue.

3. *Planificación futura.* Planifique actividades/rutinas para su próxima visita. La identificación conjunta facilita resolver problemas y asociaciones, y permite la elección selectiva de los materiales necesarios.

4. *Entrenamiento basado en la comunidad.* Planifique una actividad con el cuidador en la comunidad, en el entorno exterior, como una excursión al parque, museo, biblioteca, grupo de juego, un paseo alrededor de la manzana, jardinería...

5. *Mediación entre iguales.* Organice una cita para jugar con otros niños y su cuidador.

6. *Estrategias del entorno.* Con el permiso de la familia, pida al niño que muestre o coja sus juguetes u objetos preferidos del dormitorio, la habitación de los juguetes u otra zona de la casa donde estén sus cosas y se desarrollen sus rutinas. Siga el ejemplo del niño y pase a otras áreas.

7. *Estrategia de desvanecimiento.* Reduzca el tamaño de la bolsa. Elija 1 a 2 juguetes que favorezcan la adquisición o generalización de resultados específicos para incluirlos en la bolsa para la visita.

8. *Desensibilización sistemática.* Deje la bolsa de juguetes junto a la puerta. Únase a las actividades del niño. Utilice la bolsa de juguetes solo cuando y si es necesario (el siguiente paso es dejar la bolsa fuera y luego en el maletero o debajo del asiento en el auto).

9. *Abordajes híbridos:*

   a. Olvido. Entre con las manos vacías. Pregunte al niño: «¿Qué te pasa?». Espere. Cuando el niño responda, pregúntele: «Se me olvidaba. ¿Qué más debemos hacer? ¿Qué necesitamos?».

   b. Toma de decisiones. Coloque los materiales habituales del hogar en la bolsa de juguetes. Pregunte al niño (cuidador): «¿No es como el tuyo? ¿Usamos el tuyo o el mío? Enséñame cómo lo haces».

   c. Sabotaje. Si al niño le gusta mucho el método de la bolsa de juguetes, llévele una bolsa vacía y llénela con los objetos de interés o juguetes preferidos del niño.

10. *Generalización.* Demuestre el uso de un juguete que incluya oportunidades para practicar una habilidad como colocar objetos en espacios reducidos (p. ej., colocar piezas en el Señor Cabeza de Papa). Después, busque en casa juguetes u otros materiales que puedan servir para practicar la misma habilidad.

Del *Programa de 10 Pasos para Disminuir la Dependencia de las Bolsas de Juguetes.* Disponible en: https://facets.ku.edu/module-4. Copyright © University of Kansas.

TABLA 4-26 Programas basados en el desarrollo

Programa	Descripción
Intervención motora basada en la actividad	Enfatiza el aprendizaje de habilidades motoras que elevan la participación en rutinas diarias
	Uso de la práctica estructurada y repetición de acciones funcionales, dentro de un contexto relevante y funcional
	Integra intervenciones centradas en las deficiencias
Intervención basada en la actividad (IBA)	Hace hincapié en la intervención dentro de la actividad, la rutina y el contexto
	El objetivo de la intervención es promover el desarrollo de capacidades
	Útil sobre todo en situaciones de aprendizaje en grupo (p. ej., educación preescolar o guardería)
Prácticas mediadas contextualmente (PMC)	Utilice el contexto o las oportunidades naturales de aprendizaje para promover la adquisición por parte del niño de nuevas habilidades, competencias o conocimientos. Aproveche las actividades cotidianas de la familia y la comunidad como contexto de aprendizaje
Práctica adecuada para el desarrollo (PAD)	Ofrece contenidos, materiales, actividades y metodologías acordes con el nivel de desarrollo del menor y para los que este está preparado. Considera tres dimensiones de adecuación: • Adecuación a la edad • Adecuación individual • Adecuación al contexto cultural y social del menor
Intervención basada en rutinas guiadas por la familia (IBRGF)	La intervención se adapta a las preferencias, prioridades, actividades y horarios de la familia. Incluye medidas para garantizar que las prácticas del entorno natural se consideren en todos los aspectos de la intervención, la evaluación exhaustiva y la colaboración con los cuidadores

(continúa)

CAPÍTULO 4

TABLA 4-26 Programas basados en el desarrollo *(continuación)*	
Programa	**Descripción**
Aprendizaje infantil basado en los intereses	Se basa en el interés y los activos del niño como centro de la intervención. Se sustenta en el supuesto de que el interés de un niño por una actividad aumentará su participación, lo que fomentará la receptividad y el estímulo de los adultos, que apoyarán el desarrollo de las capacidades funcionales de adaptación social y la práctica necesaria para desarrollar la competencia y el dominio. Herramientas disponibles para identificar sistemáticamente los intereses y las oportunidades de aprendizaje en el contexto de la familia y los cuidadores
Servicios basados en la participación	Se utilizan para *1)* promover la participación del niño en las actividades y rutinas familiares y comunitarias y *2)* facilitar la competencia y el aprendizaje en el desarrollo. La intervención precoz consiste en enseñar a los cuidadores a fomentar el aprendizaje del menor mediante: • Adaptación del entorno, los materiales o la actividad/rutina • Uso de la tecnología asistencial • Integración de estrategias de aprendizaje individualizadas en las rutinas familiares
Padres que *interactúan* con lactantes (PIWI)	Se centra en la relación entre padres e hijos como base del aprendizaje. Metodología estructurada basada en grupos utilizada para ampliar los conocimientos y la capacidad de los cuidadores en el contexto de actividades y rutinas
Prácticas de intervención basadas en los recursos	Proporcionan recursos y apoyo a las familias para ayudarles a alcanzar resultados Los profesionales: • Ayudan a las familias a identificar apoyos y recursos formales e informales • Refuerzan la capacidad de las familias y los cuidadores para crear comunidades que respondan a los intereses y prioridades familiares Se ha constatado que: • Aumentan el conocimiento de las familias y los profesionales sobre la disponibilidad de recursos comunitarios • Aumentan la capacidad de la familia para resolver problemas • Promueven el desarrollo de redes de intercambio de recursos • Aumentan la satisfacción de los padres con los recursos • Incrementan los conocimientos y las habilidades parentales • Aumentan el control percibido por los padres sobre la adquisición de recursos • Fomentan el desarrollo del niño
Intervención basada en rutinas (IBR)	Destaca la importancia del compromiso, la independencia y las relaciones sociales en el marco de una actividad infantil natural

TRATAMIENTO CONDUCTUAL

Como todos los niños, los pacientes menores con discapacidad suelen tener dificultades para adaptarse a las transiciones, dar a conocer sus necesidades, mantener la atención y seguir instrucciones. La incorporación del tratamiento conductual positivo en la programación aumenta la probabilidad de que un niño coopere y participe activamente en la intervención (tabla 4-27).

TABLA 4-27 Estrategias para el abordaje del comportamiento positivo

Acepte y respete los sentimientos de los niños	Escuche en silencio y con atención
	Reconozca los sentimientos
	Ponga un nombre a los sentimientos: «Eso suena *frustrante*»
En lugar de castigar	Exprese sus sentimientos con firmeza sin atacar
	Exponga sus expectativas
	Dé al niño la posibilidad de elegir
	Resuelva problemas con el niño
Utilice el refuerzo positivo	Fíjese en los atributos y acciones positivos y hágale saber que se ha dado cuenta de ellos
	Evite elogios generales como «Buen trabajo». Utilice terminología positiva específica: «Me gusta cómo has esperado tu turno»
Ignore el comportamiento inadecuado	Aléjese cuando vea un comportamiento inadecuado
	Diga claramente y en voz baja que el comportamiento (nombre el comportamiento) es inaceptable
Prevenga comportamientos inadecuados	Dé instrucciones claras
	Establezca expectativas claras y coherentes
	Dé abrazos
	Anticípese a los problemas
	Haga recordatorios gentiles
	Redirija
	Elogie y felicite
	Ofrezca ánimos
	Aclare los mensajes
	Pase por alto las pequeñas molestias
	Ignore las provocaciones
	Señale las consecuencias naturales o lógicas

5

TECNOLOGÍA DE ASISTENCIA

La ley estadounidense Technology-Related Assistance for Individuals with Disabilities Act de 1988, PL100-407, define un *dispositivo de tecnología de asistencia* (TA) como «*cualquier artículo, pieza de equipo o sistema de productos, ya sea adquirido en el comercio, modificado o personalizado, que se utilice para aumentar, mantener o mejorar las capacidades funcionales de (las personas) con discapacidad»*. La tecnología de asistencia engloba dispositivos de movilidad, ayudas para el posicionamiento, prótesis, ortesis, juguetes y juegos de adaptación, interruptores sencillos, interruptores de ordenador, opciones y aplicaciones de acceso/interfaz, teléfonos inteligentes, tabletas y sus aplicaciones, comunicación aumentativa/alternativa, accesibilidad ambiental, tecnología médica, artículos que mejoran la comodidad general de una persona con discapacidad y artículos que previenen deficiencias o discapacidades adicionales o secundarias. Los dispositivos de TA pueden ser de alta o baja tecnología. Toda la tecnología de asistencia promueve el acceso y la participación de la persona en la vida que desea llevar.

La ley de tecnología también define los servicios de TA como «*...cualquier servicio que ayude directamente a una persona con discapacidad a la selección, adquisición o uso de un dispositivo de tecnología de asistencia»*. Entre los ejemplos de servicios de tecnología de asistencia citados en la ley de tecnología figuran los siguientes:.

- Evaluar las necesidades de TA de una persona, incluida una evaluación funcional de cómo la TA ayudaría a la persona.
- Adquirir, arrendar u obtener por otro tipo de suministro un dispositivo de TA.
- Seleccionar, diseñar, ajustar, personalizar, adaptar, aplicar, mantener, reparar, sustituir o donar un dispositivo de TA.
- Coordinar y utilizar terapias, como la terapia ocupacional o la fisioterapia, con dispositivos de TA en el marco de un plan educativo o de rehabilitación.
- Llevar a cabo la formación o asistencia técnica para una persona con discapacidad o sus familiares, tutores, defensores o representantes autorizados.
- Concretar la formación o asistencia técnica para profesionales de la educación o la rehabilitación, fabricantes de dispositivos de tecnología de asistencia, empresarios, proveedores de servicios de formación y empleo y otras personas que ayudan a los discapacitados.
- Lograr un servicio que amplía el acceso a la tecnología, incluido el correo electrónico e Internet, a las personas con discapacidad.

Este capítulo hace hincapié en los dispositivos de TA que utilizan los niños con discapacidad para influir y mejorar su funcionamiento y su capacidad para participar en las actividades y rutinas diarias. A lo largo del capítulo se citan o ilustran ejemplos de productos de uso común y disponibles. Esto no constituye una aprobación de estos productos por parte de los autores. La decisión de comprar un determinado tipo de producto debe tomarse en función de las necesidades individuales del menor y su familia. Los servicios de TA también se tratan, según proceda, en otros capítulos. Por ejemplo, en el capítulo 3 se analizan las herramientas utilizadas para evaluar las necesidades de un niño en relación con un dispositivo o servicio.

FACTORES QUE SE DEBEN TENER EN CUENTA AL ELEGIR UN DISPOSITIVO DE TECNOLOGÍA DE ASISTENCIA

Las prioridades, preocupaciones, recursos y resultados deseados del menor y la familia deben incluirse en la toma de decisiones.

Información de todos los miembros adecuados del equipo (paciente/familia, fisioterapeutas, terapeutas ocupacionales, logopedas, educadores, personal médico, profesionales de equipos médicos duraderos, ortesistas, ingenieros de rehabilitación, personal de enfermería, trabajadores sociales, etc.).

El proceso de toma de decisiones puede ser largo y complicado y puede implicar pruebas de varios dispositivos para encontrar el más adecuado. Las necesidades de capacitación pueden ser amplias. La reevaluación continua es necesaria para garantizar el beneficio del cliente.

Preguntas para la toma de decisiones sobre los dispositivos de TA (cuadro 5-1).

DISPOSITIVOS PARA LA DEAMBULACIÓN

ANDADORES

Considere:

* Capacidad para soportar peso en los miembros inferiores y bipedestación con apoyo
* Capacidad de carga y prensión de los miembros superiores
* Deformidades en las extremidades o el tronco
* Equilibrio vertical
* Eficacia y velocidad de la marcha apoyada
* Zonas del cuerpo que necesitan apoyo

CUADRO 5-1 Preguntas para la toma de decisiones en la elección de tecnología de asistencia

1. ¿Cuál o cuáles son los objetivos funcionales deseados por el menor, la familia o los cuidadores?
2. ¿Cuáles son las capacidades físicas y cognitivas del paciente (actuales y previstas)?
3. ¿Cuál es el nivel de actividad del menor?
4. ¿En qué actividades querrá participar o se espera que participe el menor?
5. ¿Cuáles son las capacidades de resistencia y equilibrio del paciente?
6. ¿Cuáles son las capacidades visuales y perceptivas del menor?
7. ¿Cuál es el nivel de consciencia del menor en materia de seguridad?
8. ¿En qué entornos se utilizará el dispositivo (hogar, escuela, comunidad)?
9. ¿Será fácil de usar para los cuidadores?
10. ¿Qué se necesita para mejorar las interacciones del menor con sus compañeros, adecuadas a su edad?
11. ¿Cuáles son las repercusiones psicosociales del equipamiento?
12. ¿Cuál es el parámetro de seguridad del equipo?
13. ¿Cuál es la estética del equipamiento?
14. ¿Cuánta capacidad de crecimiento o ajuste incorpora el dispositivo?
15. ¿El dispositivo tiene que ser de alta tecnología (personalizado, motorizado, etc.) o puede ser de baja tecnología (estándar o fácilmente adaptable a partir de materiales cotidianos)?
16. ¿Cuáles son los costos y las opciones de financiamiento?
17. ¿Cuáles son los requisitos de entrenamiento y mantenimiento? ¿Cuál será el desgaste en el entorno de este usuario concreto?

Andadores anteriores

Barra delante (fig. 5-1).

Se utiliza con pacientes que necesitan apoyarse mientras están en cierto grado de flexión de cadera o que tienden a hiperextenderse durante la marcha o a perder el equilibrio hacia atrás.

Fomentan la carga de los miembros superiores y la flexión hacia delante.

Menor esfuerzo de empuje del niño para hacer avanzar el andador.

Andadores posteriores

Barra en la parte trasera (fig. 5-2).

A menudo se utiliza para fomentar la postura erguida/extensión del tronco en el usuario.

Permiten al usuario acercarse a mesas, estanterías y personas, ya que no hay barra anterior.

Tipo de andador más utilizado con los niños.

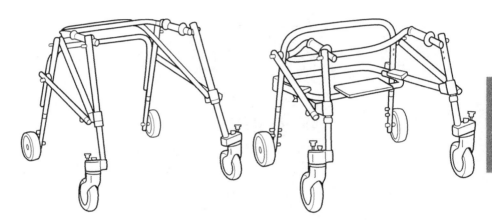

FIGURA 5-1 Andador anterior.   **FIGURA 5-2** Andador posterior.

Accesorios y opciones disponibles para los andadores anteriores y posteriores

Soportes para antebrazos con correas y asas de prensión: permiten el movimiento con carga de peso en los antebrazos y permiten utilizar el andador estándar a quienes no mantienen fácilmente la prensión.

Varios tipos de asas ajustables.

Guías pélvicas de estabilización.

Pomos en los muslos para separar las piernas y evitar el «hundimiento» (flexión de los miembros inferiores).

Asientos abatibles para niños con poca resistencia.

Cestas o bolsas para transportar objetos.

Ruedas, ruedas giratorias o puntas estándar fijadas a las patas delanteras o traseras para influir en la velocidad y facilidad de uso según las habilidades y necesidades de cada usuario en particular.

Dispositivos de asistencia a la inclinación para evitar el retroceso en las pendientes.

Aumento de anchura para el niño que camina con una base amplia de sustentación.

Longitud adicional para evitar los vuelcos.

La mayoría se pliegan hasta cierto punto para guardarlos y transportarlos.

ENTRENADORES DE MARCHA (FIG. 5-3)

Andadores con ruedas muy resistentes que ofrecen cualquier combinación de apoyo de los miembros superiores, el tronco y el perineo para niños con gran dificultad para caminar pero con capacidad para dar pasos recíprocos con las piernas.

Pueden ser de carga total o parcial.

Algunos incluyen un asiento para descansar apoyado.

Los apoyos pueden ajustarse o retirarse a medida que cambian la fuerza y las habilidades del menor.

Se utilizan con frecuencia para fomentar la deambulación, con fines funcionales o terapéuticos (beneficios psicológicos, para la densidad ósea y para el ejercicio cardiopulmonar).

Existen kits de ruedas bloqueadas para limitar el movimiento lateral del andador y permitir únicamente el movimiento lineal anterior.

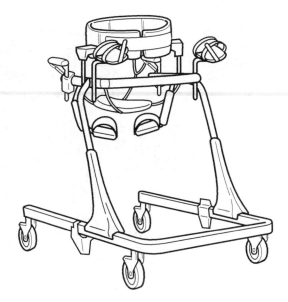

FIGURA 5-3 Andador.

PARAPODIA

Ortesis de bipedestación similar a una ortesis de cadera-rodilla-tobillo-pie (OCRTP) que puede ser estática o permitir algún paso/avance mediante circunducción (base pivotante), base basculante/giratoria o una combinación de inclinación de lado a lado y tirando hacia arriba de las empuñaduras.

Puede favorecer el desarrollo de la autoimagen del paciente menor y permitirle maniobrar de manera independiente en espacios reducidos; sin embargo, puede no ser especialmente funcional ni eficiente desde el punto de vista del uso de la energía.

Utilizada sobre todo por niños con debilidad/parálisis significativa de los miembros inferiores.

ANDADORES GIRATORIOS

Permiten el avance en vertical mediante un tipo de movimiento basculante.

Funcionamiento limitado debido al ritmo lento y a la gran demanda de energía.

ANDADORES DE MANOS LIBRES

El usuario avanza el dispositivo con el tronco, la pelvis y los miembros inferiores; los miembros superiores quedan libres.

MULETAS Y BASTONES

A menudo se utilizan junto con una ortesis para la parte inferior de la pierna y con frecuencia son un puente entre el uso de un andador y dar pasos de forma independiente.

Muletas de antebrazo

Los manguitos para antebrazos y las empuñaduras permiten soportar un peso importante en los miembros superiores.

Bastones (tabla 5-1)

TABLA 5-1 Bastones	
Bastón de un pie	Elección de empuñaduras para adaptarse a las necesidades de comodidad y habilidades del usuario
	Puede utilizarse de forma unilateral o bilateral en función de las necesidades
	Requiere mejor equilibrio que las muletas
Bastón cuádruple	Bastón con base de apoyo de cuatro puntas para una mayor estabilidad respecto a los bastones de un solo pie
Bastón trípode	Bastón con base de apoyo de tres puntas para una mayor estabilidad respecto a los bastones de un solo pie

Accesorios para muletas o bastones

Las puntas de muleta especiales reducen las posibilidades de resbalar y mejoran el manejo en pisos mojados.

Trabillas para la muñeca que permiten al usuario tener las manos libres para utilizar el dispositivo sin perderlo de vista.

Bolsas de muletas para llevar lo necesario.

Consejos para los soportes para antebrazos:

* Permita la carga de peso entre la muñeca y el codo.
* Mantenga el codo en aproximadamente 90° de flexión.
* Distribuya el peso sobre una superficie mayor para mejorar la comodidad y el control.
* Permita el uso de muletas y bastones a quienes tengan limitada la extensión del codo.

▓ DISPOSITIVOS PARA LA MOVILIDAD CON RUEDAS

SILLAS DE RUEDAS

Considere:

* Estilo de vida del usuario/necesidades de acceso al entorno/uso interior frente a uso exterior.
* Edad.
* Habilidades en los miembros superiores.
* Fuerza y resistencia.
* Habilidades cognitivas.
* Habilidades visuales y perceptivas.
* Habilidades de planificación motora.

- Control de la cabeza y el tronco/necesidades posturales.
- Deformidades que pueden requerir adaptaciones.
- Necesidades de reclinado.
- Método de transferencia.
- Ventaja de la transición entre estar sentado y de pie con apoyo en el dispositivo de silla de ruedas (ya que es una opción para aumentar la versatilidad).
- Necesidades de transporte: disponibilidad de vehículo con espacio en el maletero o rampa/elevador para silla de ruedas y sistema de amarre para sujetar la silla de ruedas.
- Opciones de almacenamiento cuando no se utiliza.
- Uso independiente o dependiente.
- Método de propulsión más adecuado: manual o motorizado (mediante el uso de un joystick, interruptor, control de la respiración, control de la cabeza u otro sistema).
- Tipo de base de silla de ruedas más adecuado.
- Sistema de asientos más adecuado.
- Facilidad de interconexión con otros dispositivos de TA.
- Peso de la silla.

Sistemas de base para sillas de ruedas

Sillas de ruedas manuales

Propulsadas mediante el avance activo de las ruedas por los miembros superiores del usuario o pasivamente por alguien que lo empuje o una combinación de ambos.

Se dispone de modelos de accionamiento monobrazo.

También se dispone de modelos con tracción delantera: requieren menos movimiento del hombro para la propulsión.

Se pliegan o desmontan para guardarlas y transportarlas.

Muchos fabricantes ofrecen opciones preparadas para el transporte para bases manuales.

Los cuidadores de niños pequeños suelen preferir las sillas de ruedas manuales con cochecito.

Base más pequeña y peso más ligero que los sistemas motorizados.

Sistema de alimentación adicional

Existe un componente motorizado opcional que convierte una silla manual en un sistema motorizado que puede conmutarse entre control manual y motorizado; es menos versátil en el terreno que el sistema totalmente motorizado; puede desmontarse para su almacenamiento o transporte (fig. 5-4).

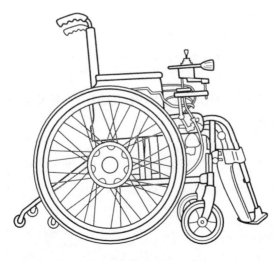

FIGURA 5-4 Sistema de alimentación adicional (eFix®).

Esto se consigue intercambiando las ruedas y añadiendo una batería y un joystick o sistema de acceso.

Más ligera que la silla con base eléctrica, más fácil de empujar en modo pasivo, más fácil de desmontar para el transporte, utilizable como silla manual cuando sea necesario (o cuando el sistema eléctrico esté en reparación).

Puede ser propulsada por el usuario a través de cualquier medio de acceso.

Sistemas de movilidad motorizados

Se requiere un mecanismo de control funcional para que el usuario ordene la parada, la conducción, la dirección y la velocidad.

- Entre las opciones de control funcional más comunes se encuentran los joysticks, los interruptores de palanca, los pulsadores simples y las placas de obleas que permiten hasta cuatro opciones de dirección y son programables para satisfacer las necesidades específicas de cada paciente, la activación del control de la respiración y los teclados orales.
- La activación de un mecanismo de control funcional puede realizarse a través de la boca, la cabeza, el hombro, el codo, las manos, el muslo, la rodilla, el pie o cualquier otra parte del cuerpo o músculo individual del usuario que permita un control motor uniforme y adecuado.
- Controles auxiliares disponibles con fines de capacitación y seguridad (dirección, frenado, velocidad y marcha atrás).

Medio de movilidad más eficiente desde el punto de vista energético para los niños que tienen dificultades para propulsar una silla de ruedas manual.

Permite al niño seguir el ritmo de sus compañeros.

Aumenta la sensación de control e independencia del niño.

Puede utilizarse en interiores y exteriores/en todo tipo de terrenos.

Puede adaptarse a cualquier tipo de sistema de asiento o mecanismo de control.

Mucho más pesadas que las sillas no motorizadas; portabilidad limitada.

Mucho menos compactas para su almacenamiento y transporte.

Requieren más cuidados (recarga de la batería).

Exigen al niño habilidades de causa-efecto y capacitación para aprender el control y el uso responsable y funcional.

La altura del asiento al piso suele ser mayor que en las sillas de ruedas manuales, lo que puede afectar las transferencias.

El sistema estándar tiene grandes ruedas traseras.

El sistema modular tiene cuatro ruedas pequeñas; se asienta a poca altura del piso. Las opciones de tracción delantera, trasera y total afectan el radio de giro y la estabilidad.

Algunos modelos ofrecen la opción de pasar pasivamente de la posición sentada a la de pie y viceversa para permitir el cambio de posición, la oportunidad de bipedestación terapéutica, estar a la altura de los ojos de los compañeros, y acceder al entorno desde la posición de pie; algunos bipedestadores móviles permiten conducir mientras se está de pie (fig. 5-5).

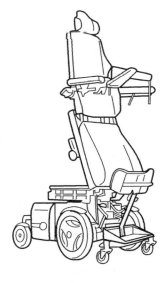

FIGURA 5-5 Soporte móvil.

Tipos de sistemas de asientos

Estándar: asiento vertical con un ángulo asiento-respaldo fijado en 90°.

Reclinable: permite reclinarse hasta 180° (posición totalmente plana); la altura del asiento al piso varía.

Inclinación en el espacio: permite el posicionamiento angular del asiento (ángulo estacionario de 90° entre el asiento y el respaldo) dentro de la silla de ruedas para una comodidad y función individualizadas; utilizado por niños que tienen dificultades para mantener la cabeza erguida; puede apoyar los esfuerzos respiratorios y de alimentación; permite la realineación y el alivio postural.

Asientos lineales (planos)

Utilice soportes genéricos y planos para la alineación postural.

Para niños que no tienen deformidades fijas.

Gran capacidad de adaptación al crecimiento.

Menos costosos.

Asientos contorneados (modulares)

El contorno del asiento se adapta a zonas específicas (p. ej., región lumbar, caderas, muslos) para favorecer la postura.

Utilizados con frecuencia por niños que necesitan un apoyo importante o con deformidades de la columna vertebral u otras deformidades estructurales en desarrollo o establecidas.

Mejor descarga de presión que el sistema lineal.

Requieren ajustes frecuentes debido al crecimiento.

Asientos moldeados a medida

Altamente contorneados e individualizados.

Generalmente para niños con necesidades de posicionamiento complejas o que requieren un apoyo significativo para la alineación, la función y la adaptación de deformidades.

Pueden ayudar a controlar posturas anómalas.

Pueden diseñarse para aliviar las zonas de presión y ayudar a prevenir las úlceras por presión.

Presentan limitaciones en cuanto a adaptabilidad y ajustes según el crecimiento.

Sistemas más costosos.

Accesorios para todos los sistemas de asientos

Reposacabezas/soportes circunferenciales: para apoyo, posicionamiento o seguridad en el transporte.

Soportes del tronco: sistemas de arnés, correas en «H», soportes laterales (fijos o abatibles).

Correas retractoras de hombros o almohadillas protractoras.

Cinturones ventrales para mayor seguridad y mantenimiento de la alineación pélvica para lograr una posición correcta.

Apoyos laterales o mediales en los muslos para lograr el posicionamiento en aducción/abducción.

Los asientos antiempuje se amoldan para evitar perder la posición sentada adecuada por la tendencia a extender las caderas.

Reposapiés, correas y portazapatos para alinear y dar comodidad a las piernas o pies.

Apoyabrazos para lograr el posicionamiento de los miembros superiores y soporte de peso.

Las bandejas pueden ser de madera, acrílico transparente o policarbonato.

Cuñas para corregir alturas pélvicas asimétricas.

Almohadillas lumbares o cojines de asiento para mejorar el posicionamiento, la comodidad y la integridad de la piel.

Pautas para sentarse correctamente

Véase la tabla 5-2.

Pautas de medición de los asientos para sillas de ruedas

Véase la tabla 5-3.

ESCÚTERES CON ASIENTO MOTORIZADOS

Movilidad eléctrica con asiento que puede girar hacia un lado para facilitar las transferencias; presentan manillar montado en el timón central (fig. 5-6).

Presentan asiento a menudo más alto que los asientos estándar, lo que requiere habilidades específicas de transferencia.

El usuario debe tener buen equilibrio al sentarse (el apoyo postural es limitado) y un tamaño corporal propicio para usarlo. Gran radio de giro.

El niño necesita control de los miembros superiores y fuerza de prensión adecuados para mover el manillar y accionar los modos de avance/retroceso; los controles de conducción pueden estar solo en el lado izquierdo o derecho del manillar.

Requieren capacitación para su uso (control de velocidad, marcha atrás, giros, subir y bajar, seguridad).

TABLA 5-2 Pautas para sentarse correctamente

	Posición óptima	Problemas comunes	Posibles soluciones
Cabeza/cuello	Mirando hacia delante en la línea media; capaz de girar libremente a ambos lados; cuello en posición neutra	Cabeza inclinada hacia un lado; cabeza flexionada hacia delante; cabeza extendida hacia atrás; postura de la cabeza hacia delante	Compruebe la posición de la pelvis y el tronco; compruebe la posición y el apoyo de la cintura escapular; pruebe diferentes apoyos para la cabeza; tenga en cuenta los problemas visuales
Hombros	Simétricos, nivelados; sin rotación, elevación ni depresión; sin protracción ni retracción escapular	Un lado elevado o rotado hacia delante o hacia atrás; protracción o retracción escapular	Utilice un arnés de cincha en «H»; almohadillas transportadoras en las escápulas; compruebe la posición general del torso
Miembros superiores	Cómodos sobre el regazo, reposabrazos o bandeja a la altura de los codos	Altura de la bandeja o del reposabrazos inadecuada (normalmente muy baja)	Ajuste la bandeja; posiblemente ayude inclinar la bandeja hacia arriba
Tronco/ columna vertebral	Línea media, sin inclinarse hacia ningún lado	Tronco inclinado hacia un lado; cifosis; postura escoliótica	Ajuste las correas del torso; adapte el inserto del asiento a la deformidad estática; use un cojín para la zona lumbar; revise que el arnés del torso se ajusta bien
Lumbares/ pelvis/ caderas	Ligera inclinación anterior; lados derecho e izquierdo simétricos; sentado completamente hacia atrás en la silla; igual carga de peso en ambas tuberosidades isquiáticas; flexión de cadera a 90° o ligeramente más flexionada	Inclinación anterior excesiva; inclinación posterior; una cadera más alta; un lado de la pelvis girado hacia delante o hacia atrás; pelvis inclinada hacia un lado; caderas demasiado flexionadas	Coloque las caderas con cierta flexión para corregir la inclinación anterior; asegúrese de que el niño está sentado hasta atrás en el asiento; longitud adecuada del asiento con el cinturón de seguridad sobre las caderas y los reposapiés no tan altos; compruebe la longitud de los isquiotibiales, ya que una tensión extrema puede tirar de la pelvis hacia atrás; añada un elevador debajo de la cadera, si es necesario, para lograr alturas simétricas; el asiento puede estar demasiado inclinado hacia atrás
Muslos	En posición neutra o en ligera abducción para mayor comodidad; rotación neutra; en pleno contacto con el asiento hasta poco antes de las zonas poplíteas	Muslos en aducción y rotación interna; muslos no totalmente apoyados en el asiento	Use un pomo de abducción; asegure el ancho adecuado del asiento; ajuste la longitud del asiento; acomode la diferencia en la longitud de las piernas, si la hay; ajuste la altura del reposapiés
Rodillas	90° de flexión	El frente del asiento roza la parte trasera de las rodillas; la parte superior de las rodillas choca contra la parte inferior de la bandeja	Acorte la longitud del asiento; ajuste la altura de la bandeja según las necesidades de los miembros superiores
Tobillos/pies	Descansan cómodamente sobre reposapiés a 90° o en ligera dorsiflexión	Giro de los pies hacia dentro o hacia fuera; pronación de los pies	Utilice correas de estabilización en los reposapiés; haga que el niño lleve plantillas ortopédicas

DISPOSITIVOS DE MOVILIDAD DE BIPEDESTACIÓN MOTORIZADOS

Un vehículo Segway® o T3 Motion® puede ser una opción para niños/jóvenes más maduros que deseen tener movilidad en posición vertical (fig. 5-7).

El usuario debe ser capaz de permanecer de pie durante un tiempo considerable mientras sujeta el manillar y navega.

Requieren capacitación para su uso (control de velocidad, marcha atrás, giros, subir y bajar, seguridad).

TABLA 5-3 Directrices para la medición de asientos

Medición	Técnica	Consideraciones especiales
Ancho del asiento	Con los tirantes puestos, utilice la mayor anchura a través de las caderas o a través de los muslos más 5 a 10 cm para permitir el crecimiento	Para las protecciones laterales de los muslos en el asiento, añada 5 cm Para pomos de abducción o soportes de muslo medial, añada 7 cm
Profundidad del asiento	Mida desde la parte posterior de las nalgas hasta el pliegue interior de cada rodilla (en caso de discrepancia en la longitud de las piernas), y reste de 2 a 5 cm	Si utiliza herrajes de profundidad ajustable, añada la cantidad de ajuste disponible a la profundidad total (p. ej., si el niño mide 30.5 centímetros, debe sentarse a una profundidad de 27.5 centímetros y tiene 5 cm de crecimiento, pida herrajes con 32.5 cm de profundidad)
Altura del respaldo	Mida desde la parte inferior de las nalgas hasta 1) las axilas, 2) la parte superior de los hombros y 3) la parte superior de la cabeza en ambos lados	La altura debe ser hasta la axila para el niño que se autopropulsa en la silla y no necesita apoyo torácico anterior La altura debe ser hasta la parte superior de los hombros si el niño va a necesitar apoyo torácico anterior y reposacabezas Si utiliza un cojín de asiento, añada la mitad del grosor del cojín a la medida de la altura
Ancho del pecho	Mida a través del pecho 2.5 cm por debajo de las axilas	El *ancho del pecho* es la distancia mínima necesaria entre los apoyos laterales del tronco
Profundidad del pecho	Mida la profundidad del pecho 2.5 cm por debajo de las axilas	La *profundidad del pecho* es la longitud mínima necesaria para las almohadillas laterales de apoyo del tronco (si se utilizan almohadillas planas) Si usa almohadillas de soporte laterales curvadas o contorneadas, añada al menos 2.5 cm a la medida de profundidad
Altura del reposapiés	Con el niño calzado y con sus aparatos ortopédicos (si está indicado), mida desde la parte inferior del muslo hasta la parte inferior del talón con el tobillo a 90°	Si utiliza un cojín de asiento, reste la mitad del grosor del cojín El reposapiés debe sobresalir al menos 5 cm por encima de la superficie del piso Si el ángulo del reposapiés es de 90°, el reposapiés debe estar por encima de la altura de la rueda delantera

Adaptada con autorización de Kurtz, L., Dowirk, P., Levy, S., & Batshaw M. (Eds.). *Handbook of Developmental Disabilities.* Gaithersburg: Aspen (agotado).

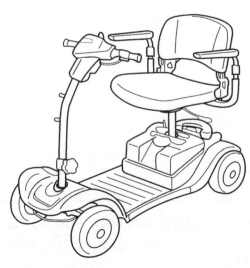

FIGURA 5-6 Escúter con asiento motorizado.

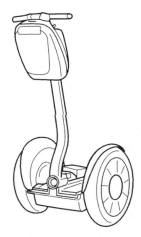

FIGURA 5-7 Segway®.

ESCÚTERES NO MOTORIZADOS

Escúteres para posición prona

El menor se impulsa empujando el piso con las manos.

A menudo se utiliza para tener movilidad después de una intervención quirúrgica o para las personas que no soportan peso en los miembros inferiores.

Escúteres en posición sedente

Estilo *kart* bajo hasta el piso con ruedas grandes a los lados.

Propulsado por los miembros superiores.

Con frecuencia, el primer dispositivo de movilidad de un niño.

Suelen usarlo los niños incapaces de gatear eficazmente o como dispositivo de entrenamiento previo a la silla de ruedas.

BIPEDESTADORES CON RUEDAS MÓVILES NO MOTORIZADOS (FIG. 5-8)

Destinados a la movilidad vertical; propulsados por el cuidador o el usuario, si está equipado con ruedas grandes de empuje.

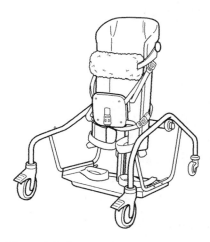

FIGURA 5-8 Bipedestador móvil no motorizado.

Ayudan al niño a mantener la posición de pie permitiendo la movilidad y posibilitando el acceso al entorno (fregade-ros, mesas) y a la altura de los compañeros.

Algunos están diseñados para permitir la transición entre estar de pie y sentado.

OTROS DISPOSITIVOS UTILIZADOS PARA LA MOVILIDAD

Los vehículos motorizados de juguete adaptados y disponibles en el mercado (coches para montar) son una opción para fomentar la movilidad, la independencia, el control y la interacción con los compañeros (fig. 5-9).

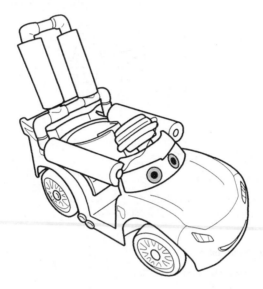

FIGURA 5-9 Coche de pedales.

Pueden adaptarse a las necesidades individuales con materiales disponibles en el mercado.

Requieren conocimientos mínimos de causa-efecto.

Pueden ser utilizados por niños menores de 3 años.

COCHECITOS PARA BEBÉ (CARRIOLAS)

Considere:

- Peso y portabilidad
- Tamaño del menor que se va a alojar
- Facilidad de transporte y almacenamiento
- Estética
- Control postural
- Sistema de retención del cinturón de seguridad
- Accesibilidad al terreno

Cochecitos comerciales para bebé

Pueden utilizarse hasta que al menor le queden pequeños.

Pueden usarse en combinación con un inserto de asiento adaptable para asegurar un mejor posicionamiento del bebé.

Cochecitos especializados para bebé

Se parecen a los cochecitos para bebé convencionales (fig. 5-10).

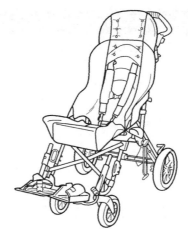

FIGURA 5-10 Cochecito especializado.

Permiten acomodar a niños más altos, más grandes y más pesados (hasta 56 kg de peso).

Accesorios para cochecitos para bebé especializados:

- Soportes laterales para la cabeza y el tronco
- Arneses de tronco o sistemas de sujeción de correas
- Pomos de abducción de cadera
- Placas de pie
- Correas para pies o tobillos
- Bandejas

ORTESIS

Las *ortesis* son dispositivos destinados a corregir o mantener la alineación de diversas partes del cuerpo.

Considere:

- Modo de movilidad del menor.
- Capacidades comunicativas y cognitivas del menor (para describir el ajuste y la comodidad de la ortesis)
- Estilo de vida/actividades del niño (practicidad del dispositivo, incluidos el peso y el aspecto).
- Lo más probable es que los niños pequeños necesiten ayuda para ponerse o quitarse el dispositivo.
- El dispositivo requerirá continuos ajustes y sustituciones para adaptarse al crecimiento.

Las ortesis son dispositivos mecánicos hechos a medida o disponibles en el mercado diseñados para mejorar o corregir la alineación ortopédica y el apoyo a las articulaciones a fin de mejorar la función, promover el crecimiento y desarrollo adecuados, influir en el tono muscular y evitar el alargamiento excesivo de los músculos y otros tejidos blandos.

Deben ser diseñadas y fabricadas por personas con experiencia, conocimientos y formación específica en biomecánica pediátrica y fabricación de ortesis.

El equilibrio entre el grado de control y el grado de restricción que proporciona cualquier dispositivo ortésico es delicado.

Los músculos afectados por el uso de ortesis se activan mínimamente durante el uso, por lo que pueden atrofiarse.

Ortesis estándar, desde plantillas hasta soportes para la pantorrilla.

ORTESIS PARA LOS MIEMBROS INFERIORES

Existen muchos tipos de ortesis para miembros inferiores, los cuales ofrecen diversos grados de soporte y alineación (tabla 5-4 y fig. 5-11).

Ortesis de uso frecuente para la displasia del desarrollo de la cadera:

- Arnés de Pavlik (antes de caminar): arnés de hombros con correas anteriores/posteriores para mantener las caderas en abducción/flexión.

TABLA 5-4 Ortesis para los miembros inferiores

Tipo de dispositivo	Objetivos	Descripción
Plantilla	Proporciona una ligera sujeción del arco plantar y un aporte propioceptivo a los niños con pronación leve	Plantilla de plástico o espuma que se extiende a lo largo de la planta del pie; contorneada para el talón, el arco y la parte anterior de los dedos
Ortesis inframaleolar (OIM)	Estabilizador del talón con desplazamiento interior (como soporte del arco medial); permite el movimiento del tobillo en todos los planos; se utiliza para pies pronados flexibles	Plástico de alta o baja temperatura; se extiende desde el dorso del pie hasta la parte delantera del pie (bola o dedos) por debajo de los maléolos
Ortesis supramaleolar (OSM)	Estabilizador del talón con fijación interior (como soporte del arco medial); soporta la posición neutra de la articulación subastragalina (ASA); permite la dorsiflexión y la plantiflexión, pero limita el movimiento lateral	Plástico; se extiende desde el dorso del pie hasta el frente del pie (bola o dedos) por encima del nivel de los maléolos
Ortesis tobillo-pie (OTP) • No articulada (tobillo fijo) • Articulada (con bisagras) • Con armazón anterior/reacción al piso	Soporta la ASA en posición neutra; el diseño de tobillo macizo bloquea el tobillo en posición neutra (90°) o en una flexión ligeramente superior para ayudar a evitar la hiperextensión de la rodilla; ofrece la mayor sujeción de todas las ortesis para la parte inferior de la pierna; no permite el avance tibial El diseño articulado permite cierta dorsiflexión (y a veces plantiflexión), pero de una forma distinta al movimiento triplanar natural del tobillo; debido a la restricción del movimiento real del tobillo, puede contribuir a la laxitud del ligamento medial de la rodilla al gatear o arrodillarse La OTP con armazón anterior se utiliza para ayudar a conseguir la extensión completa de la rodilla durante la marcha en casos de agachamiento significativo	Plástico; se extiende desde debajo de la cabeza del peroné hasta la parte inferior del pie y la bola del pie o los dedos; la cubierta anterior también es de plástico y se ajusta en la parte superior de la OTP
Ortesis tobillo-pie dinámica (DAFO)	Destinada a reducir el tono pero permitir cierto movimiento	OTP de contacto total
Ortesis rodilla-tobillo-pie (KAFO)	Se utiliza para la bipedestación o la deambulación de niños con una debilidad importante de los miembros inferiores, como en el mielomeningocele; la articulación de la rodilla puede estar fija en cierto grado de flexión (0°-5°) o articulada para permitir una flexión activa	Se extiende desde encima de la rodilla hasta la planta del pie
Ortesis cadera-rodilla-tobillo-pie (HKAFO)	Se utiliza para la bipedestación y la marcha en niños con debilidad importante de la cadera y los miembros inferiores	Se extiende desde el nivel de la cadera/pélvico hasta la planta del pie; incluye banda pélvica; permite la flexión de la rodilla o el bloqueo en extensión
Ortesis para la marcha recíproca (OMR)	Permite la marcha recíproca de niños con mielomeningocele de nivel alto (L1-3) o lesiones medulares; ayuda a la flexión de una cadera mientras ayuda a la extensión de la otra; las rodillas pueden bloquearse en extensión o permitir la flexión; el paso se inicia mediante el desplazamiento lateral del peso	HKAFO con funda moldeada para incorporar el tronco; permite la flexión de la rodilla o el bloqueo en extensión
Aparatos ortopédicos isocéntricos	Igual que la OMR, pero puede ser más fácil de manejar para algunos niños	Similar a la OMR, pero con menos sujeción en los muslos
Ortesis de cadera para bipedestación, marcha y sedestación (SWASH)	Previene la aducción excesiva de la cadera y la rotación interna al sentarse, estar de pie y caminar, reduciendo el patrón en tijera; ayuda a mantener una alineación adecuada de los miembros inferiores para mejorar la congruencia articular	Consta de banda pélvica, manguitos de muslo y conectores de acero
Twisters	Contrarrestan la excesiva rotación interna o externa de las caderas durante la marcha	Banda pélvica con dos correas de tela unidas con presillas para los pies en los extremos

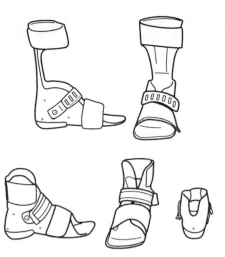

FIGURA 5-11 Ortesis para miembro inferior.

* Férula de Wheaton: mantiene las caderas a 90° de flexión y entre 40° y 80° de abducción (ajustable); edades: desde el nacimiento hasta los 19 meses o más.
* Barra de Dennis Browne (antes de caminar): mantiene las caderas y las rodillas flexionadas y las caderas en abducción.
* Muchos otros tipos, incluso para niños que caminan.

Modificaciones en el calzado:

* Extra anchos, extra profundos: para acomodar las ortesis que se llevan con los zapatos; numerosas empresas fabrican zapatos diseñados para ponérselos y quitárselos con facilidad y para ajustarlos sobre las ortesis.
* Elevadores: para adaptarse a las discrepancias en la longitud de las piernas.

FÉRULAS PARA LOS MIEMBROS SUPERIORES

Proporcionan apoyo a la mano, muñeca, dedos o codo para mejorar la función o ayudar a aumentar o mantener la amplitud de movimiento funcional.

Férulas estáticas (tabla 5-5)

Mantienen una o más articulaciones en la alineación adecuada.

Pueden afectar la función debido al factor de inmovilización.

De materiales blandos, flexibles o rígidos.

TABLA 5-5 Férulas estáticas	
Férulas para reducir la espasticidad	Mantienen la extensión de la muñeca, los dedos y el pulgar y la abducción de los dedos
	Ayudan a reducir el tono flexor de la muñeca y la mano
Férulas semidinámicas	Permiten la libertad de movimiento de algunos segmentos e inmovilizan otros
Férulas de posicionamiento de la muñeca	Sujetan la muñeca y la palma; los dedos pueden moverse libremente
Lazada de pulgar	De material blando como el neopreno
	Sujeta el metacarpiano del pulgar en abducción y extensión
	Ayuda a reducir la desviación cubital durante el uso funcional de la muñeca y la mano
Férula de mano con soporte de peso	Se utiliza para mantener el miembro superior en una posición alineada de soporte de peso para ayudar en actividades terapéuticas y realizar transiciones
Férulas para abducción de los dedos	Mantienen los dedos en abducción y ayudan en la extensión

TABLA 5-6 Férulas dinámicas	
Férulas ortocinéticas para muñeca	Consisten en un cono colocado en la mano que ejerce presión sobre la muñeca y los flexores de la mano
	El armazón del antebrazo ejerce presión sobre los flexores del antebrazo
Férulas de Mackinnon	Clavija de madera colocada en la palma de la mano para estirar los flexores intrínsecos; asegurada con correa y pieza de plástico al dorso de la mano
	Fabricada para niños con parálisis cerebral
Férulas en «J» (sujeción dinámica de la muñeca y el arco con el pulgar en posición opuesta)	Utiliza una barra palmar que envuelve el pulgar en forma de letra «J»
	Aprovechan las fuerzas dinámicas para mantener la muñeca alineada y ejercer presión sobre los flexores de la mano a fin de reducir el efecto del tono flexor
Férulas dinámicas	Sistema de ortesis que proporciona una tensión constante y puede ajustarse para aumentar la amplitud de movimiento
	Pueden utilizarse en varias articulaciones
	Costosas y la atención es compleja

Férulas dinámicas (tabla 5-6)

Tienen piezas móviles que ayudan a mejorar la alineación y la amplitud de movimiento.

ORTESIS PARA REMODELACIÓN CRANEAL

Se utilizan para tratar anomalías de la forma craneal/plagiocefalia.

Calota de plástico (seudocasco) con forro de espuma blanda.

Moldeadas a medida para la cabeza del lactante.

Con el crecimiento del menor, la ortesis actúa como una fuerza o guía correctora, permitiendo gradualmente que la cabeza se remodele.

Necesidad de reajustes frecuentes.

Generalmente se utilizan para niños de entre 3 y 18 meses de edad.

APARATOS ORTOPÉDICOS CERVICALES

Apoyar o estabilizar la cabeza y el cuello en la línea media y los ojos en posición horizontal o corregir la postura.

Pueden abarcar los hombros, la mandíbula y el occipucio.

Disponibles en el mercado (normalmente de espuma blanda) o hechos a medida (de materiales duros o blandos).

Pueden utilizarse en caso de tortícolis; fabricados con materiales rígidos que permiten un ajuste gradual para promover una postura progresivamente más simétrica de la cabeza y el cuello.

PRENDAS DE COMPRESIÓN

Monos, camisas, pantalones y guantes ajustados al cuerpo y fabricados con material elástico como el elastano (licra); pueden ser prendas estándar o a medida; están diseñados para proporcionar apoyo postural y estímulos sensoriales.

VENDAJE NEUROMUSCULAR

Ayuda a mejorar la alineación y la retroalimentación propioceptiva de determinados segmentos corporales.

ORTESIS PARA LA COLUMNA VERTEBRAL

Pueden ser rígidas (hechas a la medida) o blandas/elásticas (tamaños a medida o disponibles en el mercado), en función de su finalidad.

ORTESIS PARA ESCOLIOSIS (TABLA 5-7)

Apoyar o corregir la alineación del tronco y la caja torácica en casos de debilidad o curvatura importantes.

Mejorar la comodidad postural, la respiración, el habla, el control de la cabeza y las capacidades del miembro superior.

Corsés utilizados con necesidades posturales más fáciles de corregir.

TABLA 5-7 Ortesis para escoliosis		
Ortesis toraco-lumbar-sacra (OTLS)	**Ortesis lumbosacra (OLS)**	**Corsés/chaquetas blandas a medida**
Se utiliza cuando se necesita un apoyo/corrección más importante	Se utiliza normalmente para alinear una curva en «C»	Apoya la alineación
Diseño de plástico a medida		
Limita la progresión de la curva para la escoliosis moderada (deformidad de 25°-45°)		
Suelen llevarse las 24 h del día durante la adolescencia hasta la madurez ósea	Puede llevarse solo por la noche	

PRÓTESIS

Las prótesis son dispositivos destinados a sustituir un miembro o parte del cuerpo ausente como consecuencia de una enfermedad, traumatismo o causa congénita. Pueden utilizarse para mejorar el aspecto o la función.

Considere:

- Modo de movilidad del niño.
- Capacidades comunicativas y cognitivas del niño (para comunicar el ajuste y la comodidad de la prótesis).
- Estilo de vida/actividades del niño (practicidad del dispositivo, incluidos el peso y el aspecto).
- Lo más probable es que los niños pequeños necesiten ayuda para ponerse/quitarse o utilizar el dispositivo.
- El dispositivo requerirá continuos ajustes y sustituciones para adaptarse al crecimiento.

Apoye los objetivos de los clientes (pacientes, cuidadores). Puede ser estética o funcional. Necesidad de ajustes periódicos en función de los cambios de longitud/circunferencia de las extremidades a medida que el menor crece o se vuelve más activo; los ajustes se realizan con mayor frecuencia en los niños más pequeños, incluso anualmente.

PRÓTESIS DE LOS MIEMBROS SUPERIORES

Tipos: hombro, transhumeral, transradial, mano (parcial o total), dedos.

Prótesis pasivas (estéticas)

De silicona, espuma moldeada, PVC o látex.

Primer tipo de prótesis, por lo general se introduce cuando el menor empieza a sentarse y a utilizar ambas manos o brazos para jugar (alrededor de los 6 meses de edad), pero puede ser óptimo introducirla antes (3 meses) para permitir que el paciente la incorpore a su esquema corporal y la utilice para soportar peso en general.

No tienen partes móviles.

Prótesis activas (funcionales) (tabla 5-8)

De distintos materiales: metales y plásticos.

Permiten un mayor control y pueden estar diseñadas para su uso en actividades o deportes específicos.

Suelen introducirse más tarde.

Tienen partes móviles.

PRÓTESIS DE LOS MIEMBROS INFERIORES (TABLA 5-9)

Tipos: desarticulación de cadera/hemipelvectomía, transfemoral, transtibial, pie, dedos del pie.

Suelen iniciarse cuando el menor empieza a tirar para ponerse de pie (8-12 meses de edad), pero pueden introducirse antes para que el paciente las incorpore al esquema corporal.

Principios generales

- El tiempo de uso debe aumentarse gradualmente.
- Debe retirarse y volver a aplicarse para obtener un mejor ajuste si resulta incómoda.
- El usuario debe evitar fluctuaciones de peso que puedan afectar el ajuste y funcionamiento de las prótesis.

CAPÍTULO 5

- La altura del tacón del zapato debe mantenerse lo más constante posible para lograr la funcionalidad y protección de la prótesis (vigilar la elección del zapato y los problemas de desgaste).
- Las prótesis preparatorias (pilón) se utilizan durante el período de rehabilitación entre la cirugía de amputación y cuando se estabiliza el muñón/ajuste final de la prótesis; se usa un pilón simple entre el encaje y el pie, y la prótesis se sujeta con una correa de cintura (fig. 5-12).

TABLA 5-8 Prótesis activas

Prótesis accionadas por el cuerpo	Sistema de gancho y cable
	El movimiento del dispositivo terminal se produce a través del cable moviendo alguna otra parte del cuerpo, como el omóplato
	Dispositivo terminal de gancho de apertura voluntaria convencional accionado por el hombro (solo puede abrirse o cerrarse)
	En general, para los niños en edad preescolar (3-5 años)
Prótesis mioeléctricas	Utilizan la función muscular que el niño tiene que activar; tienen sensores dentro del encaje que detectan la actividad muscular creada por el movimiento voluntario del niño. Los sensores detectan esta actividad eléctrica y amplifican la señal, que a su vez hace que el dispositivo terminal se abra o se cierre. Más pesadas, más costosas y requieren más mantenimiento y reparaciones
	En general, para niños mayores (de más de 10 años)
Prótesis híbridas	Mezcla de activación mioeléctrica y corporal
Especializadas	Para practicar deportes o determinadas actividades

TABLA 5-9 Prótesis para los miembros inferiores

Desarticulación de cadera y prótesis de hemipelvectomía	Puede ser difícil de colocar
	Los componentes, especialmente el encaje, deben estar cuidadosamente fabricados para proporcionar la máxima seguridad y estabilidad y ser cómodos
	Dado que el niño puede seguir utilizando el isquion para soportar el peso, el encaje debe capturarlo adecuadamente para proporcionar la máxima estabilidad
Prótesis de rodilla	A menudo con rodilla no articulada para mayor estabilidad al principio
	A los 3 años, pasar a prótesis de rodilla articulada
	Puede añadirse cobertura estética para asemejarse a las extremidades verdaderas
Prótesis transfemorales (por encima de la rodilla)	Tienen secciones de encaje, rodilla, caña y tobillo/pie; pueden ser estéticas o funcionales; las secciones pueden ser articuladas o bloqueadas
	Fricción constante: controla la rodilla durante el balanceo, solo una velocidad
	Policéntrica: centro de rotación móvil, más parecida a la marcha típica
	Hidráulica: control de la fase de oscilación/velocidad con mecanismo de frenado de la postura; mayormente como la marcha típica; más pesada, costosa y requiere más mantenimiento
	Hay versiones neumáticas y controladas por ordenador/microprocesador para el control de la fase de giro/velocidad; más ligeras que las hidráulicas
Prótesis transtibiales (por debajo de la rodilla)	Tienen partes de encaje, espiga, espinilla y pie, o la espiga y el tobillo/pie pueden ser una sola pieza
Especializadas	Para actividades deportivas y recreativas específicas
Pies protésicos	Pies no articulados/estéticos: pueden incluir dedos para dar un aspecto más realista
	Talón macizo con almohadilla para el tobillo (SACH): permite cierto movimiento del tobillo debido al material flexible del talón; se utiliza predominantemente en pediatría; es ligero
	Tobillo sólido, endoesqueleto flexible y talón flexible (SAFE): la suela flexible y el talón flexible permiten una mayor flexibilidad del pie sobre superficies irregulares
	Pies de un solo eje: articulación de tobillo articulada
	Pies multiaxiales: para superficies irregulares; más pesados, más costosos, requieren más mantenimiento (lubricación)

TABLA 5-9 Prótesis para los miembros inferiores *(continuación)*

	Pies que almacenan energía/pies de respuesta dinámica: absorben energía en su suela/tacón flexible con estructura interna en forma de muelle durante el período de balanceo de la postura para ayudar en el empuje para iniciar la fase de balanceo; mejor para niños mayores que practican atletismo/corren; algunos con características avanzadas para un mejor impacto
Restauraciones parciales del pie	Prótesis de Symes: para amputaciones a través del propio tobillo; prótesis por debajo de la rodilla en la que el encaje y el vástago son una sola pieza; se utiliza un pie modificado
	Prótesis de Chopart: para amputaciones a través de la articulación de Chopart

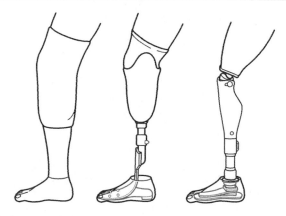

FIGURA 5-12 Prótesis preparatoria (pilón).

DISPOSITIVOS DE POSICIONAMIENTO

Promueven la función proporcionando apoyo, estabilidad y una mejor alineación.

Ofrecen acceso a la posición vertical.

Pueden influir en la participación en actividades.

Disponibles para cualquier posición funcional en el piso, sentado y de pie.

Garantice la seguridad y la supervisión durante el uso; limite el uso general al equilibrio con libertad de movimientos y evite que se pase mucho tiempo en la misma posición.

AYUDAS PARA EL POSICIONAMIENTO EN EL PISO

Posicionadores multipiezas para el piso

Ofrecen muchas opciones de posicionamiento con apoyo en decúbito prono, supino, lateral y sentado (fig. 5-13).

Diferentes tamaños disponibles para adaptarse a niños de todas las tallas.

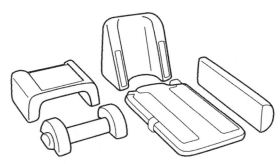

FIGURA 5-13 Tadpole de Tumble Forms®.

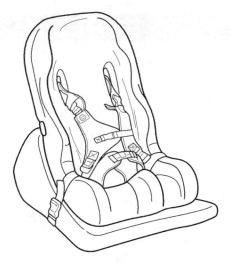

FIGURA 5-14 Asiento para alimentación.

Numerosas piezas ajustables e intercambiables, incluida la bandeja para jugar con juguetes o comer y los puntales para jugar con el codo inclinado.

Sillas de piso de espuma con cinturón de seguridad y bandeja; limite el tiempo en estos dispositivos de posicionamiento.

Sillas cubo; se puede añadir una alfombrilla antideslizante para evitar resbalar del asiento.

Cojines para el piso

Cuñas, rodillos y cojines en forma de «C» que permiten el posicionamiento en las posturas deseadas, como decúbito prono, decúbito lateral o decúbito supino.

Asientos para lactantes

De espuma blanda (fig. 5-14).

Se pueden utilizar de forma independiente en el piso o sobre una superficie con la base de asiento de piso opcional (y la plataforma con ruedas opcional), o en cochecitos, sillas de ruedas o columpios terapéuticos.

Pueden tener opción de base con ruedas.

Permiten el uso bilateral de la mano.

Facilitan posturas de desarrollo adecuadas a la edad que puedan fomentar la interacción entre pares.

Pueden inclinarse hasta casi cualquier ángulo.

Se utilizan sobre todo para lactantes, ya que no favorecen las posiciones óptimas de la cadera o la columna vertebral.

Soportes para decúbito lateral

Permiten el uso del miembro superior en la línea media con la cabeza y el tronco en posición neutra.

Promueven la carga de peso o el apoyo en el miembro superior.

Las piernas pueden separarse mediante una almohadilla de abducción.

AYUDAS FIJAS PARA LA SEDESTACIÓN

El menor puede sentarse en varios tipos de sillas a lo largo del día para comer, realizar actividades educativas, pasar ratos de ocio, transportarse, etc.

La pelvis debe estar completamente hacia atrás en la silla y debe mantenerse allí de manera estable en todos los asientos.

El sistema de cinturón de seguridad debe quedar bien ajustado con la modulación adecuada.

El apoyo y la postura correctos al sentarse son un factor clave para controlar la cabeza, la vista y los miembros superiores.

Algunas sillas especiales están disponibles con bases para cochecitos.

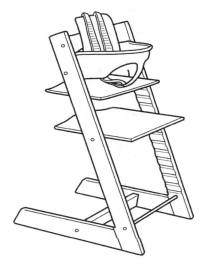

FIGURA 5-15 Silla de madera tipo escalera.

Asientos disponibles comercialmente

Sillas altas: considere el ángulo de reclinación, las opciones de reposapiés, reposacabezas, opción de ajuste de altura (subir y bajar para permitir la colocación en la mesa).

Sillas de madera de tipo escalera (fig. 5-15): permiten diferentes alturas para el asiento, los pies y el respaldo; cinturón de seguridad; barra de seguridad anterior opcional a la altura de la cintura para su uso con niños más pequeños; se utilizan fácilmente en una mesa convencional; muy ajustables; bandeja opcional.

Sacos de alubias: ofrecen un apoyo inespecífico; cuidado con las precauciones de asfixia.

Silla normal de clase: con cinturón simple o correa para el tronco adicional; puede añadirse material antideslizante al asiento.

Sillas ergonómicas para ordenador: el niño se arrodilla en la silla, apoyando el peso en las espinillas; la postura mientras se usa la silla se caracteriza por una inclinación anterior de la pelvis y una posición erguida de la cabeza y el cuello; puede mejorar la extensión de la columna vertebral y la alineación de la cabeza y el cuello; puede acentuar la lordosis; solo debe utilizarse con un control relativamente bueno de la parte superior del cuerpo y sin lordosis notable.

Sillas cubo: opción de asiento para niños con buena postura sentada sin ayuda; se usan con el asiento alto o bajo; bandeja opcional disponible; a menudo mobiliario estándar de preescolar.

Sistemas de asientos especiales

Sillas de actividad (fig. 5-16): ofrecen la opción de altura ajustable, accesorios para el posicionamiento de la cabeza, tronco, caderas, piernas, pies.

Sillas de esquina: diseñadas para un apoyo lateral y cómodo del tronco; ayudan a mantener la cintura escapular hacia delante, la cabeza en la línea media y las caderas a 90°; bandeja opcional.

Sillas con cojín: consisten en bases de madera que contienen un cojín horizontal acolchado y recubierto de vinilo sobre el que se sienta el niño; ayudan a mantener las caderas en abducción y favorecen la extensión de la parte baja de la espalda.

Sillas opcionales con base para cochecito: espuma recubierta con reposapiés, reposacabezas y bandeja ajustable; base para cochecito opcional.

Sillas de madera: base de silla de madera maciza con opciones de acolchado, reposapiés y bandeja; proporcionan un apoyo básico para sentarse, permitiendo un posicionamiento de 70°-90°/90°/90°; pueden utilizarse como base para insertar asientos hechos a medida.

Bancos: regulables en altura; ayudas de posicionamiento de la pelvis y las rodillas acoplables opcionales.

Soportes para usar en carritos de compras u otros asientos públicos: ayudan a sentarse erguidos y en posición media a los niños que no pueden sentarse de forma independiente en los asientos de los carritos de la compra o en los asientos de restaurantes o cines (fig. 5-17).

Dispositivos de asiento hechos a medida: más costosos; se utilizan para niños que necesitan un apoyo importante.

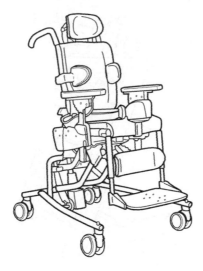

FIGURA 5-16 Silla de actividades.

BIPEDESTADORES

- Permiten la posición vertical.
- Promueven el soporte de peso del miembro inferior, la interacción con los compañeros, el uso libre de los miembros superiores, la mejoría del control de la cabeza, la orientación de la línea media y varias funciones fisiológicas (riñón, intestino, digestión).
- Benefician el crecimiento óseo y el desarrollo de la articulación de la cadera.
- Pueden ayudar a prevenir algunas contracturas, como la flexión de cadera y rodilla.
- Influyen positivamente en la respiración, la producción de sonido y la eliminación.
- La postura del usuario en el bipedestador es vital para su funcionamiento.
  - Simetría, orientación de la línea media y apoyo estable del tronco, las caderas, las rodillas, los pies.
- Bandejas disponibles.
- Pueden ser fijos, con ruedas (autónomo o dependiente) o fijos con base de ruedas para transportarlo de un lugar a otro; incluye frenos para mayor seguridad.

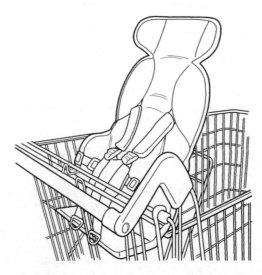

FIGURA 5-17 Soporte para sentarse.

Marcos para mantenerse de pie

Marco de madera con bandeja de cuatro lados y altura del tronco.

El usuario puede adoptar posturas inadecuadas del miembro inferior, como rotación interna, flexión y aducción de la cadera y flexión de la rodilla.

Los parapodios son similares (*véase* la descripción en la sección sobre dispositivos para la deambulación).

Bipedestadores verticales ajustables con ruedas

Suelen tener correas de tela ajustables o superficies de apoyo más firmes en el tronco, las caderas y las rodillas, con una superficie de apoyo bajo los pies.

Utilizados por niños que pueden mantener una postura de pie con apoyo relativamente buena, pero que no pueden mantenerse totalmente de pie sin ayuda.

A menudo son empleados por niños con mielomeningocele.

Algunos ofrecen opciones de espica para la cadera.

Algunos bipedestadores pueden pasar de la posición sentada a la de pie y viceversa mediante un mecanismo de manivela; son adecuados para niños grandes, adolescentes y adultos jóvenes.

Bipedestadores para posición supina (fig. 5-18)

Utilizados por niños que tienen dificultades para mantener la cabeza erguida durante períodos funcionales o que no toleran soportar todo el peso de los miembros inferiores.

Muchos ángulos de inclinación posibles.

Bipedestadores para posición prona (fig. 5-19)

Utilizados por niños que no pueden mantener la posición erguida lo suficientemente bien o aquellos que pueden beneficiarse de la práctica de levantar la cabeza contra la gravedad.

Muchos ángulos de inclinación posibles.

Bipedestadores para todas las posiciones

Permiten la colocación en decúbito prono o supino o la posición erguida.

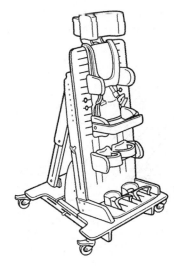

FIGURA 5-18 Bipedestadores para posición supina.

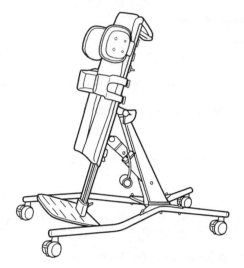

FIGURA 5-19 Bipedestador para posición prona.

Bipedestadores para las rodillas

Sostienen al niño en posición alta de rodillas (extensión de cadera).

Permiten la posición erguida para aquellos que no pueden soportar el peso adecuadamente mediante las rodillas extendidas o sobre los pies.

Requieren un control significativo de la cabeza y el tronco.

La rótula debe protegerse de la carga directa de peso.

Pueden resultar incómodos durante períodos prolongados.

AYUDAS PARA EL CUIDADO PERSONAL

SILLAS PARA BAÑERA (FIG. 5-20)

Fabricadas en tubo de PVC totalmente sumergible o acero inoxidable para el armazón y red de nailon para el asiento.

Cinturones de seguridad incluidos para mayor seguridad y mejor posicionamiento.

Ofrecen soportes laterales para la cabeza, arneses para el tronco y ayudas para el posicionamiento de los muslos.

Pueden utilizarse en la bañera, junto a la piscina o en la playa.

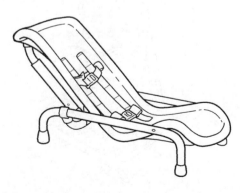

FIGURA 5-20 Silla para bañera.

SILLAS PARA DUCHA

Utilizadas por niños mayores que pueden sentarse sin apoyo y de forma segura, pero no mantenerse de pie de forma independiente durante períodos significativos.

Permiten ducharse y secarse con las manos libres.

Secciones de transferencia opcionales para entrar o salir por el borde de la bañera.

SILLAS PARA INODORO

Ofrecen una gran variedad de opciones, incluidos soportes de respaldo alto para mayor estabilidad, cinturones de seguridad, soportes para el posicionamiento del tronco y los muslos, reposabrazos y apoyos para la parte superior del cuerpo en forma de estantes anteriores.

Se requiere suficiente espacio alrededor del inodoro.

BARRAS DE APOYO

Pueden fijarse a las paredes del cuarto de baño.

Ofrecen seguridad y apoyo para las transferencias y el mantenimiento de la posición en la ducha, la bañera y mientras se utiliza el inodoro.

Proporcionan ayuda para lavarse, secarse con una toalla y vestirse.

CAMAS ESPECIALIZADAS

Disponibles con opciones de bajada y subida para facilitar la entrada y el acceso del cuidador.

Barandillas laterales opcionales para mayor seguridad.

Opciones para elevar el cabezal para ayudar en las funciones respiratorias.

AYUDAS PARA LA ALIMENTACIÓN

Utensilios adaptados: forma y profundidad del cuenco, tamaño, mangos.

Los cuencos de borde alto evitan los derrames y facilitan la carga de utensilios.

Los materiales antideslizantes «anclan» los objetos para facilitar su recogida y ayudan a evitar derrames.

Vasos con características especiales, como fondo con contrapeso, pajillas/bombillas, asas, bordes recortados, a prueba de derrames, etc.

Los dispositivos de autoalimentación permiten alimentarse con o sin el uso del miembro superior dependiendo de las habilidades motoras del miembro superior del usuario (fig. 5-21).

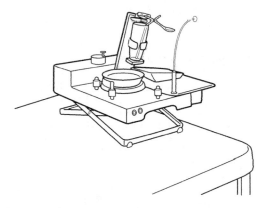

FIGURA 5-21 Dispositivo de autoalimentación (Winsford®).

AYUDAS PARA LA ESTABILIZACIÓN

Varillas y barras (fijadas a superficies como tableros de mesa con ventosas) que el usuario puede sujetas con una mano para estabilizarse y utilizar el otro miembro superior en tareas funcionales.

■ AYUDAS PARA EL TRANSPORTE

ASIENTOS DE AUTOMÓVIL: GENERAL

El asiento del auto debe tener el tamaño más adecuado para el menor, utilizando el asiento más pequeño disponible para transportar a los lactantes más pequeños; se pueden utilizar rollos (p. ej., toallas, pañales) para colocar al lactante y la cabeza en la línea media después del lactante.

Las correas, arneses y cinturones de seguridad se abrochan alrededor del menor (bajo la ropa para un mejor ajuste).

Siga las recomendaciones oficiales sobre sillas de auto; siente siempre a los niños en la parte trasera hasta los 13 años.

Utilice la orientación hacia atrás para los niños hasta que les quede pequeño el asiento. La mayoría de los menores deben permanecer orientados hacia atrás al menos hasta los 2 años.

Asiento elevado hasta los 145 cm de estatura y 8 años de edad, luego asiento regular con cinturones para hombro/pélvico.

Según las directrices de la National Highway Transportation Board de los Estados Unidos, el asiento debe sustituirse en caso de accidente moderado o grave, aunque no parezca haber daños.

Las sillas para auto tienen fecha de caducidad; infórmese y siga las directrices.

Asientos especiales disponibles con apoyacabezas opcionales, arneses para tronco, soportes para la región lumbar y ayuda para la abducción de los muslos para acomodar a niños y adolescentes que pesen hasta 68 kg.

TRANSPORTE DE LACTANTES DEL HOSPITAL AL HOGAR

Piense en lo siguiente:

- Prematuridad/talla pequeña.
- Acomodación de traqueostomías, yesos u otros equipos médicos.
- Indicación de cuidados de manipulación adicionales (como en el caso de la osteogénesis imperfecta), o puede ser necesario transportar al niño en posición horizontal para evitar la desaturación de oxígeno/problemas respiratorios/cardíacos.

El personal médico aconsejará si el menor debe ser transportado en posición vertical o acostado, idealmente tras un período de observación del lactante en la silla o la cama del auto antes del alta.

Todo el equipo médico acompañante debe fijarse a su lugar para evitar que se mueva durante el transporte.

ASIENTOS DE AUTOMÓVIL PARA NECESIDADES ESPECIALES Y DISPOSITIVOS DE RETENCIÓN PARA AUTOBUSES

Camas para automóvil para niños

- Para niños que pesen menos de 4 kg, menores de 1 año o midan menos de 50 cm.
- El niño puede colocarse boca arriba, boca abajo o de lado.
- Dirija la cabeza hacia el centro del auto.
- La cabeza puede elevarse unos 5°.

Asientos de seguridad orientados hacia delante

- Vienen en diferentes tamaños.
- La mayoría son para niños que pesan aproximadamente entre 13 y 45 kg (dependiendo del fabricante).
- A partir de los 2 años.
- La altura máxima suele ser de 150 cm, pero consulte siempre las directrices del fabricante.
- Algunas son para niños más grandes (hasta 68 kg) y sirven para niños de hasta 14 años o máximo 167 cm de altura.
- Tener un sistema de retención con arnés de cinco puntos o una combinación de cinturón de cadera y diagonal.
- Costosos, pero pueden usarse hasta que el menor supere las normas de talla.
- Puede reclinarse 45° para niños con control adecuado de la cabeza.
- Variedad de apoyacabezas disponibles.
- Algunos tienen reposapiés o apoyapiés.
- Pomos y otras piezas de espuma disponibles para personalizar el ajuste.
- Algunos tienen extensores de asiento para acomodar la profundidad del asiento con el crecimiento.
- Algunos están homologados para su uso en aviones.
- Algunos disponen de bandejas acoplables (solo se utilizan cuando no se viaja).

Asientos para automóvil para yesos con espica

Permiten colocar a los niños mientras llevan un yeso con espica, palo de escoba o yeso largo de la pierna (fig. 5-22).

Ejemplos (con pautas de peso): *véase* la tabla 5-10.

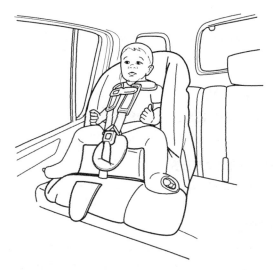

FIGURA 5-22 Asiento para auto para yesos con espica.

TABLA 5-10 Asientos para automóvil para yesos con espica	
Wallenburg®	**Snug Hippo®**
• Para niños de 2 a 30 kg	• Niños de estatura inferior a 125 cm
• Orientado hacia atrás hasta 18 kg	• Orientado hacia atrás con reclinación para niños de 2-15 kg
• Orientado hacia delante hasta 11-30 kg y 152 cm de estatura	• Orientado hacia delante para niños de hasta 15 kg, si está reclinado y el niño es mayor de 1 año
• 43 cm de ancho	• Orientado hacia delante para niños de 15-30 kg en posición vertical

Asientos para automóvil reclinables

* Mirando hacia delante.
* La reclinación solo se utiliza si es médicamente necesaria o debido a la falta de control de la cabeza.
* Giratorio para facilitar las transferencias y asegurar las correas.
* Reposapiés opcionales.
* 13-36 kg y hasta 152 cm.

Chalecos y arneses

* La mayoría están diseñados para su uso en autobuses escolares.
* Se utilizan para garantizar la seguridad de los niños activos.
* Pueden ponerse con cinturones de seguridad normales para niños mayores que necesiten sujeción adicional.
* Para niños que pesen entre 6 y 64 kg; la talla se determina en función del perímetro de la cadera.
* Para niños de 2 a 12 años.
* Todos vienen con correas de sujeción al asiento.
* Algunos chalecos pueden servir cuando es necesario transportar al paciente tumbado en el asiento del auto.
* Pueden ser útiles para sujetar a niños obesos que superan las especificaciones de uso de la silla para auto; llame a 1-866-SEATCHECK desde los Estados Unidos para obtener ayuda para encontrar sillas para auto y dispositivos de sujeción adecuados para niños obesos.

TRANSPORTE EN SILLA DE RUEDAS

* Debe estar siempre orientada hacia delante.
* Dispositivo de sujeción de cuatro puntos fijado a la estructura principal de la silla de ruedas.
* El cinturón de cadera/hombro también debe utilizarse con el amarre de la silla de ruedas para fijar a la persona.
* Retire las bandejas durante el transporte.
* La silla de ruedas no debe reclinarse.

VIAJE AÉREO

- Asegúrese de que el asiento que esté utilizando esté aprobado por el Gobierno federal de los Estados Unidos para su uso en aeronaves y lleve una etiqueta que lo indique.
- No debe usarse en una fila de salida de emergencia.

AYUDAS DIVERSAS

COJINES DE REDISTRIBUCIÓN DE LA PRESIÓN

Alivian la presión del asiento sobre las tuberosidades isquiáticas.

MATERIALES ANTIDESLIZANTES

Colocados bajo los platos durante las comidas, bajo juguetes o dispositivos de comunicación, o en sillas o sillines de bicicleta para evitar resbalones.

CINTA KINESIOLÓGICA

Se utiliza para la alineación, el apoyo y la retroalimentación propioceptiva colocada directamente sobre la persona.

FÉRULAS NEUMÁTICAS

Férulas hinchables para articulaciones de las extremidades.

Permiten la colocación en extensión cuando no sea posible de forma activa.

ELEVADORES PARA TRASLADOS

- Se dispone de modelos que elevan solo al niño o al niño en silla de ruedas.
- Algunos pueden utilizarse para transferencias a la bañera.
- Tenga en cuenta los límites de peso.
- Necesidad de un amplio espacio en el piso para maniobrar el elevador.

EQUIPO RECREATIVO CON ADAPTACIONES

JUGUETES Y JUEGOS

Tabletas, ordenadores portátiles y dispositivos de pantalla similares, con diversas opciones de entrada y aplicaciones o juegos y soportes para tabletas que se fijan a las sillas de ruedas.

Los juguetes a pilas disponibles en el mercado (como vehículos, animales de peluche animados y ventiladores) pueden adaptarse para permitir su activación mediante interruptores especiales de muchos tipos (*véase* la sección sobre interruptores en relación con los métodos de acceso/interfaz para dispositivos de comunicación alternativos y aumentativos, ordenadores, controles ambientales y juguetes).

Cajas ocupadas adaptables con muchas funciones sensoriales y varios interruptores.

Las piezas de los juegos comerciales pueden adaptarse para facilitar su sujeción (pinceles, crayones y lápices de colores, pomos para rompecabezas, etc.).

Existen dispositivos adaptables para enrollar el troquel o utilizar hiladores.

Juguetes especialmente estimulantes para los sentidos táctil, vibratorio, auditivo y visual.

Hay un caballo balancín adaptado con asiento ajustable con soportes de posicionamiento y correas, así como pasamanos sólidos en lugar de dos asideros.

Mandos de videojuegos adaptables.

BICICLETAS Y TRICICLOS (FIG. 5-23)

Las bicicletas y triciclos disponibles en el mercado pueden adaptarse con accesorios como respaldos, cinturones de seguridad, correas para los pedales o esposas para los zapatos, pomos para la abducción de los muslos y manillares verticales más fáciles de sujetar para algunos niños; algunos triciclos disponibles en el mercado ofrecen opciones de accesorios para apoyar el tronco.

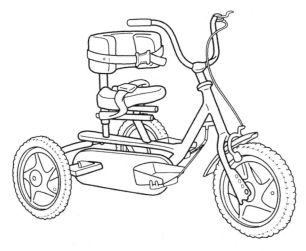

FIGURA 5-23 Triciclo.

Las bicicletas adaptadas especiales vienen con varios soportes para el tronco, la pelvis/cadera y los pies, pueden incluir ruedines para mayor apoyo y suelen ser más resistentes que las bicicletas comerciales del mismo tamaño.

Los triciclos adaptados también ofrecen numerosas funciones de adaptación.

Algunos ofrecen la opción de propulsión manual.

EQUIPO DEPORTIVO

Bolos: rampas especialmente diseñadas para el lanzamiento de la bola para usuarios de muletas, andadores o sillas de ruedas.

Juego de pelota: pelotas sonoras que avisan a los jugadores con afecciones visuales cuando se acerca la pelota.

Esquí: equipo especializado que permite esquiar sentado.

Baloncesto: sillas de ruedas deportivas ligeras, compactas y muy maniobrables.

Patinaje sobre hielo: empujadores, andadores de tubos de PVC.

Sillas de ruedas de playa con ruedas hinchables extragrandes para facilitar su transporte por la arena.

◼ DISEÑO UNIVERSAL

Modificación del entorno físico (incluida la arquitectura y los productos) para mejorar la accesibilidad de todas las personas; algunos ejemplos comunes son los siguientes.

DISEÑO DE ESTRUCTURAS DE VIVIENDAS Y EDIFICIOS

Rampas, ancho de las puertas, mecanismos de abertura de las puertas para facilitar la entrada y la salida.

Los subeescaleras (deslizadores de escaleras) permiten a un niño que utiliza muletas o andador o que se fatiga fácilmente al subir escaleras subirlas o bajarlas sentado; requieren un ayudante para activar y guiar el dispositivo.

Elevadores de escaleras para sillas de ruedas: permiten a un niño en silla de ruedas subir o bajar las escaleras en su propia silla de ruedas sin tener que trasladarse; el elevador se instala en la escalera.

Elevadores para sillas de ruedas.

Barras de sujeción, tiradores de puertas y manijas del fregadero fáciles de tomar.

Cuerda sujeta a la puerta para facilitar el cierre.

Duchas para sillas de ruedas.

Interruptores de la luz y enchufes situados a alturas accesibles.

DISEÑO DEL PATIO DE RECREO

Considere:

* Numerosas plazas de aparcamiento accesibles.
* Piso apto para sillas de ruedas, muletas y andadores que ayuda a proteger a los niños en caso de caídas.
* Gimnasios de juegos y pasamanos con ancho y altura adecuados para sillas de ruedas.
* Rampas de acceso a los gimnasios infantiles.
* Asientos especiales para columpios con respaldos, laterales y cinturones de seguridad de apoyo; también se adaptan a niños grandes.

DISEÑO UNIVERSAL PARA EL APRENDIZAJE (DUpA)

En la ley IDEA, el *diseño universal* se define como «*un concepto o filosofía para diseñar y suministrar productos y servicios utilizables por personas con la más amplia gama de capacidades*». Los proveedores utilizan el DUpA para:

* Crear entornos de aprendizaje y seleccionar materiales dirigidos a los intereses, capacidades y necesidades de todos los niños del programa.
* Utilizar experiencias multisensoriales y multimodales para favorecer el descubrimiento y el aprendizaje.
* Integrar estrategias individualizadas a lo largo del día.
* Ofrecer oportunidades para que los niños se expresen y participen en las actividades.
* Apoyar a los niños con discapacidad en entornos naturalmente inclusivos.

CONTROLES AMBIENTALES

Utilización de varios tipos de señales para la activación del dispositivo de forma sencilla para el usuario; algunos ejemplos habituales son los siguientes:

* Monitorización y controles de regulación en cama.
* Controles de electrodomésticos (luces, secador de pelo, ventilador, radio, aparatos de cocina, aire acondicionado o calefacción); se pueden manejar desde muchos metros de distancia; se controlan mediante el tacto, la activación por voz, el teclado o lectores visuales/auditivos.
* Controles de apertura de puertas y otras tecnologías domóticas.
* Tijeras operadas por baterías.
* Mandos a distancia por voz.
* Sistemas de acceso sin llave.
* Dispositivos de escucha asistida: dispositivos de telecomunicación para sordos, sistemas de amplificación.
* Interfaces informáticas.

DISPOSITIVOS DE COMUNICACIÓN ALTERNATIVA Y AUMENTATIVA

Considere:

* Capacidades motoras del niño para acceder a diversos dispositivos; qué parte del cuerpo o músculo específico se utilizará para activar un aparato; cómo se activará el dispositivo (es decir, contacto físico, activado por la voz, activado por la vista, etc.).
* Habilidades cognitivas del niño: causa y efecto, atención.
* Capacidad visual y auditiva.
* Competencias lingüísticas y de lectoescritura; la selección del lenguaje (PicSyms, alfabeto, palabras, etc.) más adecuado para el usuario es clave.

DISPOSITIVOS DE COMUNICACIÓN ESPECÍFICOS

Dispositivos electrónicos de salida (p. ej.: the Wolf, SpeakEasy y diversos dispositivos «parlantes» y «comunicadores») (fig. 5-24)

Paneles y chalecos de comunicación

Pizarras con imágenes (de alta o baja tecnología)

Sistemas de exploración visual (fig. 5-25)

Comunicadores de tipo reloj

Sistemas informáticos especializados

Programas de mecanografía por voz

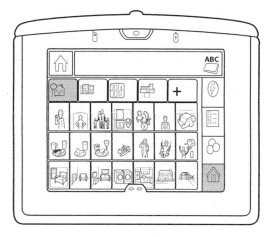

FIGURA 5-24 Dispositivo de comunicación.

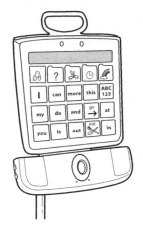

FIGURA 5-25 Sistema de exploración visual.

▨ INTERRUPTORES: MÉTODOS DE ACCESO E INTERFAZ PARA DISPOSITIVOS DE COMUNICACIÓN ALTERNATIVA Y AUMENTATIVA, ORDENADORES, CONTROLES AMBIENTALES Y JUGUETES

- Los interruptores son dispositivos que activan o desactivan señales eléctricas; pueden interactuar con cualquier aparato eléctrico o que funcione con pilas y están adaptados para corresponder a las capacidades específicas de un usuario que no puede acceder adecuadamente al equipo mediante el método de activación estándar; se utilizan para acceder a dispositivos de movilidad, ordenadores, dispositivos de comunicación, juguetes u otros elementos funcionales para la vida diaria.
- Los interruptores pueden ser de varios tipos: algunos están conectados a cables eléctricos, otros se sujetan a zonas del cuerpo del usuario con correas o anillas para tenerlos siempre a mano, y otros se montan en sillas de ruedas, bipedestadores u otros dispositivos.

Preguntas que deben plantearse durante la toma de decisiones relativas a los cambios (cuadro 5-2):

CAPÍTULO 5

CUADRO 5-2 Decisiones para elegir un interruptor

1. ¿Qué funciones/actividades quiere o necesita hacer el menor?
2. De qué movimientos dispone el menor:
   a. ¿Qué parte o partes del cuerpo puede la persona activar repetidamente de forma fiable (p. ej., la cabeza, la boca, una extremidad entera, parte de una extremidad, un dedo, un músculo aislado) sin fatiga excesiva?
3. ¿Cuál es la calidad del control del movimiento?
4. ¿Necesita la persona utilizar medios alternativos para activar un interruptor, como control óptico, control de la respiración, control activado por voz?
5. ¿Cuánta presión puede ejercer la persona sobre un interruptor (firme o ligera)?
6. ¿Qué tipo de movimiento es independiente: empujar, sujetar, tirar, deslizar, etc.?
7. ¿En qué zonas del cuerpo es más constante el control?
8. ¿Qué tamaño debe tener el interruptor para que la activación sea óptima?
9. ¿El interruptor debe ofrecer una función o varias?
10. ¿Está indicada una combinación de interruptores?
11. ¿Dónde se utilizará el interruptor?
12. ¿Viajará con el individuo o se quedará con el aparato?
13. ¿Debería ser inalámbrico?
14. ¿Cuál será la mejor posición para el usuario cuando utilice el interruptor? (tenga en cuenta la fatiga, los factores de estabilidad)

ENTRENAMIENTO PARA EL USO DE INTERRUPTORES

Puede implicar empezar con juegos sencillos de causa/efecto, libros, otros programas informáticos (cuándo activar el interruptor, aprender a elegir, tomar turnos, etc.), siguiendo la secuencia de desarrollo de adquisición de habilidades.

Cada niño debe tener repetidas oportunidades a lo largo del tiempo de probar diferentes tipos de métodos de acceso para encontrar el mejor método (o métodos) personal.

SELECCIÓN DE INTERRUPTORES PARA DIVERSAS ACTIVIDADES

Interruptores de contacto (fig. 5-26)

Interruptores extrasensibles: requieren una presión mínima/un toque muy ligero para activarse, como los interruptores de cinta, de hoja, sensibles a la presión, de respuesta de punta/inclinación, de placa extrafina y microligeros (fig. 5-27).

Interruptores que responden a microcontracciones/contracciones musculares.

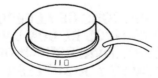

FIGURA 5-26 Interruptores de contacto.

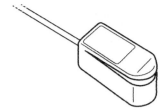

FIGURA 5-27 Interruptor ultraligero.

Pulsadores como botones grandes para personas con poca motricidad fina; en ángulo o planos.

Interruptores blandos con cubiertas de espuma o pelusa.

Interruptores basculantes y oscilantes.

Palanca de mando/interruptores de sujeción con opción de varias cubiertas superiores.

Trackballs.

Interruptores dobles, como balancines e interruptores neumáticos, que ofrecen dos respuestas.

Múltiples interruptores, como obleas y combinaciones de joystick-pad/pulsador que permiten numerosas respuestas.

Interruptores labiales y linguales.

Interruptores de control de la respiración/sorbo y soplo.

Interruptores activados por el movimiento del pie, la barbilla, las cejas o cualquier otra parte fiable del cuerpo.

Interruptores sin contacto

Interruptores controlados por infrarrojos/ópticos que pueden activarse de cerca o de lejos.

Interruptores con sensor de proximidad que responden al movimiento en un radio de 0.6 cm.

Activados por voz.

FUNCIONES ALTERNATIVAS DEL TECLADO PARA MEJORAR LA ACCESIBILIDAD

Botones/espacios extragrandes del teclado

Distribuciones de teclado personalizadas

Control del teclado con cinco dedos o una mano

Teclado con las teclas más utilizadas situadas en un lado

Protectores de teclas para evitar pulsaciones involuntarias

Teclados con contraste de color

Teclados más pequeños para mayor portabilidad

Combinaciones de teclado y ratón en pantalla o fuera de ella

ALTERNATIVAS AL USO DEL TECLADO PARA ACCEDER AL ORDENADOR

Reconocimiento de voz.

Exploración visual.

Activación cerebral (si las intenciones de la persona son claras y tiene una capacidad de comunicación básica).

Ratón controlado por la cabeza.

CAPÍTULO 5

6

CUESTIONES ADMINISTRATIVAS

La prestación eficaz de servicios y la documentación son preocupaciones importantes para los proveedores de fisioterapia. La fisioterapia para lactantes y niños se ofrece en diversos entornos, como hospitales, centros educativos públicos y privados, centros de rehabilitación, clínicas privadas y hogares. Dentro de estos entornos, suele haber varios niveles de atención basados en la gravedad de la afección, la finalidad del organismo que presta el servicio, las necesidades de la familia y la accesibilidad de la prestación de servicios. Se ha producido un cambio gradual en la forma de atender a las personas con discapacidad. En 1960, los niños discapacitados solían ser institucionalizados, y los cuidadores profesionales asumían el papel de custodios. Actualmente, se hace hincapié en incluir a los niños con discapacidad en todos los aspectos de la vida, con las adaptaciones necesarias. La prestación de servicios en entornos naturales, donde los niños sin discapacidades irían a la escuela o a la guardería, jugarían o participarían de otro modo en la sociedad y contribuirían a ella, se considera la mejor práctica. Los objetivos de este capítulo son revisar las cuestiones filosóficas, legislativas y normativas que influyen en la prestación de servicios; describir diversos entornos y modelos de prestación de servicios; y presentar información sobre los sistemas de documentación que se utilizan a menudo cuando se proporciona fisioterapia a niños con discapacidades dentro de este sistema contemporáneo de atención (fig. 6-1).

FILOSOFÍA

La fisioterapia pediátrica se basa en siete premisas principales que guían el diseño de la prestación de servicios y las intervenciones.

FAMILIA

La familia es la constante en la vida del menor. La intervención debe implicar a la familia en todos los niveles de la toma de decisiones, y los fisioterapeutas deben desarrollar una relación de colaboración con la familia (cuadro 6-1).

PRIMEROS 3 AÑOS

Los tres primeros años de vida son cruciales para el desarrollo del paciente. La interacción entre el menor y su entorno durante este período sienta las bases de su futuro desarrollo, aprendizaje y participación en la comunidad.

APRENDIZAJE ACTIVO DE LA NIÑEZ

Las necesidades e intereses del menor deben tenerse en cuenta a la hora de diseñar la intervención y la prestación de servicios. La participación del niño y su familia es necesaria para el éxito de la intervención, así como para la toma de decisiones sobre la prestación de servicios.

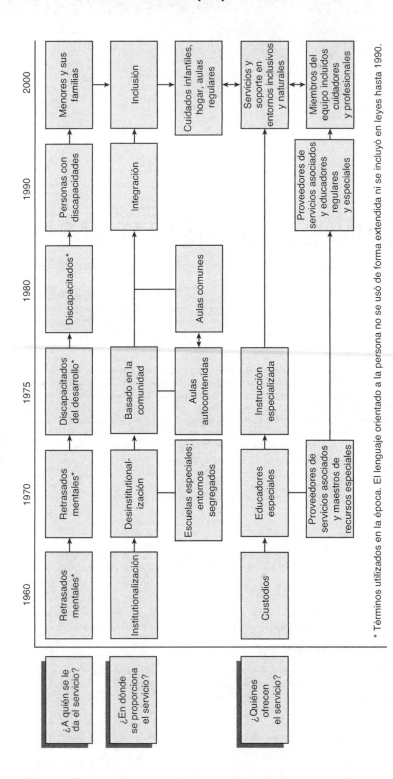

FIGURA 6-1 Cambios de paradigma en la prestación de servicios para niños con discapacidades del desarrollo.

CUADRO 6-1 Atención centrada en la familia

Definición de atención centrada en la familia

La atención centrada en la familia garantiza la salud y el bienestar de los niños y sus familias mediante una colaboración respetuosa entre la familia y los profesionales. Honra las fortalezas, las culturas, las tradiciones y la experiencia que cada uno aporta a esta relación. La atención centrada en la familia es la norma de la práctica, lo que se traduce en servicios de alta calidad.

Principios de la atención infantil centrada en la familia

La base de la atención centrada en la familia es la colaboración entre familias y profesionales. Los siguientes principios son clave para esta asociación:

1. Las familias y los profesionales trabajan juntos en el mejor interés del menor y la familia. A medida que el niño crece, asume un papel de socio.
2. Todos respetan las competencias y la experiencia aportadas a la relación.
3. Se reconoce que la confianza es fundamental.
4. La comunicación y el intercambio de información son abiertos y objetivos.
5. Los participantes toman decisiones juntos.
6. Existe voluntad de negociar.

Sobre la base de esta asociación, la atención centrada en la familia:

1. Reconoce a la familia como la constante en la vida del niño.
2. Aprovecha las fortalezas de la familia.
3. Apoya al niño para que aprenda y participe en su cuidado y en la toma de decisiones.
4. Honra la diversidad cultural y las tradiciones familiares.
5. Reconoce la importancia de los servicios comunitarios.
6. Promueve un abordaje individualizado y evolutivo de la prestación de servicios.
7. Fomenta el apoyo entre familias y entre iguales.
8. Apoya a los jóvenes en su transición a la edad adulta.
9. Desarrolla políticas, prácticas y sistemas favorables a la familia y centrados en ella.
10. Celebra los éxitos.

Family-centered care definition and principles created by the Maternal and Child Health Bureau in collaboration with families (2005). Rockville, MD. http://www.familyvoices.org/admin/work_family_centered/files/FCCare.pdf.

INTERVENCIÓN EN EVOLUCIÓN

La intervención tiene más éxito cuando se inicia lo antes posible y cuando el menor y la familia están dispuestos a participar activamente. La intervención cambiará, se adaptará y evolucionará con el tiempo para satisfacer las necesidades, prioridades, preocupaciones y recursos cambiantes del niño y la familia.

FACTORES EXTERNOS

Los factores externos, aunque sean temporales, pueden influir en el desarrollo de un niño. Estos factores, que incluyen la familia del menor, la cultura, el entorno, la situación socioeconómica, los recursos comunitarios y el sistema de servicios sociales, incluidos el financiamiento y el pago, deben tenerse en cuenta a la hora de diseñar la intervención.

Estrés tóxico

- Ocurre cuando un niño experimenta una adversidad fuerte, frecuente o prolongada (p. ej., maltrato físico o emocional, negligencia crónica, abuso de sustancias o enfermedad mental por parte del cuidador, exposición a la violencia o las cargas acumuladas de las dificultades económicas familiares) sin el apoyo adecuado de los adultos.
- Puede alterar el desarrollo de la arquitectura del cerebro y otros sistemas orgánicos y aumenta el riesgo de enfermedades relacionadas con el estrés y el deterioro cognitivo, en la edad adulta, especialmente si se produce de forma continuada.

- Cuantas más experiencias adversas se vivan en la infancia, mayor será la probabilidad de que se produzcan retrasos en el desarrollo y problemas de salud posteriores.
- Una relación adulta de apoyo y receptiva puede mediar en los efectos del estrés tóxico.

De: Center for the Developing Child, Harvard University.

PERSPECTIVA A LO LARGO DE LA VIDA

Considera todo el espectro de factores que afectan la salud y el bienestar del individuo en todas las etapas de la vida.

Incluye los factores sociales, económicos y medioambientales como las causas subyacentes de las desigualdades persistentes en la salud.

Destaca la necesidad de abordar todos los factores para mantener la salud y el bienestar de forma integral.

Reconoce:

- La influencia de los efectos ambientales, biológicos, económicos, conductuales, sociales y psicológicos en los resultados sanitarios a lo largo de la vida.
- Los posibles efectos acumulativos de estas influencias en los resultados sanitarios.
- La promoción de la salud y los esfuerzos de prevención deben dirigirse a las etapas de la vida y coordinarse a lo largo de la vida.
- Existe una relación entre las etapas de la vida.

COMPETENCIAS CULTURALES Y LINGÜÍSTICAS

Definición de competencia cultural

Conjunto de comportamientos, actitudes y políticas congruentes que confluyen en un sistema, en un organismo o entre profesionales y que permiten que ese sistema, ese organismo o esos profesionales trabajen eficazmente en situaciones interculturales. La *cultura* implica los patrones integrados del comportamiento humano, incluidos los pensamientos, las comunicaciones, las acciones, las costumbres, las creencias, los valores y las instituciones de un grupo racial, étnico, religioso o social. La *competencia* implica tener la capacidad para funcionar dentro de un contexto de pautas de comportamiento humano culturalmente integradas, tal como las define un grupo cultural concreto (cuadro 6-2).

CUADRO 6-2 Principios rectores de la competencia cultural

Organización
- Los sistemas y las organizaciones deben sancionar y, en algunos casos, imponer la incorporación del conocimiento cultural a la elaboración de políticas, las infraestructuras y la práctica.
- La competencia cultural abarca los principios de igualdad de acceso y prácticas no discriminatorias en la prestación de servicios.

Práctica y diseño de servicios
- La competencia cultural se consigue identificando y comprendiendo las necesidades y los comportamientos de búsqueda de ayuda de las personas y las familias.
- Las organizaciones culturalmente competentes diseñan y prestan servicios adaptados a las necesidades específicas de las personas, los niños, las familias, las organizaciones y las comunidades a las que atienden.
- En los sistemas de prestación de servicios, la práctica se rige por las opciones preferidas por los clientes, no por intervenciones culturalmente ciegas o culturalmente libres.
- Las organizaciones culturalmente competentes tienen un modelo de prestación de servicios que reconoce la salud mental como un aspecto integral e inseparable de la atención sanitaria primaria.

Participación de la comunidad
- La competencia cultural extiende el concepto de autodeterminación a la comunidad.
- La competencia cultural implica trabajar conjuntamente con redes naturales e informales de apoyo y ayuda dentro de comunidades culturalmente diversas (p. ej., asociaciones vecinales, cívicas y de defensa; grupos de comerciantes y alianzas locales/vecinales; organizaciones étnicas, sociales y religiosas; y líderes espirituales y curanderos).
- Las comunidades determinan sus propias necesidades.

CUADRO 6-2 Principios rectores de la competencia cultural *(continuación)*

---

* Los miembros de la comunidad participan plenamente en la toma de decisiones.
* Las comunidades deben beneficiarse económicamente de la colaboración.
* El compromiso comunitario debe dar lugar a una transferencia recíproca de conocimientos y competencias entre todos los colaboradores y socios.

Familia y consumidores
* Las distintas culturas definen la familia de manera diferente.
* La familia, tal como la define cada cultura, suele ser el principal sistema de apoyo y la intervención preferida.
* La familia o los consumidores son los que deciden en última instancia sobre los servicios y ayudas para sus hijos o para ellos mismos.

Del National Center on Cultural Competence, Georgetown University Center on Child and Human Development. Incluido con autorización del Georgetown University National Center for Cultural Competence, Georgetown University Center for Child & Human Development, Georgetown University Medical Center.

Definición de competencia lingüística

La capacidad de una organización y de su personal para comunicarse eficazmente y transmitir información de manera que sea fácilmente comprensible para diversos grupos, incluidas las personas con un dominio limitado del idioma, las que tienen un bajo nivel de alfabetización o no saben leer ni escribir, las personas con discapacidades y las sordas o con dificultades auditivas. La competencia lingüística requiere capacidad organizativa y de los proveedores para responder eficazmente a las necesidades de alfabetización en materia de salud general y salud mental de las poblaciones atendidas. Las organizaciones deben disponer de políticas, estructuras, prácticas, procedimientos y recursos específicos para apoyar esta capacidad (cuadro 6-3).

CUADRO 6-3 Principios rectores del acceso lingüístico

---

* Los servicios y ayudas se prestan en la lengua preferida o en el modo de prestación de la población atendida.
* Los materiales escritos se traducen, adaptan o proporcionan en formatos alternativos en función de las necesidades y preferencias de las poblaciones atendidas.
* Los servicios de interpretación y traducción cumplen todos los mandatos federales, estatales y locales que rigen el acceso lingüístico.
* Los consumidores participan en la evaluación del acceso lingüístico y otros servicios de comunicación para garantizar la calidad y la satisfacción.

De Goode & Jones (modificado 2009). National Center for Cultural Competence, Georgetown University Center for Child & Human Development. Incluido con autorización del Georgetown University National Center for Cultural Competence, Georgetown University Center for Child & Human Development, Georgetown University Medical Center.

CAPÍTULO 6

CUESTIONES LEGISLATIVAS
PANORAMA DE LA LEGISLACIÓN SOBRE DISCAPACIDAD

Véase la tabla 6-1.

LEGISLACIÓN ESPECÍFICA SOBRE EDUCACIÓN

Véase la tabla 6-2.

TABLA 6-1 Legislación federal de EE.UU. que afecta a las personas con discapacidad y sus familias

Fecha de promulgación	Número de ley pública	Nombre	Efecto
1963	PL 88-164	Mental Retardation Facilities and Community Mental Health Centers Construction Act	Ayuda financiera para la construcción de centros comunitarios para personas con retraso mental y enfermedades mentales, centros de investigación autorizados e instalaciones universitarias afiliadas
1963	PL 88-156	Enmiendas a Maternal and Child Health and Mental Retardation Planning	Creación del Programa de salud materno-infantil para mejorar la atención prenatal a mujeres de alto riesgo procedentes de familias con bajos ingresos
1965	PL 89-110	Voting Rights Act	Exige a los funcionarios electorales que permitan a una persona con discapacidad que alguien de su elección le ayude a votar y prohíbe otros requisitos basados en la capacidad para votar, como saber leer o escribir o haber estado escolarizado
1968	PL 90-480	Architectural Barriers Act	Exige que los edificios e instalaciones diseñados, construidos o modificados con fondos federales, o arrendados por una agencia federal, cumplan las normas federales de accesibilidad física
1970	PL 91-517	Enmiendas a Developmental Disabilities Services and Facilities Construction	Amplía la PL 88-164, que obliga a todos los estados a crear un consejo del gobernador sobre discapacidades del desarrollo. Las «discapacidades del desarrollo» sustituyen al «retraso mental»; cada vez hay más tipos de discapacidades (p. ej., PC) que pueden calificar para obtener los servicios
1972	PL 92-424	Enmiendas a Economic Opportunity Act	Head Start debe matricular al 10% de los niños discapacitados
1973	PL 93-112	Rehabilitation Act, sección 504	La primera legislación centrada en los servicios de rehabilitación para personas con discapacidades graves. La Sección 504 estableció la protección de los derechos civiles de todas las personas con discapacidad, prohibiendo a todos los beneficiarios de fondos federales discriminar a las personas con discapacidad. El artículo 504 se refiere específicamente a la realización de adaptaciones razonables
1975	PL 94-142	Education for All Handicapped Children Act	Los niños con discapacidades de entre 6 y 21 años deben tener acceso a una educación pública gratuita y apropiada (FAPE, *free and appropriate public education*) diseñada para atender sus necesidades únicas. Los estados podrían optar por atender a los niños de 3 a 5 años
1978	PL 95-602	Rehabilitation Comprehensive Services and Developmental Disability Act	Definió las «discapacidades del desarrollo» en términos funcionales e hizo hincapié en la gravedad y cronicidad de estas deficiencias funcionales. Áreas prioritarias para los Consejos estatales de discapacidades del desarrollo
1980	PL 96-247	Civil Rights of Institutionalized Persons Act	El objetivo es descubrir y corregir las deficiencias generalizadas que ponen en grave peligro la salud y la seguridad de los residentes de las instituciones, incluidos los centros de detención

Fecha de promulgación	Número de ley pública	Nombre	Efecto
TABLA 6-1 Legislación federal de EE.UU. que afecta a las personas con discapacidad y sus familias *(continuación)*			
1984	PL 98-435	Voting Accessibility for the Elderly and Handicapped Act	Exige que los colegios electorales sean físicamente accesibles para las personas con discapacidad en las elecciones federales o, si no están disponibles, que proporcionen medios alternativos para depositar el voto el día de las elecciones; exige a los estados que faciliten ayudas para el registro y la votación a los votantes discapacitados y de edad avanzada, incluida la información mediante teletipo/dispositivo de telecomunicación para sordos o dispositivos similares
1984	PL 98-527	Enmiendas a la Developmental Disabilities Act	Se modifica la finalidad de la Ley de discapacidades del desarrollo para garantizar que las personas reciban los servicios necesarios y establecer un sistema de coordinación y supervisión. Se añaden las definiciones de «independencia», «integración», «empleo con apoyo» y «actividades relacionadas con el empleo»
1986	PL 99-435	Air Carrier Access Act	Prohíbe la discriminación por parte de las compañías aéreas nacionales y extranjeras de las personas calificadas con deficiencias físicas o mentales. Solo se aplica a las compañías aéreas que prestan servicios regulares de alquiler al público. Los requisitos se refieren a la asistencia en el embarque, determinados elementos de accesibilidad en las aeronaves nuevas e instalaciones aeroportuarias nuevas o modificadas
1986	PL 99-457	Enmienda del Programa de intervención temprana para lactantes y niños pequeños con discapacidad a la Education of All Handicapped Children Act	Los estados pueden optar por prestar servicios y ayudas individualizados de intervención temprana a los lactantes y niños pequeños (desde el nacimiento hasta los 3 años) y a sus familias. Obliga a prestar servicios preescolares en virtud de la Parte B, Sección 610
1987	PL 100-146	Enmiendas a la Developmental Disabilities Assistance and Bill of Rights	Se revisan las áreas prioritarias de servicio y se añade el «servicio de apoyo familiar». Fondos destinados a la formación por parte de programas afiliados a la universidad en el ámbito de la intervención temprana para niños con discapacidades
1988	PL 100-430	Fair Housing Amendments Act (Título VIII de la Civil Rights Act de 1968)	Prohíbe la discriminación en materia de vivienda por motivos de raza, color, religión, sexo, discapacidad, situación familiar y origen nacional. La cobertura incluye la vivienda privada, la vivienda que recibe ayuda financiera federal y la vivienda de gobiernos estatales y locales. Trata el financiamiento, las prácticas de zonificación, el diseño de nuevas construcciones y la publicidad. Exige excepciones razonables en las políticas y operaciones para ofrecer a las personas con discapacidad igualdad de oportunidades en materia de vivienda

(continúa)

CAPÍTULO 6

TABLA 6-1 Legislación federal de EE.UU. que afecta a las personas con discapacidad y sus familias *(continuación)*

Fecha de promulgación	Número de ley pública	Nombre	Efecto
1988	PL 100-407	Technology-Related Assistance for Individuals with Disabilities Act	Proporciona fondos para ayudar a los estados a desarrollar programas de asistencia relacionados con la tecnología para personas con discapacidad; investigar cuestiones de financiamiento; establecer una red nacional de información y derivación
1990	PL 101-336	Americans with Disabilities Act (ADA)	Protege a todas las personas con discapacidad en los ámbitos del empleo, el transporte, los servicios públicos, los alojamientos públicos y las telecomunicaciones, independientemente de cómo se financien dichos servicios (públicos o privados). Estipulado que las empresas de más de 15 empleados y los comerciantes deben realizar adaptaciones/modificaciones razonables para garantizar el acceso
1993	PL 103-31	National Voter Registration Act «Motor Voter Act»	Obliga a los gobiernos estatales a permitir el registro de votantes al solicitar o renovar el permiso de conducir o los servicios sociales. Los programas deben proporcionar formularios de registro de votantes, ayudar a rellenar los formularios y enviar los formularios rellenados al funcionario estatal competente para las personas con discapacidad, según la necesidad
1994	PL 103-218	Enmiendas a la Technology-Related Assistance for Individuals Act	Financiamiento para apoyar el cambio de los sistemas y las actividades de promoción para ayudar a cada estado a desarrollar y aplicar un programa estatal integral de asistencia relacionada con la tecnología que responda a las necesidades de los consumidores, para personas con discapacidad de todas las edades
1994	PL 103-230	Enmiendas a la Developmental Disabilities Assistance and Bill of Rights	Las personas con discapacidad tienen derecho a la plena inclusión e integración en la vida económica, política, social, cultural y educativa. Definición de «dispositivo de tecnología de asistencia», «servicio de tecnología de asistencia», «actividades de desarrollo comunitario», «actividades de vida en comunidad», «apoyos comunitarios», «servicios de intervención temprana culturalmente competentes», «inclusión», etcétera
1996	PL 104-104	Telecommunications Act	Modificación de la Ley de Comunicaciones de 1934, por la que se exige a los fabricantes de equipos de telecomunicaciones y a los proveedores de servicios de telecomunicaciones que los equipos y servicios sean accesibles y utilizables por las personas con discapacidad
1996	PL 104-193	Personal Responsibility and Work Opportunity Reconciliation Act	La Asistencia Temporal a Familias Necesitadas (TANF) sustituyó a la Ayuda a Familias con Hijos Dependientes (AFDC). Redefine la discapacidad infantil y la elegibilidad para la Seguridad de Ingreso Suplementario. Disposiciones para ayudar a las familias a acceder a un empleo y conservarlo. Elimina la garantía de guardería
1998	PL 105-220	Workforce Investment Act	Se centra en satisfacer las necesidades de capacitación, educación y empleo de las empresas en cuanto a trabajadores calificados; establece centros de formación laboral de ventanilla única para personas con y sin discapacidad

TABLA 6-1 Legislación federal de EE.UU. que afecta a las personas con discapacidad y sus familias *(continuación)*

Fecha de promulgación	Número de ley pública	Nombre	Efecto
2002	PL 107-252	Help America Vote Act	Todas las jurisdicciones para las elecciones federales deben tener al menos un sistema de *votación accesible en cada colegio electoral que* proporcione el mismo nivel de privacidad que los sistemas no accesibles
2004	PL 108-446	Individuals with Disabilities Education Improvement Act	Aumenta la responsabilidad en la educación de los estudiantes con discapacidades; amplía los métodos para identificar a los estudiantes con dificultades específicas de aprendizaje; garantiza la calificación adecuada del personal de educación especial y de intervención temprana
2008	PL 110-325	ADA Amendments Act	Ampliación de la definición de «discapacidad»; inclusión del TDAH y la dislexia como ejemplos de deficiencias; inclusión de las funciones corporales principales (neurológicas, digestivas y respiratorias) como actividades vitales principales

PC: parálisis cerebral; TDAH: trastorno por déficit de atención con hiperactividad.

TABLA 6-2 Legislación federal de EE.UU. que afecta la educación de los alumnos con discapacidad

Fecha de promulgación	Número de ley pública	Nombre	Efecto
1975	PL 94-142	Education of All Handicapped Children Act	Proporciona un marco para la educación especial de niños discapacitados de entre 6 y 21 años (Parte B). Garantías: educación pública gratuita y apropiada (EPGA); educación especial y servicios relacionados; programa educativo individualizado (PEI) por escrito; derechos de debido proceso, rechazo cero y colocación en el entorno menos restrictivo (EMR)
1986	PL 99-457	Education of All Handicapped Children Act	Ampliación de las garantías de la Parte B a los niños de 3 a 5 años. Estableció un programa discrecional de intervención temprana (Parte H, ahora Parte C) para lactantes y niños pequeños (desde el nacimiento hasta los 3 años) y sus familias. Hace hincapié en los servicios y ayudas en entornos naturales. Obliga a elaborar un plan individualizado de servicios familiares (PISF) para todos los lactantes y niños pequeños que reúnan los requisitos necesarios y sus familias
1991	PL 102-119	Individuals with Disabilities Education Act (IDEA)	Cambio de nombre del PL 94-142, la Ley de educación para todos los niños discapacitados; cambio del lenguaje de la Ley a la lengua materna de las personas

(continúa)

TABLA 6-2 Legislación federal de EE.UU. que afecta la educación de los alumnos con discapacidad (continuación)			
Fecha de promulgación	**Número de ley pública**	**Nombre**	**Efecto**
1997	PL 105-17	Enmiendas a la IDEA	Obliga a los estados a establecer objetivos e indicadores de rendimiento para todos los estudiantes, incluidos los discapacitados; incluye a los estudiantes discapacitados en las evaluaciones estatales de rendimiento. El PEI debe explicar en qué medida el niño no participa en las actividades educativas ordinarias con alumnos sin discapacidades. La mediación debe ponerse a disposición de las familias. Obliga a los estados a controlar la desproporción racial en la identificación y colocación de los alumnos con discapacidad. Refuerza los entornos naturales como escenarios de servicios para la intervención temprana. Hace hincapié en la planificación de la transición
2004	PL 108-446	Individuals with Disabilities Education Improvement Act	Se añaden los principios de la Ley de TA de 1998, los Servicios de Intervención Temprana (SIT) y la Respuesta a la Intervención (RI)

*TA: tecnología de asistencia.

Ley Individuals with Disabilities Education Act (IDEA)

Describe los requisitos de los servicios de educación especial e intervención temprana (IT) para lactantes y niños pequeños y estudiantes con discapacidades (tablas 6-3 y 6-4).

La ley y los reglamentos subsiguientes describen tres categorías de servicio relacionadas con la edad.

Servicios de educación especial: Parte B

- Servicios prestados a niños de 6 a 21 años.
- Exige que todos los estados proporcionen una educación pública gratuita y apropiada (FAPE, *free and appropriate public education*) a todos los niños con discapacidades, tal y como se describe en la IDEA.
- La educación de cada niño sigue el plan elaborado por el equipo y documentado en el programa educativo individualizado (PEI).
- La fisioterapia es un servicio de apoyo educativo especializado (servicio afín) y, como tal, se proporciona para ayudar y apoyar el PEI.
- Los alumnos reciben los servicios adecuados en el entorno menos restrictivo (EMR): entornos en los que los alumnos no discapacitados reciben la educación adecuada; acceso al plan de estudios de educación general o a cualquier otro programa al que accederían los compañeros no discapacitados.
- Los estudiantes deben recibir ayudas y servicios complementarios para garantizar la FAPE, a menos que el PEI requiera algún otro acuerdo.

Servicios preescolares: Sección 619 de la Parte B

Servicios prestados a niños de 3 a 5 años.

Exigir que se establezca un plan de transición específico para los niños de 5.5 años con el fin de prepararlos para los servicios en edad escolar, que pueden incluir servicios de la Parte B o servicios de la Sección 504.

Parte B: dos grupos de niños tienen derecho a recibir servicios en virtud de la Parte B:

- Edad escolar: de 6 a 21 años.
  - Discapacidades múltiples y sordoceguera, discapacidades intelectuales, deficiencias auditivas (incluida la sordera), deficiencias del habla o del lenguaje, deficiencias visuales (incluida la ceguera), trastornos emocionales graves (denominados en este capítulo «trastornos emocionales»), deficiencias ortopédicas, autismo, lesiones cerebrales traumáticas, otras deficiencias de salud o trastornos específicos del aprendizaje.
  - A discreción del estado, los niños que presenten retrasos en el desarrollo físico, cognitivo, comunicativo, social/emocional o adaptativo hasta la edad de 9 años y
  - Que necesitan educación especial y servicios afines.

TABLA 6-3 Diferencias entre los programas de intervención temprana y los de educación especial

Característica	Parte C: Intervención temprana	Parte B: Educación especial y servicios afines
Modelo de programa	Centrado en la familia	Centrado en el niño
Objetivo de la evaluación	Determinar la admisibilidad Situación actual	Determinar la admisibilidad Decisiones de programación y colocación Desarrollo del PEI
Evaluación	Informar sobre programación	Componente del proceso de evaluación y desarrollo del PEI Incluir a los alumnos con discapacidad en las evaluaciones estatales de rendimiento
Evaluación familiar	Voluntaria, para identificar las preocupaciones, prioridades y recursos (PPR) de la familia en relación con el niño	(No incluida)
Servicios	Amplia variedad (médicos, terapéuticos, educativos y psicosociales)	Instrucción y servicios especializados de apoyo a la instrucción (servicios afines) necesarios para beneficiarse de la educación especial
Revisión	Cada 6 meses	Anualmente
Ubicación de los servicios	A escala comunitaria Entornos naturales	En la escuela Entorno menos restrictivo
Responsabilidad de la agencia	Variable	Educación
Participación de los padres	Miembro integral e igualitario del equipo	Participante
Documento de planificación	PISF	PEI

PEI: *programa educativo individualizado;* PISF: *plan individualizado de servicio familiar.*

- Preescolar: niños de 3 a 5 años:
  - Discapacidades múltiples y sordoceguera, discapacidades intelectuales, deficiencias auditivas (incluida la sordera), deficiencias del habla o del lenguaje, deficiencias visuales (incluida la ceguera), trastornos emocionales graves (denominados en este capítulo «trastornos emocionales»), deficiencias ortopédicas, autismo, lesiones cerebrales traumáticas, otras deficiencias de salud o trastornos específicos del aprendizaje.
  - A discreción del estado, los niños que presenten retrasos en el desarrollo físico, cognitivo, comunicativo, social/emocional o adaptativo hasta los 9 años de edad *y*
  - Que necesitan educación especial preescolar y servicios afines.

Intervención temprana: Parte C

Servicios para niños desde el nacimiento hasta los 3 años.

El equipo establece los resultados con base en las preocupaciones, prioridades y recursos de la familia (PPR).

El plan de servicios se documenta en el plan individualizado de servicios familiares (PISF).

Exige que se establezca un plan de transición específico para los niños de 2.5 años con el fin de preparar su salida de la Parte C a los 3 años.

Los fisioterapeutas son proveedores de servicios primarios; por lo tanto, un niño puede recibir fisioterapia independientemente de otros servicios.

Parte C: lactantes y niños pequeños que:

- Presentan retrasos en el desarrollo (según la definición estatal) cognitivo, físico, comunicativo, social/emocional o adaptativo *o*
- Padecen una enfermedad diagnosticada con una alta probabilidad de provocar un retraso en el desarrollo *o*
- Están «en riesgo» de retraso del desarrollo a discreción del estado *y*
- Que necesitan IT.

Ley Technology-Related Assistance for Individuals with Disabilities Act

Autoriza a los estados a crear un sistema estatal de asistencia tecnológica para niños con discapacidades.

TABLA 6-4 Comparación de la Parte B y la Parte C de la Ley de Educación para Personas con Discapacidades (IDEA)

Parte C	Parte B

Servicios

Los servicios de intervención temprana documentados en los planes individualizados de servicios familiares (PISF) incluyen, entre otros, los siguientes:

- Tecnología de asistencia
- Audiología
- Identificación, cribado y evaluación tempranos
- Formación y asesoramiento familiar
- Servicios sanitarios
- Servicios médicos (con fines de diagnóstico)
- Enfermería
- Nutrición
- Terapia ocupacional
- Fisioterapia
- Psicología
- Coordinación de servicios
- Trabajo social
- Instrucción especial
- Logopedia
- Transporte
- Servicios visuales

Los servicios de educación especial y de apoyo a la instrucción especializada documentados en el programa educativo individualizado (PEI) incluyen, entre otros, los siguientes:

- Tecnología de asistencia
- Audiología
- Servicios de asesoramiento
- Servicios médicos (con fines de diagnóstico)
- Terapia ocupacional
- Orientación y movilidad
- Asesoramiento y formación de los padres
- Fisioterapia
- Psicología
- Recreación
- Salud escolar
- Logopedia
- Transporte

Planes

PISF:

- Niveles actuales de desarrollo del niño
- Evaluación dirigida por la familia de las PPR de la familia
- Los principales resultados que se espera que alcancen el niño y la familia, y los criterios, procedimientos y plazos utilizados para determinar los progresos o la necesidad de modificaciones
- Servicios específicos de intervención temprana necesarios para alcanzar los resultados, entre los que se incluyen:
  * Frecuencia, intensidad, ubicación y método de prestación de los servicios; acuerdos de pago, en su caso; otros servicios no exigidos por esta ley pero necesarios para el niño, y medidas para obtener estos servicios de otras fuentes
  * Fechas previstas para el inicio de los servicios y su duración prevista
- Nombre del coordinador del servicio
- Declaración de los entornos naturales en los que se prestarán los servicios de intervención temprana

PEI:

- Nivel de rendimiento escolar actual del alumno
- Objetivos anuales, incluidos los objetivos pedagógicos a corto plazo
- Educación especial específica, servicios especializados de apoyo a la enseñanza, ayudas y apoyos complementarios que se proporcionarán al niño, y la medida en que el niño podrá participar en programas de educación ordinaria
- Fechas de inicio de los servicios y su duración prevista
- Criterios objetivos adecuados y procedimientos y calendarios de evaluación para determinar, al menos anualmente, si se están logrando los objetivos de instrucción a corto plazo

Servicios de transición

- A discreción local o estatal, y con el consentimiento de la familia, los niños de 3 a 5 años pueden tener un PISF o un PEI, siempre que se cumplan los requisitos del PEI
- Medidas que deben adoptarse para apoyar la transición del niño que abandona la Parte C a los 3 años y

- A los 16 años, todos los alumnos tendrán un plan por escrito explícito de transición al empleo o a la educación postsecundaria

TABLA 6-4 Comparación de la Parte B y la Parte C de la Ley de Educación para Personas con Discapacidades (IDEA) *(continuación)*	
Parte C	**Parte B**

Inclusión

Entorno natural:	Entorno menos restrictivo:
«En la mayor medida posible, [los servicios] se prestan en entornos naturales, incluidos el hogar y los entornos comunitarios [...] en los que participan los niños sin discapacidades»	«En la mayor medida posible, los niños con discapacidades, ... se eduquen con niños que no están discapacitados, y que las clases especiales, la escolarización separada u otro tipo de separación de los niños con discapacidades del entorno educativo ordinario se produzca solo cuando la naturaleza o gravedad de la discapacidad sea tal que la educación en clases ordinarias con el uso de ayudas y servicios complementarios no pueda lograrse satisfactoriamente»

Agencia principal

Agencia principal designada por el gobernador	Agencia estatal de educación

Paneles consultivos

Consejo de Coordinación Interinstitucional:	Grupo consultivo estatal sobre educación especial:
• Nombrado por el gobernador	• Nombrado por el gobernador
• Un mínimo de 15 miembros y un máximo de 25 (salvo autorización)	• Entre sus miembros figuran:
• Entre sus miembros figuran:	* Consumidores
* 20% padres	* Padres
* 20% profesionales	* Profesores
* 1 legislador	* Administradores de educación especial
* 1 representante de la enseñanza superior	* Funcionarios estatales y locales
* 1 representante de la agencia estatal de educación	
* Representante del programa de 3 a 5 años	
* 1 representante estatal de seguros	
* El gobernador puede nombrar al presidente de entre los miembros, o puede hacer que los miembros lo designen; ningún representante de la agencia principal puede actuar como presidente	
• Creación de un Consejo Federal de Coordinación Interinstitucional	

Costo para los padres

El estado debe establecer una escala móvil de tarifas si la ley estatal lo permite; sin embargo, no se puede negar a las familias los servicios por no poder pagar; algunos servicios deben prestarse sin costo alguno:	Sin costo para los padres (EPGA) Con la autorización de los padres, se pueden facturar a Medicaid y a otras aseguradoras los servicios médicamente relacionados, como la fisioterapia
• Hallazgo infantil	
• Evaluación y valoración	
• Coordinación de servicios	
• Desarrollo y revisión del PISF	
• Garantías de procedimiento	
Si el Estado proporciona EPGA desde el nacimiento, todos los servicios de IT serán gratuitos	

EPGA: educación pública gratuita y apropiada; IT: intervención temprana; PPR: preocupaciones, prioridades y recursos.

CAPÍTULO 6

Ley Vocational and Applied Technology Education Act de Carl D. Perkins

Exige que los niños con discapacidades reciban educación vocacional en el EMR.

Educación vocacional y el PEI:

* Según proceda, para satisfacer las necesidades individuales, los resultados y los objetivos profesionales del estudiante.
* Con base en la información adecuada, recopilando valoraciones y evaluaciones.
* Especialmente importante a la hora de planificar la transición.

DERECHOS CIVILES

Ley Americans with Disabilities Act (ADA)

Garantizar a las personas con discapacidad la igualdad de acceso y los ajustes razonables en el empleo, la educación y los servicios en los sectores público y privado.

Prohíbe los criterios de elegibilidad que excluyan o tiendan a excluir a las personas con discapacidad.

Prohíbe el uso de programas separados, especiales o diferentes, específicos para personas con discapacidad, con el fin de restringir su participación en actividades generales integradas e inclusivas.

Enmienda a la Ley de Rehabilitación de 1992

Garantiza que la persona atendida participe en la elaboración del plan de rehabilitación individual por escrito (PRIE).

Se aclara que los servicios de rehabilitación profesional incluyen la asistencia personal, la transición y el empleo con apoyo.

El artículo 504 se aplica a los niños con dificultades de aprendizaje que no reúnen los requisitos para recibir servicios de educación especial, pero que necesitan adaptaciones para beneficiarse del plan de estudios en el EMR.

LEGISLACIÓN MÉDICA

Ley Catastrophic Coverage Act

Permite a los estados obtener fondos limitados de Medicaid para los servicios descritos en el PEI o el PISF del niño.

Ley Omnibus Budget Reconciliation Act (OBRA)

Amplía los servicios de detección temprana y periódica, diagnóstico y tratamiento.

Permite utilizar fondos de Medicaid para tratamientos médicamente necesarios.

Children's Health Insurance Program (CHIP)

Proporciona cobertura sanitaria de bajo costo a los niños de familias que ganan demasiado dinero para tener derecho a Medicaid.

Algunos estados cubren a las mujeres embarazadas.

Cada estado ofrece cobertura CHIP y colabora estrechamente con su programa estatal de Medicaid.

Ley Affordable Care Act (ACA)

Ampliación del derecho a Medicaid a discreción de los estados.

Paquete de prestaciones esenciales.

Prohibición de denegar la cobertura por enfermedades preexistentes.

PRESTACIÓN DE SERVICIOS

FUERZAS QUE CONTROLAN LA PRESTACIÓN DE SERVICIOS

Centradas en el sistema: las fortalezas y las necesidades del sistema impulsan la prestación de servicios.

Centradas en el niño: las fortalezas y las necesidades del menor impulsan la prestación de servicios.

Centradas en la familia: las fortalezas y las necesidades de la familia impulsan la prestación de servicios.

ENTORNOS DE PRESTACIÓN DE SERVICIOS

Un niño discapacitado o con riesgo de desarrollar una discapacidad debido a complicaciones ambientales o biológicas suele recibir fisioterapia durante muchos años y en muchos entornos.

Aunque la intervención se personaliza para satisfacer las necesidades únicas de cada niño y su familia, el objetivo de la intervención y el diseño de un plan de intervención suelen estar relacionados con el entorno de prestación de servicios.

Hospital

Comisión Conjunta:

- Acredita y certifica organizaciones y programas sanitarios.
- Los terapeutas siguen determinados criterios de acreditación en materia de documentación, seguridad, entrenamiento, normas de actuación, etcétera.

Unidad de cuidados intensivos neonatales

Los servicios proporcionan apoyo al desarrollo del lactante.

Los programas de posicionamiento, las adaptaciones del entorno y la incorporación de actividades neuromotoras a las rutinas diarias de los cuidadores son estrategias primordiales.

Se hace especial hincapié en la colaboración con las enfermeras y el personal médico para reducir al mínimo la manipulación del lactante y el estrés fisiológico.

Cuidados agudos pediátricos (incluidos cuidados intensivos)

Los servicios disminuyen el dolor y las molestias, reducen los efectos sobre la función de una enfermedad o lesión aguda y preparan al niño para el alta.

El modelo tradicional unidisciplinario y médico de prestación de servicios es habitual, aunque pueden utilizarse modelos de pequeños equipos multidisciplinarios.

Los planes de tratamiento específicos para cada disciplina son habituales.

Centro de rehabilitación

Servicios de rehabilitación integrales e intensivos con un enfoque multidisciplinario.

Se hace hincapié en la mejora de las capacidades funcionales a través del ejercicio, la actividad y la tecnología de asistencia.

Consultas externas

Suelen ser servicios de corta duración para niños que se recuperan de una enfermedad o lesión aguda.

Para los niños con discapacidades de larga duración, el tratamiento ambulatorio en el hospital suele ser un servicio de transición mientras se consiguen servicios comunitarios.

Intervención temprana

Los servicios se describen en la Parte C de la IDEA.

Para niños desde el nacimiento hasta los 3 años.

Puede abarcar los servicios necesarios para la transición de la UCIN, la UCIP, las unidades de cuidados transitorios y el domicilio.

Los servicios se centran en la familia y se prestan en entornos naturales.

Describe un sistema de cuidado que promueve la inclusión del niño en actividades y rutinas que ocurren de forma natural en lugar de un entorno de cuidado.

Requiere la colaboración entre proveedores de servicios y la cooperación interinstitucional:

- Evita la duplicación de servicios.
- Promueve la coherencia entre los proveedores de asistencia.

La fisioterapia es uno de los principales proveedores de servicios:

- Puede ser un único servicio.

PISF:

- Planes de asistencia basados en resultados.
- Metas y objetivos terapéuticos específicos derivados de los resultados mediante una estrategia de evaluación descendente (*véase* fig. 3-2B del cap. 3).

Educación

Educación especial

Servicios basados en la educación diseñados para niños con una discapacidad que afecta sus logros educativos, rendimiento o participación en el plan de estudios en el EMR.

Los servicios se describen en la Parte B de la ley IDEA.

La fisioterapia se considera un servicio relacionado o un servicio especializado de apoyo a la enseñanza (SEAE).

Servicio diseñado y prestado de forma que permita al niño beneficiarse de la educación especial dentro del EMR.

• Los planes terapéuticos deben apoyar la aplicación del PEI.
• Sistema integrado de prestación de servicios en el marco de actividades y rutinas escolares naturales.
    • Los terapeutas cooperan, colaboran y consultan con diversos miembros que conforman el personal de los servicios educativos.

Práctica privada

Consultorio independiente, propiedad del terapeuta o gestionado por este:

• Clínicas independientes
• Relaciones contractuales con entidades para la prestación de servicios

Los terapeutas asumen la responsabilidad de prestar servicios con arreglo a las limitaciones legislativas y reglamentarias del entorno de prestación de servicios.

Por lo general, prestan servicios en virtud de dos tipos de acuerdo contractual: directamente con la familia del niño o con una organización proveedora de servicios (agencia educativa local, hospital, programa de IT, etc.) (tabla 6-5).

TABLA 6-5 Factores que pueden influir en la condición de empleado o contratista

Factor	Empleado	Contratista
Baja/renuncia	Suponiendo que no exista contrato laboral, el despido o la dimisión de una persona antes de la finalización de su trabajo no constituiría un incumplimiento	El despido o la dimisión de una persona antes de la finalización del trabajo supondría un incumplimiento del contrato
Materiales para prestar servicios	El empresario proporciona todo el material necesario	El individuo proporciona sus propias herramientas, materiales o equipo a menos que se acuerde de otra manera
Ubicación de los servicios	Realizados en las instalaciones del empresario o donde este lo ordene	A menos que se acuerde lo contrario, la persona no está obligada a trabajar en las instalaciones del empresario
Pago de servicios	El individuo recibe un salario fijo	El individuo recibe un pago por su trabajo; tiene la posibilidad de sufrir una pérdida
Personal de apoyo	Proporcionado a discreción del empresario si es necesario/adecuado	Se permite a una persona emplear asistentes, con derecho exclusivo a supervisarlos y delegar en ellos
Relación	El individuo mantiene una relación continua con el empresario	Se contrata a una persona para realizar un trabajo específico
Objeto del contrato	Trabajo	Producto (servicio)
Desarrollo profesional	El empresario ofrece oportunidades de capacitación formal o informal	El contratista es responsable de participar en la formación
Horas de trabajo	Establecido por el empresario	El individuo determina cuándo se realizará el trabajo
Informes	La persona debe presentar informes periódicos orales o escritos al empresario	El individuo debe rendir cuentas del servicio pero no del tiempo

PRIVACIDAD Y CONFIDENCIALIDAD

La información sobre salud, educación y otros datos personales es información protegida, y compartirla requiere una autorización específica.

Criterios para compartir información sobre niños/estudiantes descritos en dos sistemas (tabla 6-6).

TABLA 6-6 Diferencias clave entre la Ley de Portabilidad y Responsabilidad del Seguro Médico (HIPAA) y la Ley de Derechos Educativos y Privacidad de la Familia (FERPA)	
HIPAA	• Aborda la información sanitaria protegida (ISP)
	• Servicios sanitarios prestados no relacionados con la educación del alumno
	• Exige el consentimiento por escrito de uno de los progenitores o de un hijo que reúna los requisitos (de 18 años *o* que asista a una institución de enseñanza postsecundaria a cualquier edad) antes de la divulgación de historiales médicos o de información personal identificable procedente de ellos mismos
	• La escuela es privada y no recibe ningún financiamiento federal *y* facturan electrónicamente para ser reembolsados. La HIPAA no se aplica si no hay facturación electrónica
	• El estudiante recibe servicios sanitarios en un hospital afiliado a una universidad sujeta a la FERPA. Los expedientes hospitalarios estarían sujetos a la HIPAA en cuanto a protección y acceso
FERPA	• Protege la privacidad de los expedientes académicos de los estudiantes. Se aplica a todas las escuelas que reciben fondos federales para la educación: la mayoría de las escuelas y distritos escolares públicos; la mayoría de las instituciones públicas de enseñanza postsecundaria, incluidas las escuelas médicas y profesionales
	• Exige el consentimiento por escrito de uno de los padres o de un estudiante elegible (de 18 años *o* que asista a una institución postsecundaria a cualquier edad) antes de la divulgación de los registros de educación, o la divulgación de información de identificación personal de los registros. Los expedientes académicos son expedientes que:
	• Se relacionan directamente con el estudiante
	• Son mantenidos por una agencia o institución educativa o por una parte que actúe en nombre de la agencia o institución
	• En la enseñanza primaria y secundaria, los historiales médicos (incluidos los historiales de vacunación) se consideran historiales escolares
	• La información amparada por la FERPA puede compartirse sin el consentimiento previo de los padres o del alumno elegible:
	• Cuando se divulga a funcionarios escolares que se determina que tienen un «interés educativo legítimo» en la información. Sin embargo, la escuela debe haber identificado a esas personas (administradores, profesores, entrenadores, etc.) e informar a los padres de las personas que podrían tener acceso a la información
	• El alumno tiene intención de matricularse en el centro que solicita información
	• En relación con la ayuda financiera que el estudiante haya solicitado o recibido
	• Para los centros de enseñanza postsecundaria
	• En caso de emergencia sanitaria o de seguridad
	• Para cumplir una orden judicial o una citación legalmente emitida

COMPOSICIÓN DEL EQUIPO

Se aboga por la prestación de servicios en equipo para satisfacer las diversas necesidades del niño.

Los equipos están formados por dos o más personas que intervienen (tabla 6-7).

La familia es siempre un miembro más del equipo. Su participación puede variar en función de las Preocupaciones, Prioridades y Recursos.

Funciones de los miembros del equipo

Las funciones de los miembros del equipo deben:

*   Basarse en el trabajo en equipo sustentado en objetivos y propósitos comunes.
*   Estar en consonancia con sus respectivas competencias, conocimientos, formación y certificación/licencia para realizar las tareas para las que están cualificados.

- Ser complementarios, sinérgicos y sustentarse en prácticas basadas en evidencia.
- Dar lugar a oportunidades equitativas para el menor que recibe los servicios, especialmente la participación en las actividades y entornos de la clase/escuela, el acceso a la instrucción impartida por profesores altamente calificados y educadores especiales, el acceso al plan de estudios y a la instrucción de educación general, el acceso a los apoyos necesarios, el acceso y la inclusión en programas y actividades basados en la comunidad.
- Contribuir a resultados positivos para los niños.

Adaptado de: Giangreco, M. F., Suter, J. C., & Graf, V. (2011). Roles of team members supporting students with disabilities in inclusive classrooms. In M. F. Giangreco, C. J. Cloninger, & V. S. Iverson, *Choosing Outcomes and Accommodations for Children (COACH): A Guide to Educational Planning for Students with Disabilities* (3rd ed., pp. 197–204). Baltimore, MD: Paul H. Brookes.

TABLA 6-7 Equipos de prestación de servicios

	Multidisciplinario	Interdisciplinario	Transdisciplinario
Filosofía rectora	Los miembros del equipo reconocen la importancia de las contribuciones de otras disciplinas	Los miembros del equipo están dispuestos y son capaces de desarrollar, compartir y responsabilizarse de la prestación de servicios que forman parte del plan de servicio total	Los miembros del equipo se comprometen a enseñar, aprender y trabajar juntos más allá de los límites disciplinarios para aplicar un plan de servicio unificado
Examen, evaluación, valoración	Cumplimentados por separado por los miembros del equipo	Cumplimentado por separado por los miembros del equipo	Los miembros del equipo y la familia realizan juntos una evaluación exhaustiva del desarrollo
Participación de las familias	La familia se reúne con cada uno de los miembros del equipo	La familia se reúne con el equipo o su representante	Los miembros de la familia son miembros plenos, activos y participativos del equipo
Desarrollo del plan de servicios	Los miembros del equipo elaboran planes separados para sus disciplinas	Los miembros del equipo comparten sus planes por separado	Los miembros del equipo, incluida la familia, elaboran un plan de servicios basado en las PPR de la familia
Aplicación del plan de servicios	Los miembros del equipo aplican la parte del plan de servicio relacionada con su disciplina	Los miembros del equipo aplican su sección del plan e incorporan otras secciones según proceda	Se asigna un proveedor de servicios primario (PSP) para aplicar el plan con la familia
Responsabilidad del plan de servicio	Los miembros del equipo son responsables de aplicar sus secciones del plan	Los miembros del equipo son responsables de compartir la información entre ellos y de aplicar su parte del plan	Los miembros del equipo son responsables de la aplicación del plan por parte del PSP
Líneas de comunicación	Líneas informales	Reuniones periódicas del equipo para casos específicos	Reuniones periódicas del equipo en las que se compartan continuamente información, conocimientos y habilidades entre los miembros del equipo
Desarrollo del personal	Independientes y dentro de sus disciplinas	Independientes dentro y fuera de sus disciplinas	Un componente integral es el aprendizaje interdisciplinario y la creación de equipos

PPR: preocupaciones, prioridades y recursos.

ABORDAJE DE LA PRESTACIÓN DE SERVICIOS (TABLA 6-8)

TABLA 6-8 Abordaje de la prestación de servicios			
Prevención	**Promoción**	**Remediación**	**Compensación**
Intervención planificada para prevenir los efectos de factores biológicos o ambientales sobre el desarrollo o los sistemas musculoesquelético, neurológico, cardiopulmonar o tegumentario	Intervención diseñada para promover la adquisición de habilidades motoras, actividades de la vida diaria u otras habilidades relevantes. Los proveedores crean un entorno que fomenta el desarrollo de habilidades en el marco de actividades que se desarrollan de forma natural	Intervención para mejorar los componentes del movimiento y facilitar la adquisición de los hitos del desarrollo u otras actividades motoras perdidas a causa de lesiones, enfermedades o insultos biológicos. Las estrategias están diseñadas para aliviar los problemas, deficiencias y limitaciones funcionales detectados	Minimiza los efectos de una discapacidad mediante el uso de dispositivos externos o tecnología de asistencia o la instrucción en habilidades compensatorias para promover el funcionamiento. Se hace hincapié en el diseño de una estrategia para promover la realización de una tarea o la participación en una actividad

MODELOS DE PRESTACIÓN DE SERVICIOS

Aislado

Tratamiento por un terapeuta de los déficits y necesidades identificados fuera del entorno natural del niño (clínica, aula separada, zona separada dentro de la clase), independientemente de otros servicios o apoyos.

Por lo general, un tratamiento directo.

El abordaje suele ser correctivo.

Integrado

Terapia en el marco de actividades y rutinas naturales.

En consonancia con el mandato del EMR y de entorno natural de la ley IDEA.

Colaboración entre los miembros del equipo.

Directo

Estrategias terapéuticas diseñadas por terapeutas que no pueden delegarse en otros de forma segura.

Típico del modelo de prestación de servicios aislados, pero también puede ser un componente del modelo integrado para:

* Evaluar a un niño.
* Determinar las estrategias de intervención.
* Formar a otros.
* Resolver problemas.
* Modificar un programa.

Consulta

Los terapeutas aportan información o conocimientos para ayudar al equipo a resolver un problema concreto.

Los servicios pueden ser poco frecuentes y de corta duración o tan frecuentes y prolongados como los servicios directos.

Se utiliza para modificar/adaptar materiales o posiciones.

El terapeuta es responsable de que las sugerencias aceptadas se lleven a cabo adecuadamente por el personal adecuado.

La consulta colaborativa es el método de consulta preferido.

Monitorización

El terapeuta instruye/supervisa a otros en un plan de intervención y proporciona apoyo y orientación continuos a los ejecutores para garantizar el éxito de la implementación.

Promueve la integración de las estrategias terapéuticas en las actividades y rutinas naturales.

Ofrece oportunidades de generalización.

Promueve la interacción permanente del equipo y la resolución de problemas.

DOCUMENTACIÓN

PROPÓSITO

Facilita una intervención eficaz.

Método de comunicación entre proveedores de servicios, familias y pagadores de servicios.

Demuestra el proceso de razonamiento clínico de los profesionales como apoyo al plan de intervención.

Justifica el reembolso.

Permite el registro legal.

Fomenta la responsabilidad.

CONSIDERACIONES

Los siguientes factores pueden influir en el tipo de documentación exigida y en la frecuencia con la que se exige:

* Entorno de prestación de servicios
* Necesidades de cada niño
* Pagadores del servicio
* Modelo de equipo
* Normativa gubernamental
* Normativa sobre licencias profesionales
* Normativa institucional

RUMBA

Modelo desarrollado por la División de Garantía de Calidad de la AOTA.

¿Es **relevante** la documentación?

¿Es **comprensible** (*understandable*) la documentación?

¿Está la documentación expresada en términos **mensurables**?

¿Contiene la documentación datos sobre el **comportamiento** (*behavior*)?

¿Son **realizables** (*achievable*) los planes?

TIPOS DE DOCUMENTACIÓN

Hospital y centros de rehabilitación

Historia clínica orientada a la resolución de problemas (tabla 6-9)

Parte C de la ley IDEA: Intervención temprana

Plan Individualizado de Servicios Familiares (tabla 6-10)

Plan de intervención desarrollado en equipo.

Centrado en la familia.

* Los miembros de la familia participan en pie de igualdad en el equipo de toma de decisiones.
* Los PPR de la familia impulsa el desarrollo del plan.

Resultados: participación significativa, funcional e indicativa en actividades y rutinas.

TABLA 6-9 SOAP frente a no SOAP	
SOAP	**No SOAP**
Subjetivo	Problema
Objetivo	Intervención
Análisis	Resultados
Plan	Plan

Parte B de la ley IDEA: Educación especial

Programa Educativo Individualizado (véase tabla 6-10)

Plan de intervención desarrollado en equipo.

La familia participa en el proceso del equipo.

Resultados: específicos de las necesidades del niño para participar y beneficiarse del EMR.

Programas posteducativos basados en la comunidad

Planes de habilitación individualizados

Principalmente desarrollado para adultos con discapacidades del desarrollo que se han graduado de programas educativos.

Se centra en la vida independiente, la formación en habilidades funcionales, las actividades de la vida diaria y la programación profesional.

TABLA 6-10 Comparación del Plan Individualizado de Servicios Familiares (PISF) y el Programa Educativo Individualizado (PEI)		
Componente	**PISF**	**PEI**
Rendimiento	Nivel actual de desarrollo	Nivel actual de rendimiento educativo
Familia	Con el acuerdo de la familia, incluye una declaración de las fortalezas y las necesidades de la familia en relación con el mejor desarrollo del niño	Las necesidades de la familia no forman parte del PEI
Objetivos	Resultados anuales	Objetivos anuales Objetivos a corto plazo
Servicios	Intervención temprana	Personal de los servicios de educación e instrucción especializada
Configuración	Entorno natural	Entorno educativo menos restrictivo; inclusión
Servicios médicos	Declaración de los servicios médicos necesarios para satisfacer las necesidades del niño	Ninguna disposición
Cronología	Fechas previstas para el inicio de los servicios y su duración prevista	Fechas previstas para el inicio de los servicios y su duración prevista
Documentación	Criterios, procedimientos y plazos semestrales	Criterios objetivos, procedimientos de evaluación y calendarios para determinar si los objetivos se cumplen anualmente. Cada período de calificación
Coordinador de servicios	Coordinador de servicios indicado	Ninguna disposición
Transición de la planificación	Se describen los pasos que ayudarán al niño, a la familia y al equipo a salir de la Parte C a los 3 años	Documenta actividades que promueven el paso de la escuela a actividades postsecundarias a partir de los 16 años

CAPÍTULO 6

Planificación centrada en la persona

Equipos formados por miembros de la familia y la persona con discapacidad que crean un plan basado en una visión de futuro y en resultados a largo plazo sustentados en fortalezas, intereses, esperanzas y deseos.

Se identifican prioridades, servicios y ayudas.

La autodeterminación, clave del éxito de la planificación centrada en la persona: reconoce que las personas con discapacidad tienen derecho a tomar decisiones con conocimiento de causa. Incluye la fijación de objetivos y la autogestión.

Variedad de herramientas disponibles que ayudan a los equipos a crear planes:

* Elaboración de planes de acción (MAPS).
* Planear un mañana alternativo con esperanza (PATH).
* Elección de opciones y adaptaciones para niños con discapacidad (COACH).

Prioridades desarrolladas.

Resultados, metas y objetivos

Declaraciones sobre el comportamiento que se espera que alcance el niño, estudiante o joven.

Cinco componentes:

* Se identifica al niño o destinatario de la intervención.
* Se determina el objetivo o comportamiento esperado.
* Se indican las condiciones en las que se medirá el comportamiento.
* Se señalan los criterios que determinan el éxito.
* Se indica el plazo para alcanzar el resultado.

Individualizado para satisfacer las necesidades únicas del niño, la familia y el sistema de prestación de servicios.

Declaraciones de resultados basadas en la participación

* Son funcionales para la vida o la educación del niño o la familia.
* Se basan en las prioridades y preocupaciones decididas por el equipo.
* Reflejan entornos contextualizados de la vida real.
* Ámbitos de desarrollo transversales.
* Destacan lo positivo, no lo negativo.
* Se utilizan palabras de acción, no pasivas.
* Se evita la jerga.
* Refleje la información recopilada a través de la evaluación o valoración continua.
* Los criterios medibles son adecuados para el resultado.

Escalas de logros de objetivos

Exigen que los objetivos se redacten en términos medibles y observables, con especificaciones de las condiciones en las que se juzgará que se ha cumplido el objetivo y el plazo en el que se completará.

Incluye no solo el objetivo previsto, sino también dos objetivos que no cumplen los criterios y otros dos que superan los criterios mínimos o la consecución prevista.

Sistema disponible para determinar las puntuaciones estándar.

PLANIFICACIÓN DE LA INTERVENCIÓN

Guía para la práctica del fisioterapeuta

Coordinación, comunicación y documentación.

Instrucción relacionada con el paciente/cliente.

Intervenciones de procedimiento (cuadro 6-4).

Modelo de gestión cliente-paciente (fig. 6-3).

Clasificación Internacional de la Funcionalidad

Alienta a los equipos a considerar las interacciones entre las características de las condiciones, los factores ambientales y los factores personales (fig. 6-2).

Consideraciones al utilizar la CIF (cuadro 6-5).

Dosificación

Combinación de la *frecuencia* de la intervención, la *duración* de cada sesión, la *intensidad* de las actividades y la *duración* del episodio de atención.

Considere:

- Potencial de mejoría
- Períodos críticos para el cambio
- Cantidad de entrenamiento necesaria
- Disponibilidad de ayudas auxiliares para reforzar la formación
- Historial de intervenciones terapéuticas
- Antecedentes médicos
- Experiencia del personal

CUADRO 6-4 Intervenciones mediante procedimientos

Instrucciones para el paciente/cliente
Técnicas de desobstrucción de las vías respiratorias
Tecnología de asistencia
Agentes biofísicos
Entrenamiento funcional
Reparación y protección tegumentaria
Terapia manual
Entrenamiento de las funciones motoras
Ejercicio terapéutico

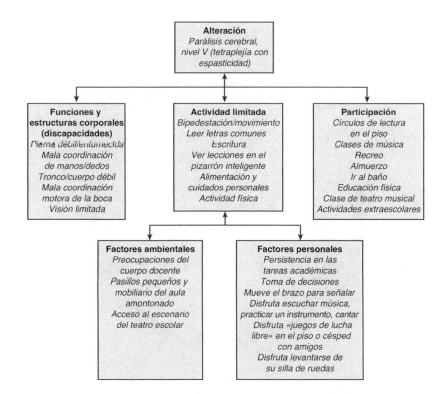

FIGURA 6-2 Aplicación de la Clasificación Internacional de la Funcionalidad a un niño con parálisis cerebral.

CAPÍTULO 6

CUADRO 6-5 Consideraciones al utilizar la Clasificación Internacional de la Funcionalidad

---

Funciones y estructura del cuerpo
* No todas las deficiencias se modifican con fisioterapia.
* No todas las deficiencias provocan limitaciones en la actividad y restricciones en la participación.
* Se deben relacionar las deficiencias con las limitaciones de la actividad y las restricciones de la participación.
* Las deficiencias se identifican a partir del examen y la evaluación de las funciones y estructuras corporales.

Actividades
* Se deben relacionar las limitaciones de actividad con las restricciones de participación.
* Las limitaciones en la actividad pueden causar deficiencias secundarias.
* Las actividades suelen medirse con instrumentos de evaluación basados en normas y criterios.

Participación
* Refleja las perspectivas del menor y la familia.
* Depende del contexto.
* Es un aspecto de la calidad de vida relacionada con la salud.
* Se mide mediante autoinformes de niños y padres.
* Se mide mediante la observación en el entorno natural.

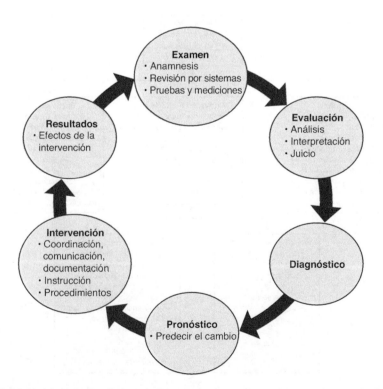

FIGURA 6-3 Modelo de gestión cliente-paciente.

PAGO DE SERVICIOS

El reembolso, la facturación, el financiamiento y el pago de los servicios varían según los estados, los planes de seguros, los entornos de prestación de servicios, etcétera.

Sistemas de codificación

Anotaciones normalizadas que indiquen el diagnóstico del cliente y los procedimientos o servicios prestados.

Dado que los sistemas de codificación cambian con regularidad, los terapeutas deben mantenerse al día de estas modificaciones, que incluyen adiciones y supresiones.

Clasificación Internacional de Enfermedades, 10.ª Revisión, Modificación Clínica (CIE-10-MC)

Sistema de clasificación médica (Códigos de diagnóstico).

El proveedor enumera lo más específicamente posible el diagnóstico principal y secundario.

La descripción diagnóstica del problema actual debe estar definida por:

* Problema/queja subjetiva del cliente
* Fecha de inicio del problema
* Examen objetivo del cliente que confirma el diagnóstico
* Resultado funcional

Los códigos para diagnósticos específicos cambian regularmente; es responsabilidad del fisioterapeuta codificarlos con precisión.

De acuerdo con los Centros de Servicios Medicare/Medicaid del Departamento de Salud y Servicios Humanos de los Estados Unidos, los códigos CIE-10 se utilizan para:

* Medir la calidad, seguridad y eficacia de la asistencia.
* Diseñar sistemas de pago y tramitar solicitudes de reembolso.
* Realizar investigaciones, estudios epidemiológicos y ensayos clínicos.
* Establecer una política sanitaria.
* Planificar y diseñar sistemas de prestación de asistencia sanitaria.
* Supervisar la utilización de los recursos.
* Mejorar el rendimiento clínico, financiero y administrativo.
* Prevenir y detectar el fraude y los abusos en la asistencia sanitaria.
* Dar seguimiento de salud pública a los riesgos.

Terminología actual de procedimientos (TAP)

Desarrollado por la American Medical Association para informar sobre procedimientos y servicios a los programas de seguros sanitarios públicos y privados a efectos de pago.

La mayoría de los códigos TAP relevantes para los procedimientos de fisioterapia se encuentran en la sección 97000 (Medicina Física y Rehabilitación). No obstante, puede facturar cualquier código que represente mejor el servicio que presta, siempre que pueda prestarlo legalmente con arreglo a la legislación estatal. Esto no garantiza el pago.

Códigos de evaluación/reevaluación (2017) (tabla 6-11).

Código de reevaluación: 97164 (2017).

Manual diagnóstico y estadístico de los trastornos mentales, 5.ª edición (DSM-5®)

Describe los criterios para diagnosticar muchos trastornos del desarrollo o de salud mental, como el trastorno del espectro autista, el trastorno por déficit de atención con hiperactividad, la discapacidad intelectual, la ansiedad y la depresión.

TABLA 6-11 Terminología actual de procedimientos (TAP). Criterios de los códigos de evaluación 2017

Códigos de evaluación de TAP	97161	97162	97163
Componentes necesarios			
Historia			
Ausencia de factores personales o comorbilidades	X		
Uno o dos factores personales o comorbilidades		X	
Tres o más factores personales o comorbilidades			X
Examen de los sistemas corporales: estructuras/funciones corporales, limitaciones de la actividad o restricciones de la participación.			
Abordar uno o dos elementos	X		
Abordar un total de tres o más elementos		X	
Abordar un total de cuatro o más elementos			X
Presentación clínica			
Estable	X		
En evolución		X	
Inestable			X
Toma de decisiones clínicas (complejidad)	Baja	Moderada	Alta
Factores de orientación adicionales			
La coordinación, consulta y colaboración de los cuidados con médicos, otros profesionales sanitarios calificados u organismos se realiza de acuerdo con la naturaleza del problema o problemas y las necesidades del paciente, la familia u otros cuidadores.			
Cara a cara típico	20	30	45

ÍNDICE ALFABÉTICO DE MATERIAS

Nota: Los folios seguidos por una "f" indican figuras, por una "t" indican tablas y por una "c" indican cuadros.

A

Abandono. *Véase también* Maltrato y abandono infantil, 53-55

Abordajes de intervención, 181, 182t
 abordaje ascendente, 94, 95f
 abordaje de corrección de la intervención, 182t
 abordaje de promoción de la intervención, 182t, 263t
 abordaje descendente, 94, 95f

Abuso de sustancias, materno, 48t

Accesorios, para andadores (caminadoras), 213-214

Accidente cerebrovascular, en la encefalopatía hipóxica isquémica, 69

Acinesia fetal, 17t

Acondroplasia (enanismo acondroplásico), 28, 45t
 metafisaria, 45t

Activities Scale for Kids-Capability Version (ASKc), 134

Activities Scale for Kids-Performance Version (ASKp), 134

Administración de medicamentos implantados, 197

Adquisición de habilidades motoras en el primer año y lista de verificación, 115

Afalangia, 59t

Affordable Care Act (ACA), 258

Ages and Stages Questionnaires, 3.ª edición (ASQ–3), 135

Ahogamiento, 70

Aicardi, síndrome de, 31

Air Carrier Access Act (1986), 251t

Aitken, clasificación de la deficiencia focal femoral proximal, 60t

Alargamiento de tendones musculares, 199, 199t

Alberta Infant Motor Scale (AIMS), 113

Alcance funcional, 101t

Alimentación, en la unidad de cuidados intensivos neonatales, 203-204, 203t

Alineamiento de las extremidades, 112, 114t, 114f

AMCV I (enfermedad de Werdnig-Hoffman), 30t

AMCV II (enfermedad de Werdnig-Hoffman crónica), 30t

AMCV III (enfermedad de Kugelberg-Welander), 30t

AMCV IV (enfermedad de Finkel), 30t

Amelia, 59t

American Physical Therapy Association (APTA), 91

American Spinal Cord Injury Impairment Scale, 72

Americans with Disabilities Act (ADA) (1990), 252t, 258

Amioplasia, 57

Amplitud de movimiento (AdM), 109-111
 niños nacidos de término, 109, 110t
 niños nacidos prematuros, 110, 110t
 prueba para los miembros inferiores, 111, 111t

Análisis biomecánico, 112, 115t
 cinemática, 115t
 cinética, 115t
 electromiografía, 115t
 técnicas de imagen, 115t

Análisis de la marcha, 116, 117t-118t
 cinemático, 118t
 de plataforma de fuerza/placa de fuerza, 118t

Andadores (caminadoras), 212-215, 213f-214f
 anteriores, 213, 213f
 de manos libres, 215
 giratorios, 215
 posteriores, 213, 213f

Andar de puntillas, idiopático, 17t

Ángulo
 cuello-diáfisis femoral, 2t
 tibiofemoral, 2t

Anomalías de la marcha, desarrollo, 17, 17t. *Véase también* Deambulación

Anomalías vasculares, 79-80
 coartación aórtica, 79
 comunicación auriculoventricular (AV), 80
 conducto arterioso permeable, 39, 79
 defecto(s) del tabique auricular, 79

Anomalías vasculares (*cont.*)
  defectos del tabique interventricular, 79
  síndrome del hemicardio izquierdo hipoplásico, 80
  tetralogía de Fallot, 79
  transposición de grandes vasos, 79
Anteversión femoral, 4t
Antropometría, 101
Aparatos ortopédicos
  cervicales, 226
  isocéntricos, 224t
Apego materno-infantil, 24
Apnea, en lactantes prematuros, 39
Apodia, 59t
APTA Guide to Physical Therapist Practice, 91
Architectural Barriers Act (1968), 250t
Área hipodensa difusa, 69
Arneses, 237
Arrastre de nalgas, arrastre de los pies, empuje con el
    talón, 17t
Artritis
  psoriásica, 58t
  reactiva (síndrome de Reiter), 58t
  reumatoide juvenil, 58-59, 58t
Artritis reumatoide juvenil (ARJ), 58-59, 58t
  pauciarticular, 58, 58t
  poliarticular, 58
  sistémica, 58
Artrogriposis (contracturas congénitas múltiples), 57,
    57t
Ashworth, escala modificada de, 106, 106t
Asiento para alimentación, 230, 230f
Asientos
  contorneados (modulares), 218
  para auto, 236-237
  para lactantes, 230, 230f
Asientos para auto, 236-237
  orientados hacia adelante, 236
  para yesos con espica, 237, 237f, 237t
  reclinables, 237
ASKc, *Activities Scale for Kids-Capability Version*
Asma, 80
Assessment of Life Habits (LIFE-H), 148
Assessment of Preterm Infants' Behavior (APIB), 106
*Assessment, Evaluation and Programming System for
    Infants and Children*, 2.ª edición (AEPS), 115,
    132
Asset-Based Context Matrix (ABC), 131
Astrocitoma, 88t
Ataxia de Friedreich, 34t
Atención centrada en la familia, 247c
Atrofia
  muscular de la columna vertebral (AMCV), 30, 30t
  del músculo peroneo (neuropatía sensitiva y motora
      hereditaria de Charcot-Marie-Tooth), 34t
Atrofia muscular de la columna vertebral (AMCV), 30
  AMCV I (enfermedad de Werdnig-Hoffman), 30t
  AMCV II (enfermedad de Werdnig-Hoffman
      crónica), 30t
  AMCV III (enfermedad de Kugelberg-Welander), 30t
  AMCV IV (enfermedad de Finkel), 30t

Auscultación, 102
Ayudas para el cuidado personal, 234-235
Ayudas para el posicionamiento, 229-234
  andadores con ruedas, 232-234, 233f-234f
  ayudas fijas para sentarse, 230-231, 231f-232f
  en el piso, 229-230, 230f
Ayudas para el transporte, 236-238
Ayudas para la alimentación, 235, 235f
Ayudas para la estabilización, 235
Ayudas para sentarse, fijas, 230-231, 231f-232f

B

Baja estatura, trastornos asociados, 45t-46t
Bandas amnióticas, 59
Barlow, prueba para la luxación de la cadera, 114t
Barras de apoyo, 235
Barry-Albright, escala de la distonía de, 106
Bastones, 215, 215t
  cuádruples, 215t
Battelle Developmental Inventory, 2.ª edición (BDI-2),
    136
Bayley Infant Neurodevelopmental Screener (BINS), 115
Bayley Scales of Infant and Toddler Development,
    3.ª edición (BSID-III), 115, 137
Becker, distrofia muscular de, 33t
Beckwith-Wiedemann, síndrome de, 44t
*Beery-Buktenica Developmental Test of Visual-Motor
    Integration*, 6.ª edición (VMI), 113t
Bell, curva de, 96, 99f
Bicicletas y triciclos, 238-239, 239f
Biorretroalimentación, en el dolor, 201t
Bipedestador
  con ruedas, móviles, 221, 221f
  con ruedas para posición prona, 233, 234f
  de rodillas, 234
  móviles con ruedas, 221, 221f
  para posición supina, 233, 233f
  verticales ajustables con ruedas, 233
Bloqueos de nervios periféricos, en la espasticidad, 197
Bloqueos nerviosos, en la espasticidad, 197
Blount, enfermedad de, 5t
Bomba intratecal de baclofeno (BIT), 197
Bradicardia, en lactantes prematuros, 39
Brigance Inventory of Early Development, III, 115
Brown-Sequard, lesión de, 72
Bruininks-Oseretsky Test of Motor Proficiency, 2.ª edición
    (BOT-2), 137

C

Cadera, variaciones en el desarrollo, 3, 4t, 5
Calcaneovalgo, 6t
Calidad de vida, 121, 121t-122t
Camas especializadas, 235
Camas infantiles para auto, 236
Cambios radiográficos, en la enfermedad de Legg-
    Calvé-Perthes, 56t
Caminar de puntillas idiopático, 17t
Canadian Occupational Performance Measure,
    5.ª edición (COPM-5), 140
Cáncer, 87-90

causas, 87
fisioterapia, 87
leucemias, 87-88
linfomas, 89
óseo, 89
pautas de ejercicio, 189t
retinoblastoma, 90
tumor de Wilms (nefroblastoma), 89
tumores de tejidos blandos, 89
tumores del sistema nervioso, 88, 88t
Características de comportamiento, de los lactantes
    prematuros, 38, 38t
Cardiopatía congénita, 45t
Carl D. Perkins Vocational and Applied Technology
    Education Act, 258
Carolina Curriculum for Infants and Toddlers with
    Special Needs, 3.ª edición (CCITSN-3), 115, 139
Carolina Curriculum for Preschoolers with Special Needs,
    2.ª edición (CCPSN-2), 115, 139
Cuasiahogamiento, 70
Catastrophic Coverage Act, 258
Centro de rehabilitación, 259
Chalecos para auto, 237
Charcot-Marie-Tooth, neuropatía sensitiva y motora
    hereditaria de, 34t
CHARGE, síndrome (asociación), 53
Children's Health Insurance Program (CHIP), 258
Choosing Options and Accommodations for Children,
    3.ª edición (COACH-3), 141
Cifoescoliosis, 2
Cifosis, 3t, 61, 109
Cinemática, 115t
Cinematografía, en la observación cinemática, 115t, 117t
Cinética, 115t
Cinta para kinesiología, 238
Citomegalovirus (CMV), 47
Civil Rights of Institutionalized Persons Act (1980), 250t
Clasificación Internacional de las Enfermedades (CIE),
    269
Clasificación Internacional de la Funcionalidad, de la
    Discapacidad y de la Salud (CIF), marco, 100f,
    266, 267f, 268c
actividades, 112, 115-120
    escalas de evaluación de la motricidad oral/
        alimentación, 119, 119t
    escalas lúdicas, 119, 119t
    evaluaciones observacionales de la movilidad y la
        marcha, 116, 117t
    herramientas de desarrollo multidominio, 115
    herramientas para la evaluación del desarrollo, 115
    mediciones del desarrollo motor, 112
    mediciones específicas de motricidad fina, 115, 116t
    observación de la función oral, 116
    operación de la silla de ruedas, 120, 120t
    sistemas de análisis del movimiento, 116, 117t-118t
evaluaciones basadas en rutinas, 121
factores personales/contextuales/ambientales
    calidad de vida, 121, 121t-122t
    estado de salud (física y psicosocial), 123, 123t
funciones y estructura del cuerpo, 101-112

alineamiento de las extremidades, 112, 114t, 114f
amplitud de movimiento (AdM), 109-111,
    110t-111t
análisis biomecánico, 112, 115t
antropometría, 101
cardiopulmonares, 102-103, 102t-103t
componentes cualitativos y cuantitativos, 101
coordinación, 103
dolor, 106, 108t
estado físico, 104, 104t
evaluaciones neurológicas, 106
fuerza muscular, 104-105
herramientas de evaluación del equilibrio, 101,
    101t, 114f
postura, 106, 108-109, 109t
potencia muscular, 105, 105t
procesamiento sensorial, 111, 114f
pruebas sensoriales, 111, 112t
reacciones automáticas, 111
reacciones de enderezamiento, 111
reflejos, 111
tono muscular, 105-106, 106t-107t
visuomotora/percepción, 112, 113t
herramientas, 124, 124t-130t
participación, 120-121
    evaluación de la tecnología de asistencia (TA),
        120, 120t
    evaluaciones basadas en rutinas, 121
    multidominio, 120
Clinical Test for Sensory Interaction and Balance
    (CTSIB), 101t, 124t
Coartación de la aorta, 79
Cochecitos para bebé (carriolas), 222-223, 223f
Coches de juguete (para montar), 222, 222f
Cojines de redistribución de la presión, 238
Cojines para el piso, 230, 230f
Colitis ulcerosa, 58t
Competencia cultural, 248, 248c-249c
Competencia lingüística, 249, 249c
Complicaciones de la prematuridad
    cardiovasculares, 39
    neuropatológicas, 38
    respiratorias, 39
    sensoriales, 40
Composición del equipo, 261-262, 262t
Comunicación, con niños y cuidadores, 180c
Comunicación auriculoventricular (AV), 80
Condición física y ejercicio
    acondicionamiento, 188
    componentes, 188
    entrenamiento de fuerza de resistencia (EFR), 188
    pautas
        para determinadas discapacidades físicas, 189, 189t
        para niños con cáncer, 189t
Condrodisplasia metafisaria, 45t
Condrosarcoma, 89
Conducto arterioso permeable, 39, 79
Confiabilidad, 98t
    entre calificadores, 98t
    prueba-reprueba, 98t

Conmociones, 64, 205
Consistencia interna, 98t
Consulta, 181, 263
Contracturas articulares, congénitas múltiples
    (artrogriposis), 57, 57t
Contratista independiente frente a empleado del estado,
    260t
Control postural, desarrollo, 18
Controles ambientales, 240
Convulsión acinética, 67t
Coordinación, comunicación, documentación, 180,
    180c-181c
    equipo, 180
    funciones del fisioterapeuta pediátrico, 180
    niños y cuidadores, 180, 180c-181c
Cornelia de Lange, síndrome de, 45t
Craneofaringioma, 88t
Crecimiento, 25-26. *Véase también* Desarrollo
    estatura, 26
    fetal, 26
    insuficiencia hormonal, 45t
    peso al nacer, 26, 26t
    trastornos
        de baja estatura, 45, 45t-46t
        de crecimiento excesivo, 44, 44t
        obesidad, 46
        retraso del crecimiento (RdC), 43
Crecimiento físico, 25-26, 26t
Cribado, definición, 95
Crisis convulsivas, en lactantes prematuros, 38
Crisis tónico-clónicas, 67t
Crohn, enfermedad de, 45t, 58t
Cuello femoral
    valgo, 4t
    varo, 4t
Cuestiones administrativas, 245-270, 246t
    derechos civiles, 258
    documentación, 264-270
        consideraciones, 264
        cuestiones legislativas, 249-258, 250t-257t
        educación, 249, 254-255, 253t-257t, 258
        médica, 258
        modelo RUMBA, 264
        planes de habilitación individualizados (PHI), 265
        planes individualizados de servicios familiares,
            264, 265t
        planificación centrada en la persona, 266
        planificación de la intervención, 266-268,
            267c-268c, 267f-268f
        programa de educación individualizado (PEI), 265
        propósito, 264
        registro médico orientado a los problemas (POMR,
            Problem-Oriented Medical Record), 264, 265t
        resultados, metas y objetivos, 266
        sistemas de codificación, 269, 270t
    filosofía, 245, 247-249, 247c-249c
    prestación de servicios, 258-264
        composición del equipo, 261, 262t
        entornos, 259-260, 260t
        fuerzas impulsoras, 258

    modelos, 263-264
        objetivo principal, 263, 263t
        privacidad y confidencialidad, 261, 261t
Cuestiones filosóficas, 245, 247-249, 247c-249c
Cuidado canguro, 202
Cuidados agudos pediátricos, 259

D
de Lange, síndrome de, 45t
Deambulación, 15-17, 212-215
    cambios en la marcha de la primera infancia, 15, 16t
    andadores (caminadoras), 212-215, 213f-214f
    componentes, 16
    comportamiento locomotor atípico, 17t. *Véanse
        también* trastornos específicos
    locomoción infantil, 15, 15t
    locomoción neonatal, 15
    locomoción prenatal, 15
    muletas y bastones, 215, 215t
    transiciones de los patrones de marcha, 15-16
Defectos de nacimiento, 52-53
    alteraciones por agentes externos, 53
    causados externamente, 53
    consumo materno de fármacos, 48, 48t
    defectos de nacimiento relacionados con el alcohol
        (DNRA), 49
    deformaciones, 52
    malformaciones, 52
    relacionados con el alcohol (DNRA), 49
    secuencia de oligohidramnios, 52
    síndrome CHARGE, 53
    síndrome VATER (VACTERL, VATERS), 53
Defectos del tabique auricular, 79
Defectos del tabique interventricular, 79
Deficiencia focal femoral proximal (DFFP), 60, 59t-60t
Deficiencias en las extremidades, 59-60, 59t-60t
Déficit intercalar de las extremidades, 59t
Deformaciones, 52
Deformidad postural, 60-61, 61t. *Véanse también
    trastornos específicos*
Deformidades
    del pie, 6, 6t
    del tobillo, 6, 6t
DeGangi-Berk Test of Sensory Integration (TSI), 111
Dejerine-Sottas, enfermedad de, 34t
Desarrollo, 18, 19t-20t. *Véase también* Crecimiento
    cognitivo
    de la visión, 22, 22t
    de lactantes prematuros en comparación con nacidos
        de término, 41t
    de las habilidades adaptativas, 18, 18t
    del control postural, 18
    del lactante prematuro, 40-43, 41t-42t, 43c
    etapas de Piaget, 24, 25t
    factores externos, 247-248
    habla y lenguaje, 20, 21t
    influencias biomecánicas, 1-6, 2t-6t
    motor, 1-2
        deambulación (locomoción), 15-17, 15t-17t
        del lactante, 7, 8t-9t, 10f-12f

fetal, 6, 7t
neonatal, 7, 7t
niño pequeño, 13, 13t
preescolar, 14, 14t
primeros 3 años cruciales, 245
psicosocial y emocional, 24-25, 25t
Desarrollo cognitivo, 18, 19t-20t
Desarrollo de habilidades motoras, 41-42, 42t
Desarrollo del habla y el lenguaje, 20, 21t
Desarrollo del lenguaje, 20, 21t
Desarrollo del sistema sensorial, 40, 42t
Desarrollo motor, 6-14
atípico, 7t
deambulación, 15-17
cambios en la marcha de la primera infancia, 15,
16t
componentes, 16
comportamiento locomotor atípico, 17, 17t. *Véanse
también* trastornos específicos
locomoción infantil, 15, 15t
locomoción neonatal, 15
locomoción prenatal, 15
transiciones de los patrones de marcha, 15-16
del lactante, 7, 8t-9t, 10f-12f
del lactante prematuro, 40-43, 41t-42t, 43c
del niño pequeño, 13, 13t
fetal, 6, 7t
grueso, 13t-14t
locomoción, 7t
mediciones, 112
neonatal, 7, 7t
perceptivo, 13t-14t
preescolar, 14, 14t
Desarrollo neuromotor, 41
Desarrollo psicosocial y emocional, 24-25, 25t
Deslizamiento de epífisis de la cabeza femoral (DECF),
56
Deterioro auditivo, en lactantes prematuros, 40
Developmental Assessment of Young Children, 2.ª edición
(DAYC-2), 115, 142
Developmental Disabilities Act, Enmienda (1984), 251t
Developmental Disabilities Assistance and Bill of Rights,
Enmienda (1987), 251t
Developmental Disabilities Assistance and Bill of Rights,
Enmienda (1994), 252t
Developmental Disabilities Services and Facilities
Construction, Enmienda (1970), 250t
Developmental Test of Visual Perception-4 (Frostig), 113t
Diastematomielia, 78t
Dificultades de aprendizaje, 83
Digitalización, en el análisis de la marcha, 117t-118t
Dinamometría, 104-105
isocinética, 105
isométrica (portátil), 105
Directrices de intervención de coordinación, 190
Discapacidad intelectual, 81-82, 82t
Discapacidades del desarrollo, 81-87. *Véanse también*
trastornos específicos
dificultades de aprendizaje, 83
discapacidad intelectual, 81-82, 82t

disfunción sensorial integradora, 85-86
envejecimiento, 87
retraso en el desarrollo, 86
síndrome de Rett, 32, 32t, 83
trastornos del espectro autista (TEA), 82, 83c, 84t
trastorno desintegrativo infantil (TDI)/síndrome de
Heller, 83
trastorno por déficit de atención con hiperactividad
(TDAH), 85
trastornos del desarrollo de la coordinación, 87
Discinesia fetal, 17t
Diseño universal, 239-240
Disostosis metafisaria, 46t
Displasia, 4t
Displasia broncopulmonar (DBP), 39
Displasia congénita de cadera (DCC), 56
Displasia de cadera, 4t, 56, 57t, 112, 114f
intervenciones, 194
ortesis, 194, 194t
prueba de Barlow para la luxación de la cadera, 114t
prueba de Galeazzi/signo de Allis, 114t
prueba de reducibilidad de la cadera de Ortolani, 114t
Displasia del desarrollo. *Véase* Displasia de cadera
Dispositivo de autoalimentación (Winsford®), 235, 235f
Dispositivos de comunicación alternativos/
aumentativos, 240, 241f
Distonía, 76, 77t
Distrofia miotónica (enfermedad de Steinert), 33t
Distrofia muscular, 33, 33t-34t
congénita, 33t
de las cinturas articulares, 33t
de nervios periféricos, 34t
facioescapulohumeral (de Landouzy-Dejerine), 33t
miopática, 34t
neuromuscular, 33t
Documentación, 264-270
consideraciones, 264
modelo RUMBA, 264
plan individualizado de servicios familiares, 264, 265t
planes de habilitación individualizados (PHI), 265
planificación centrada en la persona, 266
planificación de la intervención, 266-268, 267c-268c,
267f-268f
programa de educación individualizado (PEI), 265
propósito, 264
registro médico orientado a los problemas (POMR,
Problem-Oriented Medical Record), 264, 265t
resultados, metas y objetivos, 266
sistemas de codificación, 269, 270t
Dolor, 106, 108t
evaluación, 106, 108t
intervenciones, 200-201, 201t
Down, síndrome de (trisomía 21), 34-35
Dravet, síndrome de, 66
Drepanocitosis, 30
Duchenne, distrofia muscular de, 33t
Dunn, cuatro perfiles sensoriales de, 86

E

Early Intervention Program for Infants and Toddlers with Disabilities Amendment to Education of All Handicapped Children Act (1986), 251t
Economic Opportunity Act, Enmienda (1972), 250t
Ectrodactilia, 59, 59t
Ectromelia, 58t
Educación especial, 260, 265
Education for All Handicapped Children Act (1975, 1986), 250t, 253t
Edwards, síndrome de (trisomía 18), 35
Electrogoniometría, 118t
Electromiografía, 115t, 118t
Emery-Dreifuss, distrofia muscular de, 33t
Empleado estatal frente a contratista independiente, 260t
Encefalitis viral, 47-48
Encefalopatía hipóxica isquémica, 69
Enfermedad celíaca, 45t
Enfermedad de los huesos frágiles. *Véase* Osteogénesis imperfecta (OI)
Enfermedad del núcleo central, 34t
Enfermedad intestinal inflamatoria, 58t
Enfermedad pulmonar, 80
    asma, 80
    crónica, 45t
Enmiendas de la ADA (2008), 253t
Enterocolitis necrosante (ECN), 40
Entornos para la prestación de servicios, 259-260, 260t
Entrenadores de marcha, 214, 214f
Entrenamiento, 182
Entrenamiento de fuerza de resistencia (EFR), 188
Entrenamiento en cinta rodante con soporte de peso corporal, 183, 185t
Ependimoma, 88t
Epífisis femoral, deslizamiento, 56
Equilibrio, 101, 101t, 114f
    Clinical Test for Sensory Interaction and Balance (CTSIB), 101t, 124t
Equinoterapia, 187
Equinovaro, 6t
Equipamiento deportivo, adaptativo, 239
Equipo recreativo adaptativo, 238-239
    bicicletas y triciclos, 238-239, 239f
    equipamiento deportivo, 239
    juguetes y juegos, 238
Equipos interdisciplinarios, 262t
Equipos multidisciplinarios, 262t
Equipos transdisciplinarios, 262t
Erb, parálisis de, 65t
Erb-Klumpke, parálisis de, 65t
Erikson, Erik, 25
Error estándar de medición, 98t
Escalas de evaluación de la motricidad oral/alimentación, 119, 119t
Escalas de logros de objetivos (ELO), 266
Esclerosis tuberosa, 67-68
Escoliosis, 2, 3t, 60-61, 61t, 108-109, 195, 226, 227t
    estructural, 61t
    funcional, 61t
    idiopática, 61t
    neuromuscular, 61t
    traumática, 61t, 67-68
Escúteres (*scooters*), 218-219, 220f, 221
    motorizados, 218-219, 220f
    no motorizados, 221
    para posición prona, 221
    sentados, 221
Espasmo infantil (síndrome de West, epilepsia mioclónica infantil), 66
Espasticidad
    bloqueos de nervios periféricos, 197
    bomba intratecal de baclofeno (BIT), 197
    fisioterapia, 198-199, 199t
    intervenciones, 196-200, 196t, 199t-200t
    medicamentos orales, 196, 196t
    osteotomía, 200
    procedimientos quirúrgicos ortopédicos, 199-200, 199t-200t
    rizotomía dorsal selectiva (RDS), 198-199, 199t
    toxina botulínica, 196-197
Especificidad, prueba de, 98t
Espina bífida, 77-78
    limitaciones y deficiencias funcionales, 78
    oculta, 78
    quística, 78, 78t
Espondilitis anquilosante, 58t
Espondiloartropatías, 58t. *Véanse también* trastornos específicos
Estado de salud (física y psicosocial), 123, 123t
Estado físico, 104, 104t
Estatura, 26
    trastornos de exceso, 44t
Estimulación eléctrica, 185-187
    estimulación eléctrica a nivel sensorial (EENS), 186
    estimulación eléctrica específica de la tarea (EEET), 187
    estimulación eléctrica funcional (EEF), 185, 186t
    estimulación eléctrica neuromuscular (EENM), 185, 186t
    estimulación eléctrica terapéutica (EET), 187
Estimulación nerviosa eléctrica transcutánea (TENS, *transcutaneous electrical nerve stimulation*), 201t
Estrés tóxico, 247-248
Estructura de registro médico SOAP, 265t
Evaluación basada en el juicio, 94
Evaluación basada en rutinas, 94, 121
Evaluación de la función escolar, 172
Evaluación de los padres sobre el estado del desarrollo, 115
Evaluación ecológica/naturalista, 95
Evaluación general del movimiento (EGM), 106, 143
Evaluación musculoesquelética
    amplitud de movimiento, 109-111
        niños nacidos de término, 109, 110t
        niños nacidos prematuros, 110, 110t
        prueba para los miembros inferiores, 111, 111t
    análisis biomecánico, 112
        cinemática, 115t
        cinética, 115t

electromiografía, 115t
técnicas de imagen, 115t
dolor, 106, 108t
evaluaciones neurológicas, 106
fuerza muscular, 104-105
dinamometría, 104-105
observación, 104
prueba muscular manual (PMM), 104
luxación de cadera
prueba de Barlow para la luxación de la cadera, 114t
prueba de Galeazzi/signo de Allis, 114t
prueba de reducibilidad de la cadera de Ortolani, 114t
mediciones de las articulaciones, 110, 110t
postura, 106, 108-109
cifosis, 109
escoliosis, 108-109
lordosis, 109
parálisis cerebral, herramientas de alineamiento, 109, 109t
tortícolis (tortícolis muscular congénita), 106, 108
potencia muscular, 105, 105t
tono muscular, 105-106, 106t-107t
Evaluación oral-motora y de la alimentación, 116, 119, 119t
Evaluación. *Véase también* Pruebas
abordajes, 94t
abordaje ascendente, 94, 95f
abordaje descendente, 94, 95f
basado en el juicio, 94
basado en rutinas, 94
ecológico/naturalista, 95
definición, 92-93
estándares, 95, 96c
evaluación auténtica, 93
Guía, 93
Individuals with Disabilities Education Act (IDEA), 93
Evaluaciones neurológicas, 106
Eversión del pie, 112
Exposición prenatal a teratógenos, 48-50, 48t-52t, 49f

F

Factor IX, insuficiencia (hemofilia B), 32
Factor VIII, insuficiencia (hemofilia A), 32
Fair Housing Amendments Act, 251t
Fallot, tetralogía de, 79
Familia de tumores del sarcoma de Ewing (FTSE), 89
Familia, importancia, 245
Fármacos/medicamentos legales, 50, 50t-52t
Fémur, progresión del desarrollo, 2t
Férula de mano con soporte de peso, 225t
Férulas
de aire (neumático), 238
de posicionamiento de la muñeca, 225t
dinámicas, 226t
en «J», 226t
neumáticas, 238
ortocinéticas para muñeca, 226t

para abducción de los dedos, 225t
para miembros superiores, 225-226, 225t-226t
para reducir la espasticidad, 225t
semidinámicas, 225t
Fibrosis quística, 28
Finkel, tipo (atrofia muscular de la columna vertebral, AMCV), 30t
Focomelia, 59t
Freud, Anna, 24
Friedreich, ataxia de, 34t
Fuerza muscular, 104-105
Fukuyama, distrofia muscular congénita de, 33t
Función y atención visual, 22, 22t
Functional Independence Measure for Children (WeeFIM), 115

G

Gateo de tipo comando, 17t
Gigantismo cerebral (síndrome de Sotos), 44t
Glioma, 88t
del tronco encefálico, 88t
Grandes vasos, transposición, 79
Gross motor function classification system (GMFCS), 73, 74t-76t

H

Habilidades adaptativas, desarrollo, 18, 18t
Harris Infant Motor Test (HINT), 115
Hawaii Early Learning Profile (HELP), 115, 145
Heller, síndrome de (trastorno desintegrativo infantil), 83
Help America Vote Act (2002), 253t
Hemihiperplasia, 44t
Hemimelia, 59t
Hemiplejía alternante de la infancia (HAI), 78
Hemofilia, 31-32
Hemorragia intraventricular (HIV), en la prematuridad, 38
Heridas, 80-81, 81t
Herpes simple, 47
Herramientas de desarrollo multidominio, 115
Hidrocefalia, 65
Hidromelia, 78t
Hidroterapia
en el dolor, 201t
en la unidad de cuidados intensivos neonatales, 202
Hiperbilirrubinemia, 40
Hiperextensión de la rodilla, 5t, 112
Hipocondroplasia, 45t
Hipotonía, 107t
Hipoxia, en el cuasiahogamiento, 70
Histiocitoma fibroso maligno (HFM), 89
Hodgkin, enfermedad de (EH), 89

I

Individuals with Disabilities Education Act (IDEA), 93, 253t, 254-255, 255t-257t
Individuals with Disabilities Education Act (IDEA), Enmiendas (1997), 254t

ÍNDICE

Individuals with Disabilities Education Improvement Act (2004), 254t
Infant Motor Screen (IMS), 106
Infant Neurological International Battery (INFANIB), 146
Infant Toddler Symptom Checklist: A Screening Tool for Parents (ITS), 147
Infant-Toddler Developmental Assessment (IDA-2), 115
Infartos
   área irrigada, 69
   en la encefalopatía hipóxica isquémica, 69
Infartos focales (accidente cerebrovascular), 69
Infecciones
   congénitas de la cadera, 56
   en la niñez, 47-48. *Véanse también* infecciones específicas
   intrauterinas, 46-47. *Véanse también* infecciones específicas
   virales, 47
Influencias biomecánicas sobre el desarrollo, 1-6
   fémur, progresión del desarrollo, 2, 2t
   fuerzas mecánicas, 1
   miembro inferior, 3-6, 4t-6t
   movimiento, 1
   parrilla costal, 2, 2t
   tejido óseo, 1
   tronco, 2, 3t
Inmadurez de aparatos y sistemas, en lactantes prematuros, 40
Instrucción del paciente/cliente, 181
Interruptor(es) (*switches*), 241-243, 242c, 242f-243f
   ultraligero, 242, 243f
   de contacto, 242, 242f-243f
Intervención, 179-209. *Véase también* Tecnología de asistencia
   abordajes, 181, 182t
   actividad física, 189, 189t
   condición física y ejercicio
      acondicionamiento, 188
      componentes, 188
      directrices, niños con cáncer, 189, 189t
      entrenamiento de fuerza de resistencia (EFR), 188
      para determinadas discapacidades físicas, 189, 189t
   coordinación, comunicación, documentación, 180, 180c-181c
   directrices de intervención de coordinación, 190
   entrenamiento de resistencia, 190
   entrenamiento en cinta rodante con soporte de peso corporal, 183, 185t
   equinoterapia, 187
   equipamiento/materiales, 205, 206t-207t
   estimulación eléctrica, 185-187
      estimulación eléctrica a nivel sensorial (EENS), 186
      estimulación eléctrica específica de la tarea (EEET), 187
      estimulación eléctrica funcional (EEF), 185, 186t
      estimulación eléctrica neuromuscular (EENM), 185, 186t
      estimulación eléctrica terapéutica (EET), 187
   instrucción del paciente/cliente, 181
   intervención de procesamiento sensorial/tratamiento de integración sensorial (IS), 191
   liberación miofascial (LMF), 188
   masaje, 187
   mediante procedimientos, 182-183, 184t
      conmociones, 205
      dolor, en niños, 200-201, 201t
      enfermedad de Legg-Calvé-Perthes (ELCP), 194
      escoliosis, 195
      lactantes, unidad de cuidados intensivos neonatales (UCIN), 201-204, 202t-204t
      lesión del plexo braquial, 194
      luxación congénita de cadera, 194, 194t
      ortesis, 195-196
      tortícolis muscular congénita, 195
      trastorno del espectro autista (TEA), 192, 192t-193t
      trastornos del desarrollo de la coordinación, 194
      tratamiento de la espasticidad, 196-200. *Véase también* Espasticidad
   modelos, 181-182
   movilización, 187
   naturaleza evolutiva, 247-248
   objetivo principal, 179
   planificación, 266-268, 267c-268c, 267f-268f
   posicionamiento, 190, 190t
   posología, 182, 183t
   práctica apropiada para el desarrollo (PAD), 205-206, 207t-208t
   temprana, 255, 259, 264
   terapia acuática, 183
   terapia craneosacra, 185
   terapia de movimiento inducida por restricciones (TMIR), 183
   tratamiento conductual, 208, 209t
   tratamiento del neurodesarrollo (TND), 188
   vendaje neuromuscular, 191
      trastornos del desarrollo de la coordinación, 194
Intervenciones de posicionamiento, 190, 190t
   en la unidad de cuidados intensivos neonatales, 202
Intervenciones mediante procedimientos, 266, 267c
Intervenciones sensoriales y adaptaciones ambientales, en la unidad de cuidados intensivos neonatales, 202, 202t
Inversión del pie, 112

J

Juegos
   escalas, 119, 119t
   etapas, 23
   habilidades, 23, 23t-24t
Juguetes y juegos, adaptativos, 238

K

Kernícterus, 40
Klinefelter, síndrome de (47 XXY), 35
Klumpke, parálisis de, 65t
Kugelberg-Welander, enfermedad de (atrofia muscular de la columna vertebral, AMCV), 30t

L

Lactante prematuro, en comparación con el de término, 41t
Lactantes ansiosos-evasivos/ansiosos-resistentes, 24
Lactantes, unidad de cuidados intensivos neonatales (UCIN), 201-204, 202t-204t
Landouzy-Dejerine, distrofia muscular de (facioescapulohumeral), 33t
Lazada de pulgar, 225t
Legg-Calvé-Perthes, enfermedad de (ELCP), 55, 56t
  intervenciones, 194
  ortesis, 194
Legislación, 249, 254-255, 258
  derechos civiles, 258
  educación, 249, 254-255, 253t-257t, 258
  médica, 258
Lennox-Gastaut, síndrome de (SLG), 67
Lesch-Nyhan, síndrome de, 32
Lesión cerebral traumática (LCT), 69-70, 70c
  causas, 69
  pronóstico, 70
  recuperación, 70
  tipos, 69-70, 70c
Lesión de la médula espinal (LME), 70, 71t-72t, 72
Lesión del cordón anterior, 72
Lesión del plexo braquial, 64-65, 194
  intervenciones, 194
  lesión por compresión/tracción, 64
  limitaciones, 65
  parálisis de Erb, 65t
  parálisis de Erb-Klumpke, 65t
  parálisis de Klumpke, 65t
Lesiones
  lesión cerebral traumática (LCT), 69-70, 70c
    causas, 69
    pronóstico, 70
    recuperación, 70
    tipos, 69-70, 70c
  lesión de Brown-Séquard, 72
  lesión de la médula espinal (LME), 70, 71t-72t, 72
  lesión del cordón anterior, 72
  lesión del plexo braquial. *Véase* Lesión del plexo braquial
  ortopédicas
    cervicales, 62
    columna, 62
    diferencias por sexo, 61
    en la participación deportiva, 62, 62t
    hombro, 62-63
    mano/codo/muñeca, 63
    mecanismos, 62
    pelvis/cadera/muslo, 63
    rodilla, 63-64
    tobillo/pie, 64
Lesiones ortopédicas
  diferencias por sexo, 61
  en el cuello, 62
  en el hombro, 62-63
  en la columna, 62
  en la participación deportiva, 62, 62t

mano/codo/muñeca, 63
mecanismo, 62
pelvis/cadera/muslo, 63
rodilla, 63-64
tobillo/pie, 64
Leucemia, 87-88
  leucemia linfoide aguda (LLA), 88
  leucemia mieloide aguda, 88
Leucodistrofia, 28
Leucomalacia periventricular (LPV), 38
Liberación miofascial (LMF), 188
Linfomas, 89
  no hodgkinianos (LNH), 89
Locomoción. *Véase también* Deambulación
  desarrollo, 13t-14t
  evaluación del costo energético, 118t
Lordosis, 3t, 61, 109
Lund y Browder, diagrama de, 81
Luxación congénita de cadera, 194, 194t

M

MacKinnon, férulas de, 226t
Malformaciones, 50t, 52
Maltrato y abandono infantil, 53-55
  indicadores de maltrato y abandono, 54t
  síndrome del niño maltratado, 55
Mancha en vino de Oporto, congénita, 68
Manual diagnóstico y estadístico de los trastornos mentales, 5.ª edición (DSM-5ª), 269
Marcha
  agachada, 17t
  equina, 17t
  taloneante, 17t
Marcos para mantenerse de pie, 233
Marfan, síndrome de, 35, 44t
Masaje, 187, 201
Maternal and Child Health and Mental Retardation Planning, Enmiendas (1963), 250t
Meade Movement Checklist (MMCL), 150
Measure of Engagement, Independence, and Social Relationships (MEISR), 151
Medicamentos inyectables
  bloqueos de nervios periféricos, 197
  toxina botulínica de tipo A, 196-197
Medición de la función motora gruesa, 144
Mediciones, 91-177. *Véase también* Pruebas
  Activities Scale for Kids-Capability Version (ASKc), 134
  Ages and Stages Questionnaires, 3.ª edición (ASQ–3), 135
  Alberta Infant Motor Scale (AIMS), 133
  ASKc, *Activities Scale for Kids-Capability Version*, 134
  Assessment of Life Habits (LIFE-H), 148
  Assessment, Evaluation, and Programming System for Infants and Children, 2.ª edición, 4 volúmenes (AEPS), 132
  Asset-Based Context Matrix (ABC), 131
  Battelle Developmental Inventory, 2.ª edición (BDI-2), 115, 136
  Bayley Scales of Infant and Toddler Development, 3.ª edición (BSID-III), 137

Mediciones (*cont.*)

Bruininks-Oseretsky Test of Motor Proficiency, 2.ª edición (BOT-2), 137

Canadian Occupational Performance Measure, 5.ª edición (COPM-5), 140

Carolina Curriculum for Infants and Toddlers with Special Needs, 3.ª edición (CCITSN-3), 139

Carolina Curriculum for Preschoolers with Special Needs, 2.ª edición (CCPSN-2), 139

Choosing Options and Accommodations for Children, 3.ª edición (COACH-3), 141

Clasificación Internacional de la Funcionalidad, de la Discapacidad y de la Salud (CIF), marco. *Véase* Clasificación Internacional de la Funcionalidad, de la Discapacidad y de la Salud (CIF), marco

definiciones, 91

Developmental Assessment of Young Children, 2.ª edición (DAYC-2), 142

estrategias de recopilación de información
    cribado, 95, 96c
    evaluación, 92-93
    examen, 92, 93t
    valoración, 93-95, 94t, 95f

General Movement Assessment (GMA), 143

Gross Motor Function Measure (GMFM), 144

Hawaii Early Learning Profile (HELP), 115, 145

Infant Neurological International Battery (INFANIB), 146

Infant Toddler Symptom (ITS) Checklist, 147

Meade Movement Checklist (MMCL), 150

Measure of Engagement, Independence, and Social Relationships (MEISR), 151

métodos, 96-100, 97t

Miller Function and Participation Scales (M-FUN), 115, 152

Modified Checklist for Autism Spectrum Disorder in Toddlers-Revised with Follow-Up (M-CHAT-R/F), 149

Movement Assessment Battery for Children, 2.ª edición (Movement ABC-2), 153

Mullen Scales of Early Learning: AGS Edition (MSEL: AGS), 115, 154

Neonatal Behavioral Assessment Scale, 4.ª edición (NBAS-4), 157

Neonatal Behavioral Assessment Scale, 2.ª edición (NBAS), 106

Neonatal Oral Motor Assessment Scale (NOMAS), 163

Neurobehavioral Assessment of the Preterm Infant (NAPI), 156

Neurological Assessment of the Preterm and Full-Term Newborn Infant, 2.ª edición (NAPFI-2), 155

Neurological Exam of the Full-Term Infant, 160

Newborn Behavioral Observations (NBO), sistema, 158

Newborn Individualized Developmental Care and Assessment Program (NIDCAP), 162

NICU Network Neurobehavioral Scale (NNNS), 161

Nursing Child Assessment Satellite Training, Teaching, and Feeding Scales (NCAST), 159

Participation and Environment Measure for Children and Youth (PEM-CY), 166

Peabody Developmental Motor Scales, 2.ª edición (PDMS-2), 164

Pediatric Evaluation of Disability Inventory-Computer Adaptive Test (PEDI-CAT), 115, 165

perfiles sensoriales, 171

propósito, 91-92, 92f

Quick Neurological Screening Test-Revised, 3.ª edición (QNST-3R), 167

Scale for Assessment of Family Enjoyment Within Routines (SAFER), 168

Scale for the Assessment of Teacher's Impressions of Routines and Engagement (SATIRE), 170

School Function Assessment (SFA), 172

Spinal Alignment and Range of Motion Measure (SAROMM), 169

Supports Intensity Scale for Children (SIS-C), 173

Test of Gross Motor Development, 2.ª edición (TGMD 2), 175

Test of Infant Motor Performance (TIMP), 176

Transdisciplinary Play-Based Assessment, 2.ª edición (TPBA-2), 115, 174

Vulpe Assessment Battery Revised (VAB-R), 177

Mediciones de las articulaciones, 110, 110t

Mediciones específicas de motricidad fina, 115, 116t

Mediciones referidas por las normas frente a referidas por el criterio, 96, 97t

Meduloblastoma, 88t

Meningitis, 47-48
    bacteriana, 47
    viral, 47-48

Meningocele, 78t

Mental Retardation Facilities and Community Mental Health Centers Construction Act (1963), 250t

Meromelia, 59t

Metatarso aducto, 6t

Método de la plataforma instrumentada, 118t

Métodos del espejo, en el análisis de la marcha, 118t

Mielodisplasia, 78t

Mielomeningocele, 78t

Miembro inferior
    consideraciones de alineamiento articular, 112
    ortesis, 223, 225, 224t, 225f
    variaciones en el desarrollo, 3-6, 4t-7t

Miller Assessment of Preschoolers (MAP), 115

Miller Function and Participation Scales (M-FUN), 115, 152

Miopatía
    miotubular, 34t
    mitocondrial, 37
    nemalínica, 34t

Miotonía congénita, 34t

Modelo de compensación de la prestación de servicios, 182t, 263t

Modelo de gestión cliente-paciente, 266, 268f

Modelo de corrección de la prestación de servicios, 263t

Modelo de prevención de la prestación de servicios, 182t, 263t

Modelo de servicio de telemedicina, 182

Modelo de servicios aislados, 263
Modelo de servicios integrados, 263
Modelo directo de intervención, 182
Modelo directo de prestación de servicios, 263
Modelo RUMBA de documentación, 264
Modelos
    de intervención, 181-182
    de prestación de servicios, 263-264
Modified Checklist for Autism Spectrum Disorder in Toddlers-Revised with Follow-Up (M-CHAT-R/F), 149
Monitorización, 182, 264
Mosaicismo, 36
Motivación, 24
Motor Free Visual Perception Test-4 (MVPT-4), 113t
Movement Assessment Battery for Children, 2.ª edición (Movement ABC-2), 153
Movilidad con ruedas, 215-223
    bipedestadores con ruedas móviles no motorizados, 221, 221f
    bipedestadores de movilidad personal motorizados, 219, 221f
    cochecitos para bebé (carriolas), 222-223, 223f
    escúteres no motorizados, 221
    escúteres sentados motorizados, 218-219, 220f
    sillas de ruedas, 215-218, 216f-217f, 219t-220t
    vehículos (coches) de juguete motorizados, 222, 222f
Movimientos motores gruesos, 103
Muletas de antebrazo, 215
Muletas y bastones, 215, 215t
Mullen Scales of Early Learning: AGS Edition (MSEL: AGS), 115, 154

N

Nacimientos múltiples, 55
National Voter Registration Act, "Motor Voter Act" (1993), 252t
Naturaleza evolutiva de la intervención, 247-248
Nefroblastoma (tumor de Wilms), 89
Neonatal Behavioral Assessment Scale, 4.ª edición (NBAS-4), 157
Neonatal Individualized Developmental Care and Assessment Program (NIDCAP), 106, 162
Neonatal Neurobehavioral Examination (NNE), 106
Neonatal Oral Motor Assessment Scale (NOMAS), 163
Neurobehavioral Assessment of the Preterm Infant (NAPI), 106, 156
Neuroblastoma, 88t
Neurofibromatosis, 67, 44t, 68t
    enfermedad de von Recklinghausen, 68t
    neurinoma del acústico bilateral, 68t
    schwannomatosis, 68t
Neurological Assessment of the Preterm and Full-Term Newborn Infant, 2.ª edición (NAPFI-2), 155
Neurological Exam of the Full-Term Infant (NEFTI), 106, 160
Newborn Behavioral Observations (NBO), sistema, 106, 158
Newborn Individualized Developmental Care and Assessment Program (NIDCAP), 106, 162

Nicotina, efectos fetales, 50
NICU Network Neurobehavioral Scale (NNNS), 106, 161
Niños como aprendices activos, 245
Niños y cuidadores, comunicación con, 180c
Nursing Child Assessment Satellite Training, Teaching, and Feeding Scales (NCAST), 159

O

Obesidad, 46
Observación cinemática optoeléctrica, 115t
Observación clínica de habilidades motoras y posturales (OCHMP), 103
Observación de la función oral, 116
Oligohidramnios, secuencia de, 52
Omnibus Budget Reconciliation Act (OBRA), 258
Organización neuroconductual, teoría sinactiva de, 38
Ortesis, 223-227
    aparatos ortopédicos cervicales, 226
    arnés de Pavlik, 194t
    de cadera para pararse, caminar y sentarse (SWASH), 224t
    de cadera-rodilla-tobillo-pie (HKAFO), 194t
    de columna vertebral, 226
    de remodelado craneal (cascos), 195-196
    de rodilla-tobillo-pie (KAFO), 224t
    dinámica de tobillo y pie (DAFO), 224t
    férulas para miembros superiores, 225-226, 225t-226t
    inframaleolar (OIM), 224t
    marco «A», 194t
    miembro inferior, 223, 225, 224t, 225f
    para la enfermedad de Legg-Calvé-Perthes (ELCP), 194
    para la luxación congénita de cadera (LCC), 194
    para la marcha recíproca (OMR), 224t
    para la tortícolis, 195, 195t
    supramaleolar (OSM), 224t
    SWASH, 224t
    tobillo-pie (OTP), 224t
Ortolani, prueba de reducibilidad de la cadera de, 114t
Osteogénesis imperfecta (OI), 28, 29t
Osteosarcoma, 89
Osteotomía, 200

P

Paciente ambulatorio, entornos de prestación de servicios, 259
Pago de servicios, 269, 270t
Parálisis
    cerebral, 72-76. *Véase también* Parálisis cerebral (PC)
    de Brown-Séquard, 72
    de Erb, 65t
    de Erb-Klumpke, 65t
    de Klumpke, 65t
Parálisis cerebral (PC), 55, 72-76
    atáxica, 73t
    atetoide, 73t
    diplejía, 73t
    espástica, 73t
    hemiplejía, 73t
    herramientas, 109, 109t

Parálisis cerebral (PC) (*cont.*)
  mixta, 73t
  pronóstico, 76
  signos y reconocimiento tempranos, 76, 77t
  sistema de clasificación de la función motora gruesa,
    73, 74t-76t
  tetraplejía, 73t
Parapodia, 214
Parrilla costal, 2, 2t
Participation and Environment Measure for Children and
  Youth (PEM-CY), 166
Pavlik, arnés de, 194t
Peabody Developmental Motor Scales, 2.ª edición
  (PDMS-2), 164
Pediatric Evaluation of Disability Inventory-Computer
  Adaptive Test (PEDI-CAT), 115, 165
Pedobarografía, 118t
Pentasomía (49 XXXY, 49 XXXXX), 35
Percepción visuomotora, 112, 113t
Pérdida auditiva neurosensorial, en lactantes
  prematuros, 40
Perfiles sensoriales, 171
Personal Responsibility and Work Opportunity
  Reconciliation Act (1996), 252t
Perspectiva del curso de vida, 248
Peso al nacer, 26, 26t
Piaget, etapas del desarrollo psicosocial, 24, 25t
Pie cavo, 6t
Pie equino, 6t
Pie equinovaro, 6t
Pie plano, 6t
Pies hacia adentro, 17t
Pies hacia afuera, 17t
Plan individualizado de servicios familiares, 264, 265t
Planes de habilitación individualizados, 265
Polidactilia, 59t
Posicionadores multipiezas para el piso, 229, 229f
Posología, 182, 183t, 267
Postura. *Véase también* trastornos posturales específicos
  cifosis, 109
  escoliosis, 108-109
  evaluación, 106, 108-109
  herramientas para la parálisis cerebral, 109, 109t
  lordosis, 109
  tortícolis (tortícolis muscular congénita), 106, 108
Potencia muscular, 105, 105t
Práctica apropiada para el desarrollo (PAD), 205-206,
  207t-208t
Prader-Willi, síndrome de, 36t
Prematuridad, 37-43
  características de comportamiento al nacer, 38, 38t
  características físicas al nacer, 37
  características neurológicas al nacer, 37
  causas, 37, 37c
  complicaciones mayores, 38-40
    cardiovasculares, 39
    inmadurez de los aparatos y sistemas, 40
    neuropatológicas, 38
    respiratorias, 39
    sensoriales, 40

  cuidados intensivos neonatales, 201-204, 202t-204t
  desarrollo, 40-43, 41t-42t, 43c
  evaluación de la amplitud de movimiento (AdM),
    109-111, 110t-111t
Prendas de compresión, 226
Prestación de servicios, 258-264
  composición del equipo, 261, 262t
  entornos, 259-260, 260t
  fuerzas impulsoras, 258
  hospitalarios, 259
  modelos, 263-264
  objetivo principal, 263, 263t
  privacidad y confidencialidad, 261, 261t
Principios psicométricos, 96-98, 98t-100t, 99f
Procesamiento sensorial, 111, 114f
  intervenciones, 191
Programa de educación individualizado, 265
Programas posteducativos basados en la comunidad,
  265
Pronación del pie, 112
Prótesis activas (funcionales), 227, 228t
Prótesis pasivas (estéticas), 227
Prótesis preparatorias (pilón), 229
Protocolo de transferencia de isquiotibiales, 200
Prueba(s), 96-100. *Véase también* Mediciones
  Activities Scale for Kids-Capability Version (ASKc),
    134
  Ages and Stages Questionnaires, 3.ª edición (ASQ-3),
    135
  Alberta Infant Motor Scale (AIMS), 133
  ASKc, *Activities Scale for Kids-Capability Version*, 134
  Assessment of Life Habits (LIFE-H), 148
  Assessment, Evaluation, and Programming System for
    Infants and Children, 2.ª edición, 4 volúmenes
    (AEPS), 132
  Asset-Based Context Matrix (ABC), 131
  Battelle Developmental Inventory, 2.ª edición (BDI-2),
    136
  Bayley Scales of Infant and Toddler Development,
    3.ª edición (BSID-III), 137
  Brigance Inventory of Early Development, 111
  Bruininks-Oseretsky Test of Motor Proficiency,
    2.ª edición (BOT-2), 137
  Canadian Occupational Performance Measure,
    5.ª edición (COPM-5), 140
  Carolina Curriculum for Infants and Toddlers with
    Special Needs, 3.ª edición (CCITSN-3), 139
  Carolina Curriculum for Preschoolers with Special
    Needs, 2.ª edición (CCPSN-2), 139
  Choosing Options and Accommodations for Children,
    3.ª edición (COACH-3), 141
  Clinical Test for Sensory Interaction and Balance
    (CTSIB), 101t, 124t
  DeGangi-Berk Test of Sensory Integration (TSI), 111
  Developmental Assessment of Young Children,
    2.ª edición (DAYC-2), 142
  Functional Independence Measure for Children
    (WeeFIM), 115
  General Movement Assessment (GMA), 143
  Gross Motor Function Measure (GMFM), 144

Hawaii Early Learning Profile (HELP), 115, 145

Infant Neurological International Battery (INFANIB), 146

Infant Toddler Symptom (ITS) Checklist, 147

Infant-Toddler Developmental Assessment (IDA-2), 115

Meade Movement Checklist (MMCL), 150

Measure of Engagement, Independence, and Social Relationships (MEISR), 151

Miller Assessment of Preschoolers (MAP), 115

Miller Function and Participation Scales (M-FUN), 115, 152

Modified Checklist for Autism Spectrum Disorder in Toddlers-Revised with Follow-Up (M-CHAT-R/F), 149

Movement Assessment Battery for Children, 2.ª edición (Movement ABC-2), 153

Mullen Scales of Early Learning: AGS Edition (MSEL: AGS), 115, 154

Neonatal Behavioral Assessment Scale, 4.ª edición (NBAS-4), 157

Neonatal Oral Motor Assessment Scale (NOMAS), 163

Neurobehavioral Assessment of the Preterm Infant (NAPI), 156

Neurological Assessment of the Preterm and Full-Term Newborn Infant, 2.ª edición (NAPFI-2), 155

Neurological Exam of the Full-Term Infant, 160

Newborn Behavioral Observations (NBO), sistema, 158

Newborn Individualized Developmental Care and Assessment Program (NIDCAP), 106, 162

NICU Network Neurobehavioral Scale (NNNS), 161

Nursing Child Assessment Satellite Training, Teaching, and Feeding Scales (NCAST), 159

Participation and Environment Measure for Children and Youth (PEM-CY), 166

Peabody Developmental Motor Scales, 2.ª edición (PDMS-2), 164

Pediatric Evaluation of Disability Inventory-Computer Adaptive Test (PEDI-CAT), 115, 165

perfiles sensoriales, 171

Quick Neurological Screening Test-Revised, 3.ª edición (QNST-3R), 167

Scale for Assessment of Family Enjoyment Within Routines (SAFER), 168

Scale for the Assessment of Teacher's Impressions of Routines and Engagement (SATIRE), 170

School Function Assessment (SFA), 172

Screening Test for Evaluating Preschoolers, 115

Sensory Integration and Praxis Test (SIPT), 111

Spinal Alignment and Range of Motion Measure (SAROMM), 169

Supports Intensity Scale for Children (SIS-C), 173

Test of Gross Motor Development, 2.ª edición (TGMD 2), 175

Test of Infant Motor Performance (TIMP), 176

Transdisciplinary Play-Based Assessment, 2.ª edición (TPBA-2), 115, 174

Vulpe Assessment Battery Revised (VAB-R), 177

Prueba de detección para evaluar a niños en edad preescolar, 115

Prueba de esfuerzo, contraindicaciones en los niños, 104

Prueba muscular manual (PMM), 104

Pruebas de aptitud física, 104, 101t

Pruebas de equilibrio y función vestibular, 102

Pruebas de función pulmonar, 102

Pruebas de motricidad fina, 103

Pruebas normalizadas. *Véase también* Pruebas e instrumentos de prueba específicos
  características psicométricas, 96, 98t
  consecuencias, 98
  consideraciones, 98
  modificaciones, tipos, 98, 100t
  puntuación equivalente de edad/grado, 97
  puntuaciones normalizadas, 96, 99f, 99t
  uso, 96, 97t

Pruebas sensoriales, 111, 112t

Puntuación equivalente de edad/grado, 97

Puntuación T, 99t

Puntuación Z, 99t

Puntuaciones Stanine (STAndard NINE), 99t

Q

Quemaduras, 80-81, 81t

Quick Neurological Screening Test-Revised, 3.ª edición (QNST-3R), 167

R

Rabdomiosarcoma, 89

Rangos de percentiles, 99t

Raquitismo, 46t

Recuperación en el Rancho Los Amigos, 70

Reflejos, reacciones de enderezamiento, reacciones automáticas, 111

Reflujo gastroesofágico (RGE), 40

Registro de las huellas del pie, en el análisis de la marcha, 118t

Registro médico orientado a los problemas (POMR, *Problem-Oriented Medical Record*), 264, 265t

Regla de los nueve, 81

Rehabilitation Act, Enmienda de 1992, 258

Rehabilitation Act, Sección 504 (1973), 250t, 258

Rehabilitation Comprehensive Services and Developmental Disabilities Act (1978), 250t

Reiter, síndrome de (artritis reactiva), 58t

Resultados de pruebas, 96-97, 99f, 99t

Retinoblastoma, 90

Retinopatía del prematuro (RdP), 40

Retroversión femoral, 4t

Rett, síndrome de, 32, 32t, 83

Rizotomía dorsal selectiva (RDS), 198-199, 199t
  problemas y soluciones postselectivos, 199, 199t

Rodilla valga (piernas en «X»), 5t, 112
  marcha, 17t

Rodilla vara (piernas en «O»), 4t, 5t, 112
  marcha, 17t

Rodillas, variaciones en el desarrollo, 5, 5t

Rotación asimétrica (crónica) del punto de pivote, 17

Rotación crónica del punto de pivote, 17t

ÍNDICE

Rotación tibial, 5
Rubéola, 47
Russell-Silver, síndrome de, 46t

S
Saltos de conejo, 17t
Scale for Assessment of Family Enjoyment Within Routines (SAFER), 168
Scale for the Assessment of Teacher's Impressions of Routines and Engagement (SATIRE), 170
Schwannomatosis, 68t
Seckel, síndrome de, 46t
Sensibilidad, prueba de, 98t
Sensory Integration and Praxis Test (SIPT), 111
Sífilis, 47
Signos vitales, 102, 102t
Silla de actividades, 231, 232f
Silla de madera de tipo escalera, 231, 231f
Sillas, para el cuidado personal, 234-235
Sillas de ruedas, 215-218
  operación, 120, 120t
  sistemas básicos, 216-217
    sillas de ruedas manuales, 216, 216f
    sistema de alimentación complementarios, 216-217, 217f
    sistemas de movilidad motorizados, 217, 217f
  sistemas para sentarse
    accesorios, 218
    pautas, 218, 219t
    pautas de medición, 218, 220t
    tipos, 218
  transporte, 237
Sillas inodoro, 235
Sillas para bañera, 234, 234f
Sillas para ducha, 235
Sindactilia, 59t
Síndrome 45 X0 (Turner), 35, 46t
Síndrome 47 XXXY, 47 XXXXY, 35
Síndrome 47 XXY (Klinefelter), 35
Síndrome 47 XYY, 35
Síndrome 48 XXYY, 48 XXXY (tetrasomía), 35
Síndrome 49 XXXY, 49 XXXXX (pentasomía), 35
Síndrome alcohólico fetal (SAF), 45t, 49, 49t
Síndrome de abstinencia neonatal (SAN), 50
Síndrome de dificultad respiratoria (SDR), 39
Síndrome de homocistinuria, 44t
Síndrome de Proteo, 44t
Síndrome de trisomía D₁ (trisomía 13), 35
Síndrome del cordón central, 72
Síndrome del hemicardio izquierdo hipoplásico, 80
Síndrome del maullido del gato (*cri-du-chat*), 36t
Síndrome del niño maltratado, 55
Síndrome del X frágil, 31, 44t
Síndromes epilépticos. *Véase también* Trastornos convulsivos
  espasmo infantil (síndrome de West, epilepsia mioclónica infantil), 66
  síndrome de Lennox-Gastaut (SLG), 67
Síndromes neurocutáneos, 67-68
  esclerosis tuberosa, 67-68

neurofibromatosis, 67, 68t
síndrome de Sturge-Weber (SSW), 68
Sistemas básicos, sillas de ruedas, 216-217
  sillas de ruedas manuales, 216, 216f
  sistemas de alimentación complementarios, 216-217, 217f
  sistemas de movilidad motorizados, 217, 217f
Sistemas de alimentación complementarios, 216, 216f
Sistemas de análisis del movimiento, 116, 117t-118t
Sistemas de asientos lineales (planos), 218
Sistemas de asientos moldeados a la medida, 218
Sistemas de codificación, 269, 270t
Sistemas de movilidad motorizados, 217, 217f
Sistemas para sentarse, en sillas de ruedas, 218, 219t-220t
Soportes, para sentarse, 231, 232f
Sotos, síndrome de, 35, 44t
Spinal Alignment and Range of Motion Measure (SAROMM), 169
Status marmoratus, 69
Steinert, enfermedad de (distrofia miotónica), 33t
STORCH, 47
Sturge-Weber, síndrome de (SSW), 68
Supports Intensity Scale for Children (SIS-C), 173

T
Tardieu, escala de, 106
Tay-Sachs, enfermedad de, 31, 31t
Technology-Related Assistance for Individuals with Disabilities Act (1988), 251t
Technology-Related Assistance for Individuals with Disabilities Act, Enmiendas (1994), 252t
Técnicas de movilización, 187
Tecnología de asistencia, 120, 120t, 211-243. *Véase también* Intervención
  ayudas de transporte, 236-238, 237f, 237t
  ayudas para el cuidado personal, 234-235, 234f-235f
  ayudas para el posicionamiento, 229-234
    ayudas fijas para sentarse, 230-231, 231f-232f
    bipedestadores con ruedas, 232-234, 233f-234f
    en el piso, 229-230, 230f
  ayudas diversas, 238
  controles ambientales, 240
  diseño universal, 239-240
    diseño de estructuras de viviendas y edificios, 239
    diseño del patio de recreo, 240
    diseño universal para el aprendizaje (DUpA), 240
  dispositivos de comunicación alternativos/aumentativos (CAA), 240, 241f
  equipo recreativo adaptativo, 238-239
    bicicletas y triciclos, 238-239, 239f
    equipamiento deportivo, 239
    juguetes y juegos, 238
  factores en la selección, 212, 212c
  modificaciones, 241-243, 242c, 242f-243f
  ortesis, 223-227
    aparatos ortopédicos cervicales, 226
    de la columna vertebral, 226
    escoliosis, 226, 227t

férulas para miembros superiores, 225-226, 225t-226t
miembro inferior, 223, 225, 224t, 225f
prendas de compresión, 226
remodelación craneal, 226
vendaje neuromuscular, 226
para deambulación, 212-215
andadores (caminadoras), 212-215, 213f-214f
muletas y bastones, 215, 215t
para movilidad con ruedas, 215-223
bipedestadores con ruedas móviles no motorizados, 221, 221f
bipedestadores de movilidad personal motorizados, 219, 221f
cochecitos para bebé (carriolas), 222-223, 223f
escúteres no motorizados, 221
escúteres sentados motorizados, 218-219, 220f
sillas de ruedas, 215-218, 216f-217f, 219t-220t
vehículos (coches) de juguete motorizados, 222, 222f
prótesis, 227-229
aspecto/función, 227
miembro inferior, 227-228, 228t-229t, 229f
miembro superior, 227, 228t
Tecnología para la movilidad, 212-215
andadores (caminadoras), 212-215, 213f-214f
con ruedas, 215-223
andadores con ruedas móviles no motorizados, 221, 221f
bipedestadores de movilidad personal motorizados, 219, 221f
cochecitos, 222-223, 223f
escúteres no motorizados, 221
escúteres sentados motorizados, 218-219, 220f
sillas de ruedas, 215-218, 216f-217f, 219t-220t
vehículos (coches) de juguete motorizados, 222, 222f
muletas y bastones, 215, 215t
Tegumentos/heridas, 80-81, 81t
Telecommunications Act (1996), 252t
Temperamento, 24
TENS (estimulación nerviosa eléctrica transcutánea), 201t
Teoría sinactiva de organización neuroconductual, 38
Terapia acuática, 183
Terapia craneosacra, 185
Terapia de movimiento inducida por restricciones (TMIR), 183
Terminología actual de procedimientos (TAP), 269, 270t
Test of Gross Motor Development, 2.ª edición (TGMD 2), 175
Test of Infant Motor Performance (TIMP), 176
Test of Visual Perceptual Skills-4 (TVPS-4), 113t
Test of Visual-Motor Skills-3, 113t
Tetralogía de Fallot, 79
Tetrasomía (48 XXYY, 48 XXXY), 35
Tibia vara, 5t
Tono muscular, 105
escala de Ashworth modificada, 106, 106t
escala de distonía de Barry-Albright, 106

escala de Tardieu, 106
parálisis cerebral (PC), 73, 73t
sistema descriptivo, 106, 107t
Toque terapéutico, 201
Tórax en embudo, 3t
Tórax en quilla, 3t
Torsión
femoral, 4t
medial rodilla-tobillo, 5
tibial, 5t
Tortícolis, 59, 106, 108
intervenciones, 195, 195t
muscular congénita, 106, 108, 195
ortesis, 195t
Toxoplasmosis, 47
Transdisciplinary Play-Based Assessment, 2.ª edición (TPBA-2), 115, 174
Transferencias musculares, 200, 200t
Transporte de lactantes del hospital al hogar, 236
Transposición de grandes vasos, 79
Trastorno del espectro autista (TEA), 82, 83c, 84t, 192, 192t-193t
herramientas para la detección, 115
Trastorno del neurodesarrollo relacionado con el alcohol (TNDRA), 49
Trastorno desintegrativo infantil (síndrome de Heller), 83
Trastorno por déficit de atención con hiperactividad (TDAH), 85
Trastorno sensorial de procesamiento, 85-86
Trastornos cardiovasculares/pulmonares, 79-80, 102-103. *Véanse también* trastornos específicos
anomalías vasculares, 79-80
coartación de la aorta, 79
comunicación auriculoventricular (AV), 80
conducto arterioso permeable, 39, 79
defecto(s) del tabique auricular, 79
defectos del tabique interventricular, 79
síndrome del corazón izquierdo hipoplásico, 80
tetralogía de Fallot, 79
transposición de grandes vasos, 79-80
asma, 80
esfuerzo percibido, 103
observaciones clínicas, 102, 102t
pruebas de función pulmonar, 102
resistencia/gasto de energía, 103, 103t
signos vitales, 102, 102t
Trastornos congénitos. *Véase* Defectos de nacimiento y trastornos específicos
Trastornos convulsivos, 65-67
clasificación, 66, 66t-67t
espasmos infantiles, 66
síndrome de Dravet, 66
síndrome de Lennox-Gastaut (SLG), 67
Trastornos cromosómicos, 34-36. *Véanse también* trastornos específicos
anomalías estructurales, 36, 36t
deleción, 36, 36t
mosaicismo, 36
translocación, 36

ÍNDICE

Trastornos cromosómicos (*cont.*)
 anomalías numéricas, 34-36
  47 XXXY, 47 XXXXY, 35
  pentasomía (49 XXXYY, 49 XXXXX), 35
  síndrome 47 XYY, 35
  síndrome de Down (trisomía 21), 34-35
  síndrome de Edwards (trisomía 18), 35
  síndrome de Klinefelter (47 XXY), 35
  síndrome de Marfan, 35
  síndrome de Sotos, 35
  síndrome de Turner (45 X0), 35
  tetrasomía (48 XXYY, 48 XXXX), 35
  trisomía 13 (síndrome de trisomía D_1), 35
Trastornos de un solo gen, 27-34
 acondroplasia (ACP, enanismo acondroplásico), 28
 atrofia muscular de la columna vertebral (AMCV),
  30, 30t
 drepanocitosis, 30
 fibrosis quística, 28
 leucodistrofia, 28
 ligado al X, 31-33, 32t-34t
 osteogénesis imperfecta (OI), 28, 29t
 Tay-Sachs, 31, 31t
Trastornos del desarrollo de la coordinación, 87, 194
Trastornos del espectro alcohólico fetal (TEAF), 49, 49f
 defectos de nacimiento relacionados con el alcohol
  (DNRA), 49
 síndrome alcohólico fetal (SAF), 49, 49t
 trastorno del neurodesarrollo relacionado con el
  alcohol (TNDRA), 49
Trastornos genéticos, 27-37. *Véanse también* trastornos
  específicos
 cromosomas, 34-36
  anomalías estructurales, 36, 36t
  anomalías numéricas, 34-36
 mitocondriales, 37
 multifactoriales, 36-37
 un solo gen, 27-34
  acondroplasia (ACP, enanismo acondroplásico), 28
  atrofia muscular de la columna vertebral (AMCV),
   30, 30t
  drepanocitosis, 30
  fibrosis quística, 28
  leucodistrofia, 28
  ligado al X, 31-33, 32t-34t
  osteogénesis imperfecta (OI), 28, 29t
  Tay-Sachs, 31, 31t
Trastornos ligados al X, 31-33
 distrofias musculares, 33, 33t-34t
 hemofilia, 31-32
 síndrome de Aicardi, 31
 síndrome de Lesch-Nyhan, 32
 síndrome de Rett, 32, 32t
 síndrome del X frágil, 31
Trastornos musculoesqueléticos, 55-64
 artritis reumatoide juvenil (ARJ), 58-59, 58t
 artrogriposis (contracturas congénitas múltiples),
  57, 57t
 deficiencias en las extremidades, 59-60, 59t-60t

deformidades posturales, 60-61, 61t. *Véanse también*
  trastornos específicos
 deslizamiento de epífisis de la cabeza femoral
  (DECF), 56
 displasia congénita de cadera (DCC), 56
 displasia de cadera, 4t, 114t, 194
 displasia del desarrollo de la cadera (DDC), 56, 57t
 enfermedad de Legg-Calvé-Perthes (ELCP), 55, 56t
 infecciones de cadera, 56
 lesiones ortopédicas, participación deportiva, 61-64,
  62t
 tortícolis, 59, 106, 108
Trastornos neurológicos, 64-78. *Véanse también*
  trastornos específicos
 cuasiahogamiento, 70
 conmociones, 64
 distonía, 76, 77t
 encefalopatía hipóxica isquémica, 69
 espina bífida, 77-78
  limitaciones y deficiencias funcionales, 78
  oculta, 78
  quística, 78, 78t
 hemiplejía alternante de la infancia (HAI), 78
 hidrocefalia, 65
 lesión cerebral traumática (LCT), 69-70, 70c
 lesión de la médula espinal (LME), 70, 71t-72t, 72
 lesión del plexo braquial, 64-65
  lesión por compresión/tracción, 64
  limitaciones, 65
  parálisis de Erb, 65t
  parálisis de Erb-Klumpke, 65t
  parálisis de Klumpke, 65t
 parálisis cerebral (PC), 72-76
  atáxica, 73t
  atetoide, 73t
  con diplejía, 73t
  con hemiplejía, 73t
  con tetraplejía, 73t
  espástica, 73t
  mixta, 73t
  pronóstico, 76
  signos y reconocimiento tempranos, 76, 77t
  sistema de clasificación de la función motora
   gruesa (SCFMG), 73, 74t-76t
 síndromes neurocutáneos, 67-68
  esclerosis tuberosa, 67-68
  neurofibromatosis, 67, 68t
  síndrome de Sturge-Weber (SSW), 68
 trastornos convulsivos, 65-67
  clasificación, 66, 66t-67t
  espasmos infantiles, 66
  síndrome de Dravet, 66
  síndrome de Lennox-Gastaut (SLG), 67
Trastornos pediátricos, 27-90. *Véase también* trastornos
  y categorías específicos
 alteraciones del desarrollo, 27-55
  defectos de nacimiento, 52-53
  en los nacimientos múltiples, 55
  infecciones, 46-48
  maltrato y abandono infantil, 53-55

prematuridad, 37-43
teratógenos, 48-52
trastornos del crecimiento, 43-46
trastornos genéticos, 27-37
trastornos, 55-90
cáncer, 87-90
cardiovasculares/pulmonares, 79-80
discapacidades del desarrollo, 81-87
musculoesqueléticos, 55-64
neurológicos, 64-78
tegumentarios/heridas, 80-81
Tratamiento de integración sensorial (IS), 191
Tratamiento del comportamiento, 208, 209t
Tratamiento del neurodesarrollo (TND), 188
Trendelenburg, marcha de, 17t
Triciclos, 238-239, 239f
Trisomía 13 (síndrome de trisomía D_1), 35
Trisomía 18 (síndrome de Edwards), 35
Trisomía 21 (síndrome de Down), 34-35
Tronco, variaciones de alineamiento, 2, 2t-3t
Tumores de tejidos blandos, 89
Tumores del sistema nervioso, 88t
Tumores, 87-90, 88t. *Véase también* Cáncer y lesiones
específicas
Turner, síndrome de (45 X0), 35, 46t

U

Ultrasonido, en el dolor, 201t
Una repetición máxima (1RM) (simple), 105
Unidad de cuidados intensivos neonatales (UCIN),
259
consideraciones generales, 201-202
cuidado canguro, 202
ejercicio terapéutico, 202
equipamiento, 204, 204t
factores de alimentación, 203, 203t
férulas/vendaje neuromuscular, 202
hidroterapia, 202

intervenciones sensoriales y adaptaciones
ambientales, 202, 202t
manipulación/ejercicio terapéutico, 202
masaje infantil, 202
metas, 201
pautas de selección de tetinas, 203-204, 203t
posición, 202
técnica de alimentación oral, 203
tratamientos, 201-204, 202t-204t
Uso de pruebas normalizadas, 96, 97t

V

Validez, de las mediciones, 98t
concurrente, 98t
de constructo, 98t
predictiva, 98t
Variaciones del alineamiento articular en el desarrollo,
2-6, 2t-6t
Varicela, 47
VATER (VACTERL, VATERS), síndrome, 53, 55
Vendaje neuromuscular, 226
Versión femoral, 2t
Viaje aéreo, 238
Videografía, en la observación cinemática, 115t, 117t
Virus de la inmunodeficiencia humana (VIH), 47
Voting Accessibility for the Elderly and Handicapped
Act (1984), 251t
Voting Rights Act (1965), 250t
Vulpe Assessment Battery-Revised (VAB-R), 177

W

Weaver, síndrome de, 44t
Werdnig-Hoffman, enfermedad de (atrofia muscular de
la columna vertebral, AMCV), 30t
Wilms, tumor de (nefroblastoma), 89
Workforce Investment Act (1998), 252t

Z

Zika, 47